医疗设备质量控制及维护

郑万挺　张　娟　卢路瑶　曾碧新　黄　敏　编著

科学出版社

北　京

内 容 简 介

本书以实用为原则，针对医院常用、具有代表性的医疗仪器，如医用电生理设备、呼吸麻醉设备、新生儿抢救与监护设备、除颤器与高频电刀、血液透析净化设备、物理治疗仪、临床检验设备、医用超声诊断设备、X 线成像设备、磁共振成像设备、放射性核素成像设备、医用电子直线加速器等分别介绍了设备结构、原理、质量控制方法及维护保养方法。

本书内容深入浅出、条理分明，涵盖医疗设备种类广，前沿知识容量大。本书主要作为生物医学工程、医疗器械制造与维护等相关专业的教材，也可供各级医院、医疗单位从事医疗设备质量控制、维护及保养等相关工作的医学工程技术人员学习与参考。

图书在版编目（CIP）数据

医疗设备质量控制及维护／郑万挺等编著. —北京：科学出版社，2020.4

ISBN 978-7-03-064350-6

Ⅰ. ①医… Ⅱ. ①郑… Ⅲ. ①医疗器械-质量控制-设备管理②医疗器械-维修 Ⅳ. ①R197.39②TH770.7

中国版本图书馆 CIP 数据核字（2020）第 021576 号

责任编辑：潘斯斯／责任校对：王萌萌
责任印制：赵 博／封面设计：迷底书装

科学出版社 出版
北京东黄城根北街 16 号
邮政编码：100717
http://www.sciencep.com
北京华宇信诺印刷有限公司印刷
科学出版社发行 各地新华书店经销
*
2020 年 4 月第 一 版 开本：720×1000 1/16
2025 年 1 月第七次印刷 印张：21
字数：500 000
定价：98.00 元
（如有印装质量问题，我社负责调换）

《医疗设备质量控制及维护》编委会

主编　郑万挺(温州医科大学仁济学院)

张　娟(温州医科大学仁济学院)

卢路瑶(温州医科大学仁济学院)

曾碧新(温州医科大学仁济学院)

黄　敏(温州医科大学仁济学院)

编者　(按姓氏笔画排序)

毛　彬(浙江大学医学院附属第一医院)

叶天南(宁波市医疗中心李惠利东部医院)

池润润(温州医科大学附属第二医院)

苏秋玲(中国人民解放军联勤保障部队第九一〇医院)

吴　飞(浙江省人民医院)

吴　洁(中国人民武装警察部队海警总队医院)

吴海翔(浙江省人民医院)

张　颖(上海卓道医疗科技有限公司)

陈　旭(温州医科大学附属眼视光医院杭州院区)

罗渠澎(希森美康医用电子(上海)有限公司)

金　婷(温州市中心医院)

周垂柳(温州医科大学附属第一医院)

郑　超(宁波市医疗中心李惠利东部医院)

胡杨滨(德尔格医疗设备(上海)有限公司)

洪　静(瑞安市人民医院)

翁邓胡(浙江省肿瘤医院)

黄　逸(飞利浦(中国)投资有限公司)

傅伟立(上海瑞健科技有限公司)

谢逢南(杭州医学院)

缪雪燕(温州市中心医院)

前　言

　　现代医疗设备是综合了机械、电子、计算机、超声、核物理、化学、光学、新材料和传感器等一系列技术的高科技产品，医疗设备的正常运转是医院开展医疗业务的重要保证。医疗设备的维护及性能的可靠性直接影响到医院的整体医护服务水平，更与患者的诊疗安全息息相关；全力避免诊疗过程中因仪器故障而导致的无法及时诊疗、误诊甚至不良事件的出现，特别是对于支持、维持生命第三类医疗设备质量管理和日常维护保养，其重要性是不言而喻的。

　　近年来，为了适应生物医学工程产业发展的形势和医院对医疗设备质量控制要求的进一步提高，我国高校的生物医学工程专业以及相关专业的教学计划都进行了调整和改革，开设了医疗设备质量控制和维护方面的课程。为了帮助广大生物医学工程专业的学生和医疗企事业单位内从事医疗设备质量控制和设备维护的技术人员进一步提高医疗设备的质量控制和维护保养意识及技术能力，解决医疗设备在质量控制和日常维护中出现的问题，温州医科大学生物医学工程系教师联合多位医院医学工程处及医疗设备企业资深工程师，根据多年从事医疗设备质量控制实践及教学的经验体会，共同编写了本书。

　　本书为生物医学工程等相关专业医疗设备质量控制类课程书籍，其针对性和实用性强，符合行业需求和专业特色，体现了"以生为本，医工融合，注重实践，促进创新"的教学理念。全书围绕各种医疗设备的原理与质量控制及维护，深入浅出、简明扼要地进行了阐述。

　　全书共十四章。第一章介绍医疗设备质量控制的背景，使读者对医疗设备质量控制体系和管理方法有一个总体的了解；第二章介绍医疗设备质量控制中常用检测工具的原理、使用方法及注意事项；第三章至第七章介绍近年来医院中使用较多的七大设备(包括医用电生理设备、呼吸麻醉设备、新生儿抢救与监护设备、除颤器与高频电刀和血液透析净化设备)的结构、原理、质量控制及维护和保养；第八章和第九章介绍物理治疗仪及临床检验设备的结构、原理、质量控制及维护和保养；第十章介绍医用超声诊断设备的结构、原理、质量控制及维护和保养；第十一章至第十四章介绍大型放射影像类医疗设备(如 X 线成像设备、磁共振成像设备、放射性核素成像设备、医用电子直线加速器)的结构、原理、质量控制及维护和保养。书中所介绍的质量控制和维护保养方法，都是编者多年实践和工作经验的积累总结。希望通过对医院常用的医疗设备进行质量控制和维护保养，能有效保证医疗设备的稳定性和安全性。

　　池润润、洪静、吴飞、吴洁、胡杨滨、周垂柳、毛彬、郑超、金婷、缪雪燕、张颖、罗渠澎、苏秋玲、陈旭、黄逸、傅伟立、谢逢南、翁邓胡、吴海翔、叶天南等参与了本书的编写。在本书的编写过程中，得到了各级部门和有关专家的关怀、支持与指导，在此致以由衷的感谢和崇高的敬意！

　　由于编者水平和经验有限，尽管做了很大的努力，书中难免会有疏漏和不足，敬请广大读者、专家和同行批评指正。

编　者

2019 年 12 月于温州

目 录

第一章 概论 ……………………………………………………………………… 1
  第一节 医疗设备的分类和特点 ………………………………………… 2
    一、医疗设备的分类 ……………………………………………………… 2
    二、医疗设备的特点 ……………………………………………………… 3
  第二节 医疗设备质量管理 ……………………………………………… 4
    一、医疗设备质量管理流程 ……………………………………………… 4
    二、医疗设备管理的主要研究内容 ……………………………………… 5
  第三节 医疗设备质量管理参照的法规和标准 ……………………… 6
  第四节 参照规范制定的质量管理方式 ……………………………… 7
第二章 医疗检测仪器概述 …………………………………………………… 10
  第一节 气流分析仪 ……………………………………………………… 10
    一、气流分析仪工作原理 ………………………………………………… 10
    二、气流分析仪检测参数 ………………………………………………… 12
    三、气流分析仪面板功能介绍 …………………………………………… 12
  第二节 高频电刀分析仪 ………………………………………………… 15
    一、高频电刀分析仪工作原理 …………………………………………… 15
    二、高频电刀分析仪检测参数 …………………………………………… 16
    三、高频电刀分析仪面板功能介绍 ……………………………………… 19
  第三节 生命体征模拟仪 ………………………………………………… 21
    一、生命体征模拟仪工作原理 …………………………………………… 21
    二、生命体征模拟仪检测参数 …………………………………………… 22
    三、生命体征模拟仪面板功能介绍 ……………………………………… 24
  第四节 除颤分析仪 ……………………………………………………… 26
    一、除颤分析仪工作原理 ………………………………………………… 26
    二、除颤分析仪检测参数 ………………………………………………… 27
    三、除颤分析仪面板功能介绍 …………………………………………… 28
  第五节 血透机分析仪 …………………………………………………… 31
    一、血透机分析仪工作原理 ……………………………………………… 31
    二、血透机分析仪检测参数 ……………………………………………… 32

三、血透机分析仪面板功能介绍 ································ 34
第六节　婴儿培养箱分析仪 ································ 35
一、婴儿培养箱分析仪工作原理 ································ 35
二、婴儿培养箱分析仪检测参数 ································ 36
三、婴儿培养箱分析仪面板功能介绍 ································ 37
第七节　电气安全分析仪 ································ 39
一、电气安全分析仪工作原理 ································ 39
二、电气安全分析仪面板结构及使用 ································ 40

第三章　医用电生理设备 ································ 49
第一节　医用电生理设备的工作原理 ································ 49
一、多参数监护仪的主要生理参数 ································ 49
二、多参数监护仪的基本结构 ································ 52
第二节　医用电生理设备的质量控制 ································ 54
一、JJG 760—2003《心电监护仪检定规程》 ································ 54
二、多参数监护仪检定规程 ································ 56
三、医用电气设备安全标准 ································ 58
四、多参数监护仪检定方法 ································ 60
第三节　医用电生理设备的维护与保养 ································ 68
一、医用电生理设备的清洁与保养 ································ 68
二、医用电生理设备的维护 ································ 69

第四章　呼吸麻醉设备 ································ 70
第一节　概述 ································ 70
第二节　呼吸麻醉设备的工作原理 ································ 70
一、呼吸机的工作原理 ································ 70
二、麻醉机的工作原理 ································ 73
第三节　呼吸麻醉设备的质量控制 ································ 78
一、呼吸机的检测项目与标准 ································ 78
二、麻醉机的检测项目与标准 ································ 86
三、气流分析仪 ································ 90
第四节　呼吸麻醉设备的维护和保养 ································ 100
一、呼吸机的维护和保养 ································ 100
二、麻醉机的维护和保养 ································ 102

第五章　新生儿抢救与监护设备 ································ 105
第一节　新生儿抢救与监护设备的原理 ································ 105
一、婴儿培养箱的原理 ································ 105

二、婴儿辐射保暖台的原理 ················· 108
第二节　新生儿抢救与监护设备的质量控制 ········· 111
一、计量特性及质量控制项 ················· 112
二、电气安全检查 ···················· 112
三、婴儿培养箱性能检测 ·················· 112
四、婴儿辐射保暖台性能检测 ··············· 115
五、婴儿培养箱及婴儿辐射保暖台校准工具介绍 ······ 116
第三节　新生儿抢救与监护设备的清洁和维护 ········ 117
第六章　除颤器与高频电刀 ·················· 120
第一节　除颤器的工作原理 ················· 120
一、除颤器相关概念介绍 ·················· 120
二、除颤器的结构与原理 ·················· 120
三、除颤器的分类 ···················· 121
第二节　除颤器的质量控制 ················· 122
一、检测标准 ······················ 122
二、检测仪器与环境条件 ·················· 122
三、检测项目 ······················ 122
四、检测方法 ······················ 123
第三节　除颤器的维护和保养 ················ 125
一、外观、配置及运行条件 ················· 125
二、参数设置与功能检查 ·················· 126
三、操作注意事项 ···················· 126
四、常见问题处理 ···················· 126
五、检测周期 ······················ 126
第四节　高频电刀的工作原理 ················ 126
一、高频电刀相关概念介绍 ················· 126
二、高频电刀的组成及原理 ················· 127
三、高频电刀的分类 ···················· 127
第五节　高频电刀的质量控制 ················ 128
一、检测标准 ······················ 128
二、检测仪器与环境条件 ·················· 128
三、检测项目及方法 ···················· 128
第六节　高频电刀的使用和维护 ··············· 130
一、高频电刀的使用规范 ·················· 130
二、高频电刀的日常维护 ·················· 131

第七章　血液透析净化设备 ……………………………………………… 132
　第一节　概述 ………………………………………………………………… 132
　第二节　血液透析净化系统的工作原理 …………………………………… 132
　　一、人工肾的原理 ………………………………………………………… 132
　　二、血透机 ………………………………………………………………… 135
　第三节　血液透析设备的质量控制 ………………………………………… 137
　　一、检测环境及设备条件 ………………………………………………… 137
　　二、检测仪器和参考规范 ………………………………………………… 138
　　三、主要质量控制参数介绍 ……………………………………………… 138
　　四、性能检测过程 ………………………………………………………… 140
　第四节　血液透析设备的维修维护 ………………………………………… 142
　　一、透析液配比 …………………………………………………………… 142
　　二、透析液温度 …………………………………………………………… 143
　　三、除气装置 ……………………………………………………………… 143
　　四、超滤量 ………………………………………………………………… 143
　　五、血泵 …………………………………………………………………… 144
　　六、漏血检测 ……………………………………………………………… 144
　　七、血液透析系统流量低 ………………………………………………… 144
第八章　物理治疗仪 ……………………………………………………… 146
　第一节　概述 ………………………………………………………………… 146
　　一、物理因子疗法设备 …………………………………………………… 148
　　二、运动疗法设备 ………………………………………………………… 154
　第二节　物理治疗仪的检测 ………………………………………………… 157
　　一、电疗设备的检测 ……………………………………………………… 157
　　二、光疗设备的检测 ……………………………………………………… 161
　　三、磁疗设备的检测 ……………………………………………………… 163
　　四、运动疗法设备的检测 ………………………………………………… 165
　第三节　物理治疗仪的维护 ………………………………………………… 168
　　一、预防性维护 …………………………………………………………… 168
　　二、外观与结构 …………………………………………………………… 169
　　三、电气安全 ……………………………………………………………… 169
　　四、使用环境 ……………………………………………………………… 170
　　五、机械部件的维护 ……………………………………………………… 170
第九章　临床检验设备 …………………………………………………… 172
　第一节　概述 ………………………………………………………………… 172

第二节　临床检验设备的检测原理 ………………………………… 173

一、血细胞分析仪的原理 …………………………………… 173

二、生化分析仪的原理 ……………………………………… 175

三、化学发光免疫分析仪的原理 …………………………… 177

四、凝血分析仪的原理 ……………………………………… 180

第三节　临床检验设备的质量控制 ………………………………… 180

一、GB/T 12519—2010 中对于分析仪器的要求 ………… 181

二、临床检验设备的质量控制构成 ………………………… 184

三、血细胞分析仪的硬件校准(以迈瑞 BC-6800 为例) …… 189

四、化学发光免疫分析仪的硬件校准(以 Sysmex Hiscl 系列为例) ………… 191

五、室内质控品监测(以血细胞分析仪为例) ……………… 196

第四节　临床检验设备的维护 ……………………………………… 198

一、血细胞分析仪的维护(以迈瑞 BC-5390 为例) ………… 199

二、生化分析仪的维护(以迈瑞 BS-2000M 为例) ………… 200

三、化学发光免疫分析仪的维护(以迈瑞 CL-1000i 为例) … 201

第十章　医用超声诊断设备 …………………………………………… 203

第一节　医用超声诊断设备的原理 ………………………………… 203

一、B 型超声成像的原理 …………………………………… 203

二、多普勒超声成像的原理 ………………………………… 204

第二节　医用超声诊断设备的质量控制 …………………………… 205

一、医用超声诊断仪常规检定 ……………………………… 205

二、彩色多普勒超声诊断仪(血流测量部分)校准 ………… 213

三、检测结果评价 …………………………………………… 216

四、现场检测的注意事项 …………………………………… 218

第三节　超声诊断仪的预防性维护与保养 ………………………… 218

第十一章　X 线成像设备 ……………………………………………… 224

第一节　X 线成像设备的原理 ……………………………………… 224

一、DR 成像的原理 ………………………………………… 224

二、CT 成像的原理 ………………………………………… 225

第二节　X 线成像设备的质量控制 ………………………………… 228

一、DR 主要参数的检测方法 ……………………………… 228

二、CT 图像质量参数的检测方法 ………………………… 235

第三节　X 线成像设备的维护与保养 ……………………………… 244

一、DR 成像设备的维护与保养 …………………………… 244

二、CT 成像设备的维护 …………………………………… 245

第十二章　磁共振成像设备 ·· 251

　第一节　磁共振成像的原理 ·· 251

　　一、磁共振成像的物理基础 ··· 251

　　二、磁共振信号的产生 ··· 253

　　三、磁共振信号的空间定位 ··· 255

　第二节　磁共振成像设备的质量控制 ······································ 256

　　一、磁共振成像设备质量控制相关标准 ····································· 257

　　二、磁共振成像设备图像质量控制检测方法 ································· 257

　第三节　磁共振成像设备的预防性维护和保养 ······························ 264

　　一、工作环境的维护 ··· 264

　　二、设备保养 ··· 265

　　三、从业人员素质提升 ··· 267

第十三章　放射性核素成像设备 ·· 269

　第一节　放射性核素成像的原理 ·· 269

　　一、SPECT 成像的原理 ··· 269

　　二、PET 成像的原理 ··· 271

　第二节　放射性核素成像设备的质量控制 ·································· 273

　　一、SPECT 主要参数的检测方法 ··· 274

　　二、PET 主要参数的检测方法 ··· 281

　第三节　放射性核素成像设备的维护与保养 ································ 295

　　一、SPECT 的维护与保养 ··· 295

　　二、PET 的维护与保养 ··· 297

第十四章　医用电子直线加速器 ·· 298

　第一节　直线加速器的组成 ·· 298

　第二节　直线加速器的检测 ·· 300

　第三节　医用直线加速器的维护 ·· 317

参考文献 ·· 323

第一章 概 论

医疗设备指直接或者间接用于人体的仪器、设备、器具、体外诊断试剂及校准物、材料，以及其他类似或者相关的物品，包括所需要的计算机软件。其效用主要通过物理等方式获得，而不是通过药理学、免疫学或者代谢的方式获得。医疗设备运用的目的如下：

(1) 疾病的诊断、预防、监护、治疗或者缓解。

(2) 损伤的诊断、监护、治疗、缓解或者功能补偿。

(3) 生理结构或者生理过程的检验、替代、调节或者支持。

(4) 生命的支持或者维持。

(5) 妊娠控制。

(6) 通过对来自人体的样本进行检查，为医疗和诊断提供信息。

目前，医疗设备已广泛应用于临床基础研究、诊断治疗、医学教学和康复保健等众多领域。医疗设备作为医生准确诊断疾病和救治患者的重要工具，在医院占有重要地位。相关调查显示，医院临床疾病的诊断与治疗中，50%以上都需要依靠医疗设备的辅助。这些先进的诊断仪器能更准确、直接地反映患者信息，使临床诊断更加精准快速。另外，医疗设备在帮助患者恢复健康方面扮演着重要角色，成为疾病治疗过程中不可或缺的一部分，甚至在某些疾病治疗领域，医疗设备发挥着药物等其他手段所不可替代的作用，成为衡量医院医疗水平的重要参考指标。例如，移动 CT 的引进使一些重症患者在病房就能及时进行 CT 检查确诊；加速器等设备的应用使鼻咽癌、食道癌等空腔肿瘤的放射治疗实现了突破，并成为首选诊疗方法；螺旋 CT 可对患者冠状动脉进行无创检查，避免了进行有创造影检查给患者带来的痛苦。另外，随着科技的不断进步，医学事业在飞速向前发展的同时，医疗设备也因为其性能、运行维护中的缺陷性，给患者和临床医疗工作带来了许多不良影响。大量调查显示，目前医疗设备临床使用中的风险是普遍存在且不可避免的，其危害具有不定性特征。由此可见，医疗设备是否具备最根本的应用安全性直接关乎患者的切身安全。医院健全医疗设备的质量控制系统在客观上有助于减少纠纷并且能提升整体医疗质量水准。

第一节　医疗设备的分类和特点

一、医疗设备的分类

医疗设备的分类方法有很多，若以设备的结构特征进行分类，可分为以光学结构为主的设备和以机械结构为主的设备；若按功能特征进行分类，可分为治疗设备、诊断设备、治疗和诊断兼顾的设备和辅助设备等。下面就以此进行展开分析。

1. 治疗设备

治疗设备是在医疗活动中利用物理方法进行治病的仪器，即利用热、光(辐射)、电、磁、机械能物理量作用于人体，达到治疗疾病和缓解病痛目的的仪器。例如，婴儿培养箱、婴儿辐射培养台、除颤器、高频电刀、呼吸机、血液透析机(简称血透机)、麻醉机、直线加速器及理疗科的中低频治疗仪，高频电疗、光疗、磁疗、运动治疗设备等仪器设备。

2. 诊断设备

1) 生理仪器

医院中诊断仪器占大部分，其形式多种多样，依其功能特征可分为心电图机(ECG)、脑电图机(EEG)、肌电图机(EMG)、血压计、肺功能仪，以及由此派生的仪器设备，如心电监护仪、多道生理记录仪、24 小时动态心电图(HOTER)等。这一类仪器的特点是人体中这些信号不需外来干扰，本来就有，只要对这些信号用相应的仪器设备进行检测和处理就可以。

2) 临床检验仪器

临床医学检验是采用各种实验室检查方法和技术，对来自人体的血液、尿液、粪便及分泌物和排泄物等标本进行一般性状观察，以及理学、化学、免疫学、病原学和显微镜等检查，为疾病筛查和诊断提供准确的检测结果。

根据临床用途分类，临床检验仪器可分为以下 8 类。

(1) 分离分析仪器，如离心机、色谱仪、电泳仪等。

(2) 临床形态学检测仪器，如显微镜、流式细胞仪等。

(3) 临床化学分析仪器，如分光光度计、生化分析仪、尿液分析仪等。

(4) 临床免疫分析仪器，如酶标仪、化学发光免疫分析仪等。

(5) 临床血液分析仪器，如血细胞分析仪、血液凝固分析仪等。

(6) 临床微生物检测仪器，如血培养检测系统、微生物检测和药敏分析系统等。

(7) 临床基因分析仪器，如聚合酶链反应核酸扩增仪(PCR)、DNA 测序仪等。

(8) 其他临床实验仪器。

3) 影像设备

影像设备包括磁共振成像(MRI)、计算机断层扫描(CT)、超声诊断仪、数字 X 线摄影(DR)、单光子发射型计算机断层成像(SPECT)、正电子发射型计算机断层成像(PET)等，这类设备的特点是在人体器官几乎没有损伤或损伤很少的情况下，对人体内部组织器官的解剖结构或功能代谢做出有无疾病的判断。另外，这类仪器设备在检查前先要对人体施加一个能量，可以是超声波，也可以是 X 线或强磁场等，在外加能量或物质的干预下，人体内一些潜在的参数被激发出来，然后对这些参数进行收集或检测，从而判断人体组织器官有无形态或功能的变化。

3. 治疗和诊断兼顾的设备

有一类设备既可以用来诊断疾病，又可以用来治疗疾病，如数字减影血管造影系统(DSA)等。

4. 辅助设备

辅助设备包括消毒供应中心的清洗消毒器、蒸汽灭菌器、低温等离子灭菌器，以及病理科的组织脱水机、石蜡包埋机、切片机等。

二、医疗设备的特点

由于医疗设备作用于人体，在许多方面有特殊要求，其相对于民用电器在价格上也要高很多，主要表现在以下几个方面。

1. 安全性

1) 患者的安全

医疗设备与患者身体密切接触，而大部分医疗设备都是用 220V 电压，因此就必须对其作特殊的处理。对于电生理仪器(如心电图机)，必须引入隔离电路；使仪器的漏电流小于 10μA，对于插入人体内的电极，其要求更加苛刻。例如，超声发射功率对人体的安全阈值为 100mW/cm²，对于孕妇和儿童，应该尽可能把超声发射功率调小(胎儿的声强要小于 20mW/cm²)。CT、X 线机等产生电离辐射线的设备要经过现场测试，在保证图像质量的前提下，医护人员必须以尽可能少的剂量来照射患者。对于一些治疗仪器，其使用更要慎重，诊断床或治疗床的推进或拉出不能碰到患者；发射型计算机断层扫描(ECT)检查时，患者因注射放射性核素，在一定时间内要与普通人分离。而心脏起搏等装置的使用更要慎重。

2) 医护人员的安全

患者只接触一次或一段时间后就脱离其可能有危害的环境，而医护人员则不然，医护人员和仪器设备是长期共处的，因此医护人员每次哪怕是接受平常患者的万分之一射线也不行。像 ^{60}Co 机、后装机因为卡源而伤及医护人员甚至死亡的例子时有发生。

2. 精确性

精确性是医疗仪器的生命。医生凭借临床检验数据来判断患者的病情，如果数据出错超过临界值，其结果可想而知。设备不精确的原因主要有两个：一个是仪器本身有缺陷，这就需要对仪器进行维修或校准；另一个是工作人员使用不当。

3. 方便和可操作性

一切仪器的使用都是为了使患者得到更好的治疗。因此，CT 的诊断床就必须使患者舒服地躺着，而且可自由地伸缩。有些仪器设备(如 B 超、心电图机，甚至 X 线机)都可以方便地携带，从而可以方便地获得危重患者的第一手资料。

第二节　医疗设备质量管理

一、医疗设备质量管理流程

世界卫生组织(world health organization，WHO)将医疗器械的生命历程分解为概念与设计、生产、包装与标识、广告、销售、使用、报废七大过程，如图 1-1 所示。在医疗设备的生命历程中，很多的风险都发生在"使用"这一环节中。医学工程人员不但要掌控这一环节，还须对医疗设备的概念与设计、生产、包装与标识等各个环节有所了解。

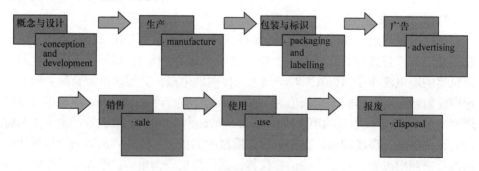

图 1-1　医疗器械生命历程

医疗设备质量管理是指在医疗机构中，根据一定的原则、程序和方法，对医疗设备的整个生命周期加以计划、指导、维护、控制和监督，使之安全、可靠地运转。简单地讲，医疗设备质量管理是指对设备选型、采购、使用、技术保障直至报废处理全过程管理工作的总称，主要由技术方面的管理和资产方面的管理两部分组成。医疗设备技术方面的管理主要包括医疗设备的选购、安装、调试、验收、使用、维修等技术方面的管理；医疗设备资产方面的管理主要包括资金来源、经费预算、投资决策、维修费用支出、财务管理、使用评价、经济效应分析等资产方面的管理。医疗设备质量管理流程如图1-2所示。

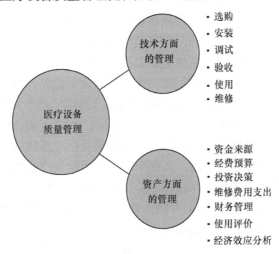

图1-2 医疗设备质量管理流程

二、医疗设备管理的主要研究内容

(1) 医疗设备管理的规范化。在医疗设备监督管理方面有很多法律法规和技术标准，随着时间的推移，这些法规和标准还在不断更新完善中。在医疗设备管理实践中，必须做到依法行事、依法管理，从而保证医疗设备管理的良好运转。

(2) 医疗设备管理的技术性。医疗设备全生命周期的管理内容包括技术论证、购置、安装调试、验收、使用、技术保障(包含维修、巡查、质量控制、预防性维护)、报废等，都是基于临床医学工程知识的技术管理，因此在进行医疗设备的管理过程中，需要管理者具备相关的专业知识，掌握医疗设备的基本原理、功能特点等知识，这样才能建立良好的设备管理体系。

(3) 医疗设备管理的安全性。医疗设备通过直接或间接的方式作用于人体，从而起到检测患者生命体征的作用，其效果直接关系到人的健康和生命安全。因此，通过管理的手段保证医疗设备运行的可靠性、安全性、有效性是医疗设备管理的重中之重。

(4) 医疗设备管理的经济性。与医疗设备全生命周期的技术管理并行的是设备的经济管理，包括资金来源、经费预算、投资决策、出入库管理、维修支出管理、固定资产折旧、使用评价、经济效益分析等。医疗设备产生的经济收入在医疗机构的总收入中占有重要地位，所以应重视其经济效益。应运用经济学理论和方法，使医疗设备合理有效地发挥其作用。

第三节 医疗设备质量管理参照的法规和标准

医疗设备法律法规是政府和行业主管部门监管医疗器械、设备的依据，也是医疗设备管理、生产、使用等部门必须遵循的标准。

我国医疗设备监督管理法规体系类似于金字塔结构，如图 1-3 所示。该体系共分五层：宪法为第一层；法律为第二层；《医疗器械监督管理条例》等行政法规属于第三层；《医疗卫生机构医学装备管理办法》等部门规章属于第四层；配套法规、办法出台的标准、规范性文件则属于第五层。2000 年实施的《医疗器械监督管理条例》对医疗器械使用环节的监管，主要涉及医疗器械的采购和一次性使用医疗器械的处置，内容较为单薄。实践中，医院采购医疗器械的渠道不规范，索证索票工作不严谨的问题仍然存在；不少医院忽视对医疗器械的维护维修，导致损害患者的事例时有发生。2014 年国务院修订发布的《医疗器械监督管理条例》(国务院令第 650 号)较大幅度地增加了医疗器械使用环节监管的条款，如细化进货查验记录制度、增设使用单位的医疗器械安全管理义务、充实监管手段等，丰富了医疗器械上市后使用质量管理的措施。《医疗器械使用质量监督管理办法》经2015 年 9 月 29 日国家食品药品监督管理总局局务会议审议通过，2015 年 10 月21 日国家食品药品监督管理总局令第 18 号公布。它分为总则，采购、验收与贮存，使用、维护与转让，监督管理，法律责任，附则，共 6 章 35 条，自 2016 年2 月 1 日起施行。

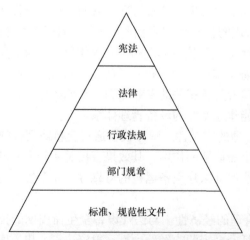

图 1-3 我国的医疗设备监督管理法规体系

近些年来，医学装备管理领域迎来了一大波密集出台的法规文件。归口管理的部门也涉及卫生管理部门、食品药品监督管理部门、质量技术监督部门、环保部门、工商部门等。深入学习与正确理解、领会这些法规文件已经成为医疗设备管理从业人员的当务之急。法律法规中明确规定，成立国家、省医疗器械临床使用专家委员会(简称专委会)，以专委会为抓手，督促《医疗器械临床使用管理办法落实》；明确卫生健康主管部门和医疗机构的职责，并要求二级以上医院设立由院领导负责的医疗器械管理委员会，负责指导医疗器械临床使用管理和监督工作；规定医疗设备技术评估与论证制度，以及医疗设备临床使用的原则、要求和评价；规定日常管理、应急预案制度、消毒感染管理、关键信息的记录等内容；明确使用安全事件的报告和处理等要求；临床使用植入和介入类医疗器械的相关的必要信息记录到病历等相关记录中；医疗器械临床使用管理的继续教育、培训与考核、能力和效果评价等。有了更清晰和明确的法律条文，对医疗设备的质量管理愈加严格，很多不合格、以前未纳入法律管理的医疗器械将大面积暂停使用并封存；发生医疗设备相关的医疗事故后，追责将更加严厉，体现了法律法规的监管及时性与长期性相结合的效果，保障医疗设备的安全使用。

第四节 参照规范制定的质量管理方式

医疗设备质量安全是临床医学工程共同的主题：WHO、各个国家的食品药品监管部门(food and drug administration，FDA)、急救医学研究机构(emergency care research institute，ECRI)、医疗机构认证组织(joint commission international，JCI)等都在为提升医疗设备的质量安全而努力。WHO执行委员会2003年113届会议通过的113/37号文件中第十一条："敦促会员国在医疗器械和设备使用方面确保患者、卫生工作者和社区安全，应大力在政策和计划、质量与安全、规范与标准、技术管理以及能力建设领域开展活动"，该文件强调医疗设备应用管理属于医疗技术管理的概念，以及以医疗质量与风险为核心、患者安全为目的的医疗设备应用质量管理的核心理念。因此，医疗设备的应用质量管理是医学装备全生命周期管理的核心环节。

WHO推崇JCI来认证医疗设备管理质量。JCI是全球公认的医疗机构评审标准，代表了医院服务和医院管理的国际水平。它专注于患者安全和医疗质量，要求针对各种可能影响患者和员工的安全风险，建立一系列防范机制。目前有许多国家医院的医疗设备质量管理效果已通过JCI认证。这些医院成功的医疗设备质量管理方式主要围绕维修管理、维护管理、应急管理、不良事件监测管理、持续质量改进5个方面开展工作。医疗设备质量管理的元素构成示意图如图1-4所示。

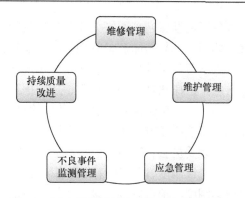

图 1-4　医疗设备质量管理的元素构成示意图

《医疗器械临床使用管理办法》(以下简称《办法》)对以下几点都有明确规定，质量管理的标准和要求也要与《办法》一致。

1. 维修管理

当发现医疗设备存在安全隐患时，医疗机构应当立即停止使用，并通知医疗设备上市许可持有人或者其他负责产品质量的机构进行检修；经检修无法达到使用安全标准的医疗设备，不得继续使用。医疗机构监测医疗设备的实时运行状态，对维护与维修的全部过程进行记录，医学工程部门应当定期对医疗设备整体维护情况进行分析评价。医疗设备使用单位发现使用的医疗设备存在安全隐患的，应当立即停止使用，通知检修；经检修仍不能达到使用安全标准的，不得继续使用，并按照有关规定处置。

2. 维护管理

医疗设备维护管理应当以设备检测和预防性维护为主。医疗机构应当会同生产企业制定预防性维护方案的内容与程序、技术与方法、时间间隔与频率。医疗机构应当真实记录医疗设备保障情况并存入医疗设备信息档案，档案保存期限不得少于医疗设备规定使用期限终止后 5 年。医疗设备使用单位应当建立医疗设备维护维修管理制度。应当按照产品说明书的要求进行检查、检验、校准、保养、维护并记录，及时进行分析、评估，确保医疗设备处于良好状态。

3. 应急管理

医疗设备在使用中出现紧急故障又无法立即修复，或在使用中对患者或操作人员安全造成危害甚至威胁其生命等各种紧急情况发生时，必须制定应急预案；特别是一些急救设备或生命支持系统，如呼吸机、起搏器、人工心肺机、麻醉机、除颤器等。应急预案能有效预防、积极应对和及时控制医疗设备使用过程中的突发故障或意外事件,建立健全医疗设备故障和意外事件的应急反应机制,最大限度地减少医疗设备故障或意外事件对患者及使用者身体健康和生命安全造成的危害。

4. 不良事件监测管理

已上市的医疗器械,在正常使用情况下发生的,导致或者可能导致人体伤害的各种有害事件,称为医疗器械不良事件。对医疗器械不良事件的收集、报告、调查、分析、评价和控制的过程,称为医疗器械不良事件监测。不良事件报告的基本原则是指造成患者、使用者或其他人员死亡、严重伤害,且可能与所使用医疗器械有关,需要按可疑医疗器械不良事件报告;濒临事件原则是指当时并未造成人员伤害,但根据临床经验认为再次发生同类事件时会造成患者或医务人员死亡或严重伤害,则也需要报告;可疑即报原则是指在不清楚是否属于医疗器械不良事件时,按可疑医疗器械不良事件报告。

5. 持续质量改进

持续质量改进(continuous quality improvement, CQI)是在全面质量管理基础上发展而来的,树立"只有起点、没有终点,只有更好、没有最好"的关于医疗设备的质量管理意识,是注重过程管理、环节控制的一种质量管理理论。持续质量改进是质量安全管理的核心。JCI要求将持续质量改进融入日常工作的各个方面:把"要求和标准"细化成可执行的"制度和流程",把"目标"转化为管理的"行动"和员工的"行为"。在实际管理活动中,将PDCA模式应用到质量过程中,PDCA模式分为4个阶段:计划(plan)、实施(do)、检查(check)、处理(act),如图1-5所示。4个阶段对医疗设备管理措施进行循环评价,对不合规的设计进行持续的改进,在合格的质量基础之上不断制定更高的标准和要求,通过坚持不懈和持之以恒的努力对医疗设备的质量管理实现良性循环。

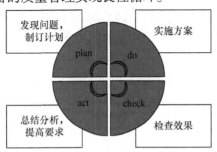

图1-5 PDCA示意图

医疗设备质量管理是医院管理的重要组成部分。保持医疗设备处于良好状态,提高完好率、减少故障率,保证医疗设备安全、可靠的运行,延长使用寿命,是医疗机构提高社会效益和经济效益的需要,也是医疗设备管理的目标。

第二章　医疗检测仪器概述

医疗检测仪器是医疗电子设备的测试工具,用其可对医疗设备的性能、电气安全、测量精度等指标进行检测,减少因设备质量问题而引起的医疗事故。医疗设备质量控制就是为保证医疗设备达到质量要求所采取的技术作业和活动,运用医学、管理学、工程技术来保证患者医疗安全的系统化工程。由于医疗设备的质量对医疗服务质量有决定性影响,医疗设备作为直接或间接用于人体诊断或治疗的装置,其精确性、安全性和有效性与医疗质量直接相关。因此,为确保医疗设备持续安全、准确、稳定、可靠的运行,开展医疗设备的安全质量控制并建立一套标准化、科学化、操作性强的流程和制度是非常重要的。而检测医疗设备所用到的仪器就是医疗检测仪器。本章将具体介绍七大类检测仪器对相关医疗设备的质量控制。

第一节　气流分析仪

气流分析仪主要用于无创正压呼吸机、有创正压呼吸机、负压呼吸机、麻醉呼吸机、急救复苏器等设备的质量控制。呼吸机对于临床医疗救护的重要性不言而喻,而呼吸机的质量控制也是不可或缺的一环。

由于呼吸机使用频繁,在临床设备管理中暴露的问题很多,主要有产品设计缺陷、软件操作不当和管理维护不及时等。解决前两项问题需要加强对购入呼吸机的产品把控和与临床使用人员的培训及沟通等,而解决第三项问题则需要质控人员树立呼吸机质量管理意识,加强呼吸机的质量管理,定期对呼吸机进行质量控制。

下面以 VT PLUS HF 气流分析仪(以下简称 VT PLUS HF)为例,介绍气流分析仪的工作原理、检测参数和面板功能。

一、气流分析仪工作原理

气流分析仪的基本原理如图 2-1 所示。整个系统由信号采集模块和模数转换模块两大部分组成。信号采集模块包括转换电池阀、压差传感器、增益/补偿电路、气道压力传感器等功能模块,主要完成信号的能量转换、放大、采集、运算和数据通信等功能。模数转换模块包括液晶显示器、键盘、转换器和单片机,主要完成人机交互、操作控制、数据显示和数据通信等功能。主处理器中的两个单片机分别控制和协调各部分电路的工作，并通过串行口相互交换数据，实现系统内部的数据通信。

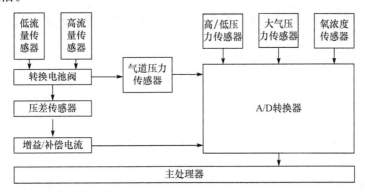

图 2-1　气流分析仪的基本原理图

1. 流量检测

VT PLUS HF 流量检测采用节流压差原理。通过测量网筛节流件前后的压力差间接得到气体流量。压差的测量与气体的密度、黏性以及流量管的几何参数有关。

因此，气流分析仪上气体种类、温湿度、大气压以及修正模式(如 ATP、BTPD)的设定对流量的测量结果会产生一定的影响。

2. 压力检测

高压力传感器和低压力传感器分别直接测量外部压力端口输入的压力。气道压的测量从压差传感器的下游采样。大气压的测量采用 SDX15A2 压力传感器，直接对大气开放测量。

3. 氧浓度检测

氧浓度传感器为化学传感器，位于流量管的下方。利用氧浓度传感器即可检测出气体中的氧气占比。

4. 呼吸频率检测

VT PLUS HF 内部安装了呼吸检测算法，此算法通过检测流量-时间波形判断呼吸动作的产生与否。当正向流速达到所设置的阈值时，吸气动作开始，此时间即吸气时间的起点，也是潮气量计算积分的起点；当反向流速小于所设置的阈值时，呼气动作结束。因此，可以计算呼吸周期，从而求出呼吸频率。

二、气流分析仪检测参数

(1) 氧浓度。气流分析仪在高流速管道中利用氧浓度传感器测量气体中的氧气浓度。

(2) 呼吸参数。包括潮气量(tidal volume，VT)、强制通气频率 f、吸呼比、吸气压力水平(pressure controlled ventilation，PCV)、呼气末正压(positive end expiratory pressure，PEEP)和肺顺应性 C 等，可以测量 17 个呼吸参数。

(3) 漏泄测试。测试密封导管或测试肺模型的漏泄率。

(4) 趋势测试。提供了一种自动测试方法，检查预定义的参数是否偏移了用户设置的极限。

(5) 评估/排障。可用于呼吸机的购前评估、引进、例行性能检定和解决临床问题。

三、气流分析仪面板功能介绍

VT PLUS HF 是一款通用气流分析仪，它由主机、出气口、进气口、Y 形软管组成，特别用于测试人工式患者呼吸机的特殊模式，可以在高压力和低压力量程测量双向气流，其外形和部件分别如图 2-2、图 2-3 和表 2-1、表 2-2 所示。

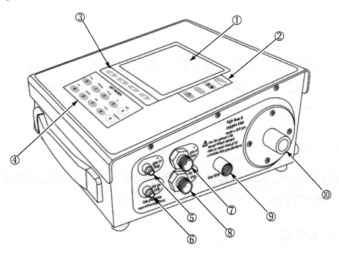

图 2-2　VT PLUS HF 前面板和右面板

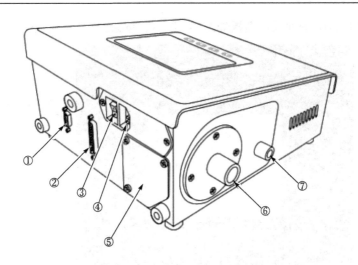

图 2-3　VT PLUS HF 后面板和左面板

表 2-1　VT PLUS HF 前面板和右面板部件及外观说明

部件	说明
1	发光二极管(LED)屏，带 CFL 背光照明
2	对比度，暂停/恢复、打印和帮助键
3	软键
4	测试模式键
5	低压(+)气体或液体端口
6	低压(−)干气端口
7	高压(+)气体或液体端口
8	高压(−)干气端口
9	低流量供液端口
10	高流量和氧气供液端口

表 2-2　VT PLUS HF 后面板和左面板部件及外观说明

部件	说明
1	RS232 串口
2	并行打印机端口
3	电源开关
4	电源线输入
5	氧浓度传感器附件
6	高流量排气口
7	低流量排气口

VT PLUS HF 的前操作面板如图 2-4 所示。按钮操作功能如下。

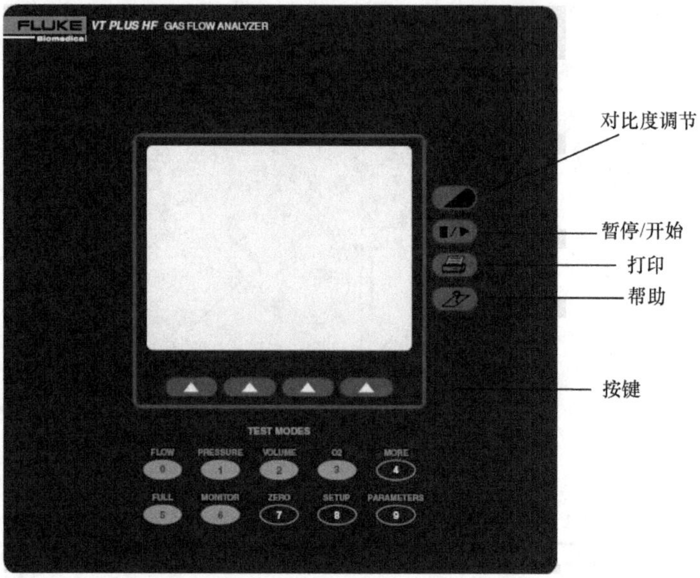

图 2-4　VT PLUS HF 前操作面板

(1) 按键 "0"：FLOW(流速)键。

该键用来选择 VT PLUS HF 的流量模式。在流量模式下会显示高流量和低流量的信号、瞬时数字值和统计数据。该键还作为数字数据输入时的 "0" 键。

(2) 按键 "1"：PRESSURE(压力)键。

该键用来选择压力模式。在压力模式下会显示高压、低压、气道压力信号、瞬时数字值和统计数据。该键还作为数字数据输入时的 "1" 键。

(3) 按键 "2"：VOLUME(容积)键。

该键用来选择容积模式。在容积模式下会显示容积的信号、瞬时数字值和统计数据。该键还作为数字数据输入时的 "2" 键。

(4) 按键 "3"：O_2(氧气)键。

该键用来选择氧气模式。在氧气模式下会显示氧气浓度的信号、瞬时数字值和统计数据。该键还作为数字数据输入时的 "3" 键。

(5) 按键 "4"：MORE(更多)键。

该键用来选择其他测试，如漏泄测试和趋势测试。该键还作为数字数据输入时的 "4" 键。

(6) 按键 "5"：FULL(全参数)键。

该键用来选择全呼吸参数模式。在全呼吸参数模式下会显示 VT PLUS HF 在每次呼吸之后计算的全部呼吸参数。注意，必须设置一种呼吸检测模式，以获取容积信号或数据。该键还作为数字数据输入时的"5"键。

(7) 按键"6"：MONITOR(监护仪)键。

该键用来选择监护仪模式，该模式用于显示 VT PLUS HF 测量的 3 个信号和瞬时数字值。另外，3 个曲线中的较低位置者还可以被所选的呼吸参数所替代。用户可以选择要显示的信号和/或参数。该键还作为数字数据输入时的"6"键。

(8) 按键"7"：ZERO(调零)键。

该键会启动 VT PLUS HF 的调零功能。VT PLUS HF 中的所有压力和压差(流量)传感器都需要定期地调零或校准至零参考。当选择了调零功能时，设备会测量进行流量测试时选择的信号零值。可以将 VT PLUS HF 设置为定期地调用调零功能。该键还作为数字数据输入时的"7"键。

(9) 按键"8"：SETUP(设置)键。

该键用来设置 VT PLUS HF 的配置和设置屏幕。当按下该键时，显示屏上会显示一个菜单。可以利用上排按键来浏览菜单。从该菜单中可以调用其他子菜单来调整不同配置的设置。该键还作为数字数据输入时的"8"键。

(10) 按键"9"：PARAMETERS(参数)键。

该键用来选择在不同模式下所显示的呼吸参数。在每一屏幕中，有显示 4 个参数的空间。利用参数功能，可以选择 4 个参数。注意，如果已经选择了 4 个参数，则不能再选择其他参数，除非清除之前选择的 1 个参数。另外还要注意，所选的参数仅适用于按下 PARAMETERS 键时所在的 VT PLUS HF 的屏幕。该键还作为数字数据输入时的"9"键。

第二节 高频电刀分析仪

一、高频电刀分析仪工作原理

QA-ESII 型高频电刀分析仪是一种精密仪器，用于按照国内和国际标准对高频电外科装置(ESU)进行测试。通过比对在内部设定和调节的测试负载来测量 ESU 输出量。

QA-ESII 型高频电刀分析仪是用于检定高频电刀输出功率和漏电流的有效设备，原理图如图 2-5 所示。整个系统由信号采集模块和控制模块两大部分组成。信号采集模块包括负载箱、能量转换电路、放大器、模数转换器、负载控制器、信号采集单片机等功能模块，主要完成信号的能量转换、放大、采集、运算和数据通信等功能。控制模块包括液晶显示模块、键盘和控制单片机，主要完成人机交互、操作控制、数据显示和数据通信等功能。系统中的两个单片机分别控制和协调各部分电路的工作，并通过串行口相互交换数据，实现系统内部的数据通信。

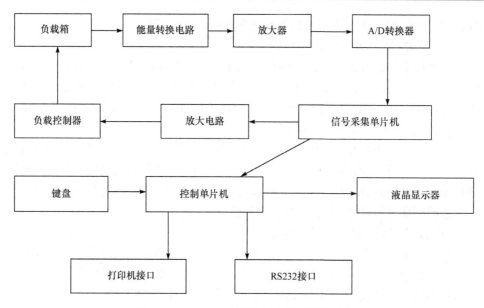

图 2-5　QA-ESII 型高频电刀分析仪原理图

二、高频电刀分析仪检测参数

1. 电气安全检测

(1) 接地电阻<0.3Ω；机壳漏电流：正常状态<0.1mA，单一故障状态<0.5mA。

(2) 环境温度为 15～30℃，相对湿度≤80%；电源电压为 220V、频率为 50Hz，周围无影响正常工作的机械振动和电磁干扰。检测连接方法如图 2-6 所示。

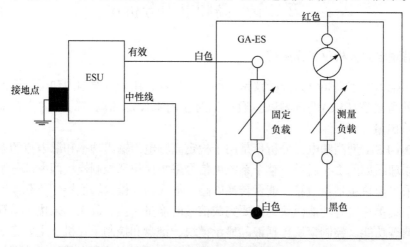

图 2-6　高频电刀电气安全检测连接示意图

2. 单极输出功率检测

单极输出功率检测的连接方式如图 2-7 所示。

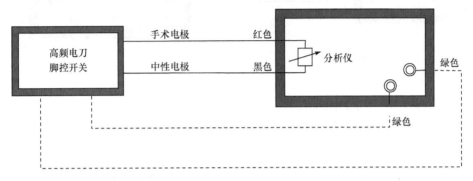

图 2-7　单极模式下电刀与电刀分析仪连接示意图

用导线将单极手术电极连接至分析仪右侧的红色接口，同时将中性电极连接分析仪右侧的黑色接口。在分析仪的液晶显示屏上将"Mode"(模式)选项选定为"Cont. Oper."模式，将"Load"(负载电阻)调整为被检设备模式的额定负载值(此型号电刀自动电切模式的额定负载值为 500Ω)，按照国家校准规范《高频电刀校准规范》(JJF1217—2009)与国家计量技术规范《测量不确定度评定与表示》(JJF1059.1—2012)，分别调整单极自动电切/单极强力电凝的输出功率为 50W、70W、120W、200W、300W/50W、70W、120W，激发启动手术电极，对电刀进行检测，并逐一将示值记录，示值于液晶显示屏右侧显示。

3. 双极输出功率检测

双极输出功率检测的连接方式如图 2-8 所示，按图连接被检测的设备与分析仪，选择测量模式和分析仪负载阻抗，如双极柔和电凝负载阻抗为 75Ω，各模式额定阻抗见产品说明书，调节 VIO300D 输出功率在各项模式输出分别为 50W、70W，记录分析仪的实际输出功率。

4. 空载时手术电极对地高频漏电流测量

空载时手术电极对地高频漏电流测量的连接方式如图 2-9 所示。将分析仪"Mode"(模式)选项选在"RF Leakage"模式，用导线将手术电极连接至无感电阻200Ω(分析仪右边红色插孔)，将分析仪右边黑色插孔接地。启动手术电极，按下分析仪的"START"键，此时分析仪在"Current"模式下显示高频漏电流数值。

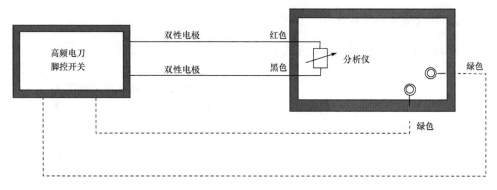

图 2-8　双极模式下电刀与电刀分析仪连接示意图

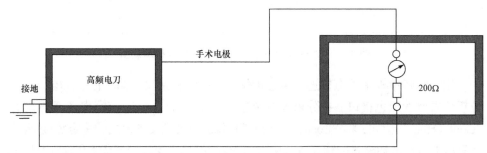

图 2-9　测量刀笔漏电流时电刀与电刀分析仪连接示意图

5. 空载时中性电极对地高频漏电流测量

空载时中性电极对地高频漏电流测量连接方式如图 2-10 所示。将分析仪"Mode"(模式)选项选在"RF Leakage"模式，用导线将中性电极连接至无感电阻 200Ω(分析仪右边红色插孔)，将分析仪右边黑色插孔接地。激励手术电极，按下分析仪的"START"键，此时分析仪在"Current"模式下显示高频漏电流数值。

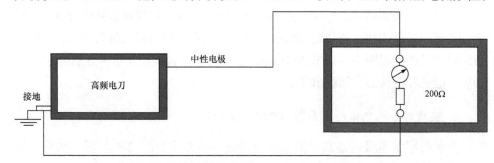

图 2-10　测量负极板漏电流时电刀与分析仪连接示意图

6. 双极输出高频漏电流测量

双极输出高频漏电流测量连接方式如图 2-11 所示。按照图示连接好被检设备

VIO300D 与分析仪。在双极电极与地之间加载 200Ω 的负载，以地为基准测量双极电极在不同工作模式下的最大高频漏电流。

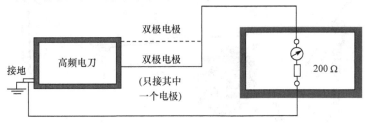

图 2-11 双极模式下测量高频漏电流连接示意图

检测结束以后，可根据检测结果填写具体的检测报告，报告应涵盖设备信息、功能状况、实际输出等内容。

三、高频电刀分析仪面板功能介绍

QA-ESII 型高频电刀分析仪测试项包括自动功率分布测量、峰值因数测量、射频(RF)漏电测量和接触阻抗测量。分析仪通过比对内部设定和调节的测试负载来测量高频电刀输出量。分析仪能够在负载电阻为 10～5200Ω 内自动进行功率分布测试。分析仪在带宽为 2.5MHz 时(负载下)自动测量波形因素，以确保测试结果的可靠性和可重复性。显示在分析仪液晶显示屏上的测试结果可以直接打印出来，也可以通过 Ansur QA-ES 插件测试自动化软件传输到计算机上。Ansur QA-ES 插件软件用于设计测试方案，远程控制分析仪和存储测试结果。

QA-ESII 型高频电刀分析仪由主机和电刀刀柄、患者极板、双极镊、脚踏开关等附件组成，面板如图 2-12 和图 2-13 所示，各个部件以及外观说明见表 2-3。

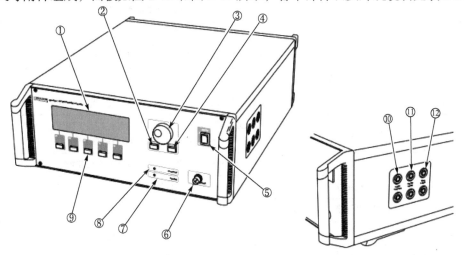

图 2-12 QA-ESII 型高频电刀分析仪前面板和右面板

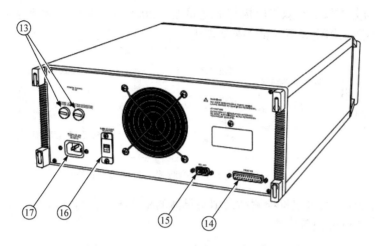

图 2-13　QA-ESII 型高频电刀分析仪后面板

表 2-3　QA-ESII 型高频电刀分析仪各个部件及外观说明

部件	名称	说明
1	液晶显示屏	显示信息，测试结果，功能菜单
2	取消	取消新数值，并返回原先的数值
3	编码器	根据指定的范围设置数值，并在不同的操作和测量范围内选择
4	输入	接收新指定的信息
5	电源开关	打开或者关闭电源
6	示波器输出连接器	需要示波器输出时，bnc 电缆连接器实时接收衰减信号
7	遥控	表示已经按 F4(远程控制)键
8	射频检测	表示 ESU 已激活
9	功能键	F1～F5 键，选择在液晶显示屏底部的键上方显示的功能
10	绿色和绿色终端	脚踏开关输出 SU
11	白色和白色终端	在漏电测试时用于附加的 200Ω固定负载电阻和 400W 串行连接
12	红色和黑色端子	VAR.LOADESU(可变负载 ESU)电极输出的连接。刀柄电极和红色终端连接，中性电极和黑色终端连接
13	熔丝	在 230VAC 时 T200mA/在 115VAC 时 T400mA
14	打印机端口	25 针 D 子接口
15	RS232 串行端口	9 针 D 子接口
16	电压选择器	115VAC/230VAC
17	电源连接器	电源线的 3 针插头

第三节 生命体征模拟仪

一、生命体征模拟仪工作原理

监护仪是一种可测量和控制患者生理参数，并与已知设定值进行比较的装置或系统。如果出现超标情况，可发出警报。监护仪的标准参数为有创/无创血压、呼吸、心电、脉搏血氧饱和度、体温、呼气末二氧化碳、心输出量。

ProSim 8 生命体征模拟仪为全功能、紧凑型、便携式模拟仪，用于测量患者监护仪的性能。产品模拟的参数有：ECG、呼吸、有创血压和无创血压、温度和心输出量。

下面介绍 ProSim 8 生命体征模拟仪的工作原理。

1. 心电检测原理

心电监护是依据心脏心肌细胞的电活动传导至胸壁并在体表各部位产生电位差，形成各个导联的心电信号。通过心电电极、连接电缆、信号放大电路、滤波处理电路和处理软件来提供实时、准确的心电数据。

2. 血压检测原理

无创血压监护通常采用振荡法来测量人体的动脉血压，即血压模块对袖带充气到一定压力(一般到 180mmHg 以上，1mmHg=0.133kPa)时，完全压迫动脉血管阻断动脉血流，袖带压力随着电磁阀控制排气而逐渐降低，动脉血流对动脉血管壁的搏动将在袖带内的气体中产生振荡波。处理器分析放气过程中袖带的压力振动波，获得被测部位的收缩压、舒张压和平均压。

3. 血氧饱和度检测原理

依据血液中血红蛋白(Hb)和氧合血红蛋白(HbO_2)对光的吸收特性不同，通过两种波长的红光(660nm)和红外光(940nm)分别透过组织后再由光电接收器转换成电信号。根据组织中其他静态成分(如皮肤、肌肉、骨骼、静脉血等)吸收光信号是恒定的，而动脉血中的 HbO_2 和 Hb 的吸收信号是随着脉搏进行周期性变化这一特点，对信号加以处理得到的。

4. 呼吸参数检测原理

大多采用胸阻抗法，根据人体呼吸过程胸廓运动会造成人体电阻值变化，即变化量为 0.1～3Ω 的呼吸阻抗。监护仪一般通过心电的两个导联，用 10～100kHz

载频正弦波恒流向人体施加 0.5～5mA 的安全电流，并在电极获取呼吸阻抗变化的信号以提取呼吸参数。

二、生命体征模拟仪检测参数

1. ECG 功能检测

模拟正常心脏信号(ECG)以及各种心律失常心脏信号。心率(beat/min，记为 bpm)、信号幅值以及 ST 段抬高均通过用户界面由该产品控制，连接方式如图 2-14 所示。

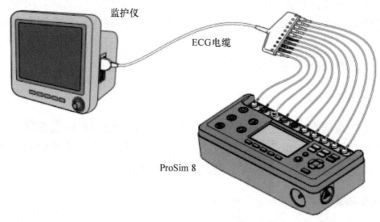

图 2-14 ECG 功能检测连接方式示意图

2. 有创血压模拟和检测

模拟有创血压监护仪的血压可通过前面板控件设置各血压变量，其连接方式如图 2-15 所示。

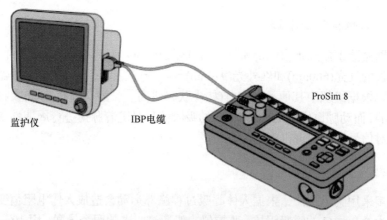

图 2-15 动脉血压测量连接方式示意图

3. 温度测试

进行温度模拟时与 YellowSprings，Inc. (YSI)400 和 700 系列探头兼容。连接至温度插孔的电缆类型决定用于模拟的温度探头类型。

4. 呼吸模拟

通过特殊功能设置呼吸变量，可以检测正常呼吸、呼吸机呼吸和窒息模拟。

5. 心输出量模拟

心输出量功能采用电子方式来模拟稀释心输出量测量期间患者血液的动态温度变化。通过患者血液和注入心脏内的容量已知的冷冻盐水之间的热量交换来确定热稀释心输出量测量值，其连接方式如图 2-16 所示。

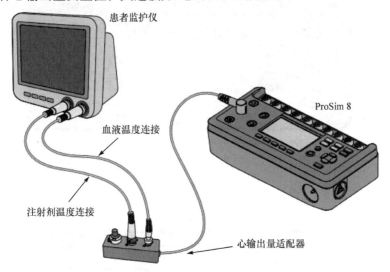

图 2-16　心输出量模拟检测连接方式示意图

6. 无创血压模拟和测试

产品模拟无创血压监护仪的血压。通过前面板控件可以设置各血压变量。产品还可以进行漏泄、压力源和释压测试。通过压力计功能，产品可被设置为测量静脉压力，并在显示屏上显示压力值。

7. 血氧仪 SpO_2 光学发射器和检测器

被检设备提供血氧仪 SpO_2 光学发射器和检测器功能，仅用于生成光学信号以验证脉搏血氧仪探头内的电子器件是否正常工作。被检设备为脉搏血氧仪设备提供信号，该信号具有可预测的比率值，这样操作人员可以观察产生的 SpO_2 显示值，并将其与从该脉搏血氧仪设备的校准曲线获取的预期值相比较。

三、生命体征模拟仪面板功能介绍

ProSim 8 生命体征模拟仪用于测试和检查监护仪设备或系统的基本工作情况，包括监测患者 ECG、呼吸、有创及无创血压和温度等各种生理参数。另外，该仪器提供光学信号来验证脉搏血氧仪内部的电子器件工作是否正常。

下面来介绍 ProSim 8 生命体征模拟仪的面板控制开关和连接，其面板各个部件名称以及说明分别如图 2-17、图 2-18 和表 2-4、表 2-5 所示。

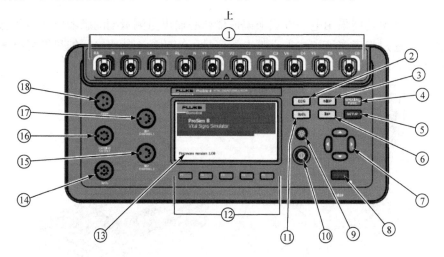

图 2-17　ProSim 8 生命体征模拟仪上面板

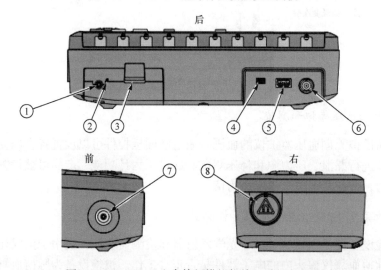

图 2-18　ProSim 8 生命体征模拟仪前、后、右面板

表 2-4 ProSim 8 生命体征模拟仪上面板部件名称说明

部件	名称	说明
1	ECG 接线柱	被测设备(DUT)ECG 导联
2	ECG 功能	操作 ECG 波形(成人和新生儿心律失常)和 ECG 测试功能(性能波、QRS 检测、高 T 波抑制和 R 波检测)
3	NIBP 按钮	操作温度、呼吸、心输出量、胎儿模拟、自动序列和查看存储器功能
4	特殊功能	接收新指定的信息
5	SETUP(设置)按钮	操作设置控制
6	IBP 按钮	操作有创血压(IBP)功能
7	导航按钮	光标控制按钮,用于导航菜单和列表
8	回车键	设置突出显示的功能
9	背光按钮	打开和关闭显示屏背光照明
10	电源按钮	启动和关闭产品
11	SpO$_2$ 按钮	操作 SpO$_2$ 功能
12	功能软键	F1~F5 键,用于选择液晶显示屏中在各功能软键上方显示的选项
13	液晶显示屏	彩色显示屏
14	SpO$_2$ 连接器	SpO$_2$ 附件连接器
15	IBP 通道 2 连接器	患者监护仪 IBP 输入连接器
16	心输出量连接器	患者监护仪心输出量连接器
17	IBP 通道 1 连接器	患者监护仪 IBP 输入连接器
18	温度连接器	患者监护仪温度输入连接器

表 2-5 ProSim 8 生命体征模拟仪前、后、右面板部件名称说明

部件	名称	说明
1	交流/直流电源连接器	交流/直流电源连接器的直流输出的输入插孔
2	电池充电 LED 指示	液晶显示红色表示电池充电,显示绿色表示电池已充满
3	电池锁扣	将电池组锁定至产品,向下按可拆下电池组
4	Mini-BUSB 设备端口	用于连接至计算机,远程控制或将测试结果数据下载至计算机
5	USB-A 控制器端口	用于外接键盘、条码阅读器或打印机
6	ECGBNC 连接器	ECG 信号高电平输出
7	空气端口连接器	NIBP 封套和监护仪的压力端口
8	SpO$_2$ 假指模块的磁性支架	可以两个方向固定 SpO$_2$ 光发射器和探测仪假指模块

第四节　除颤分析仪

心脏直流电复律是用电能来治疗快速异位心律失常，使之转复为窦性心律的一种有效方法。而除颤器正是实施电复律术的主体设备，是治疗频发性室性心动过速、心室颤动等恶性心律失常的医疗设备。除颤器作为急救设备，应随时处于待命状态。然而在实际使用过程中，也会出现低压电源(电池)故障，影响使用时间；监视器或者显示器故障，无法显示 ECG；除颤单元故障，包括监护功能或者记录功能故障；偶尔也会出现电磁干扰或者母板信号处理故障等。因此定期对除颤器进行质量控制显得尤为必要。

一、除颤分析仪工作原理

以 FLUKE 品牌的 Impulse 7000DP 除颤分析仪为例，介绍其工作原理。

心脏除颤器是将数千伏的高压存储在大电容中，然后通过放电控制器，在数秒内通过电极板向胸壁或直接向心脏放电，使颤动的心脏全部除极。窦房结产生的信号最强，因此将重新支配心脏的收缩，从而将各种室上性或室性快速性心律失常转复为正常窦性心律。心脏除颤器多采用 RLC 阻尼放电的方法，其充放电基本原理如图 2-19 所示。电压变换器将直流低压变换成脉冲高压，经高压整流后向储能电容 C 充电，使电容获得一定的储能。除颤治疗时控制高压继电器动作，由储能电容 C、电感 L 及人体(负荷)串联接通，使之构成 RLC 串联谐振。

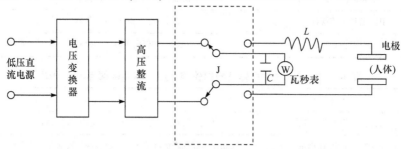

图 2-19　心脏除颤器充放电原理图

按照国家计量技术规范《心脏除颤器校准规范》(JJF1149—2014)，采用的标准检定装置是 DA-1 型除颤分析仪。其工作原理是将被检心脏除颤器或除颤监护仪通过放电电极板向分析仪内置的 50Ω 模拟人体负载放电，拾取该电阻两端的放电电压进行平方和积分运算，再除以负荷电阻 R，即得到相应的释放能量值为

$$E = \int P\mathrm{d}t = \int \frac{v^2}{R}\,\mathrm{d}t \tag{2-1}$$

二、除颤分析仪检测参数

1. 释放能量检测

通过能量调节按钮分别将被检心脏除颤器的输出能量调为 2J、20J、70J、100J、200J 和最大能量，并按下充电按钮充电；充电完成后将除颤手柄 APEX 放到右侧电极板上，STERNUM 放到左侧电极板上，再通过放电按钮放电，此时读取除颤分析仪显示的"Energy"(能量)值，检测 3 次。注意输出能量<50J 时需将除颤分析仪面板上的"Range"(量程)拨到"Low"(低量程)；>50J 时需将除颤分析仪面板上的"Range"拨到"High"(高量程)。国家计量检定规程规定：最大允许误差为±15%或 4J。

2. 充电时间检测

将被检心脏除颤器置于最大能量挡，除颤手柄放置在除颤分析仪的放电电极板上，按下充电按钮的同时按下除颤分析仪"ChargeTime"对应的"F3"功能键，除颤分析仪 RESULT 显示栏中的"Delay"变为"Chrg"并开始计时。待充电完成后被检仪器立刻对除颤分析仪放电，计时停止后读取"Chrg"相对应的充电时间(Chrg：xx.xs)。国家计量检定规程规定：最大允许误差≤15s。

3. 充电次数检测

确认被检仪器储能装置处于完全放电状态，将能量选择开关分别置于 200J、300J 处(或 150J、200J 处)，在 1min 内进行充电、放电循环操作。

4. 能量损失率检测

被检心脏除颤器置于最高能量点充电，待充好后立即放电，读取除颤分析仪显示的 Energy 值作为初值 E_1；被检心脏除颤器能量挡不变，等待 1min 后再次充电，充电完成后等待 30s 或在自动内部放电前(两者选较短者)放电，记录示值 E_L，E_L 和 E_1 值之比即能量损失率 η，其值应≥85%，见式(2-2)。

$$\eta = \frac{E_L}{E_1} \times 100\% \tag{2-2}$$

5. 内部放电检测

(1) 被检心脏除颤器置于 100J 处充电，完成后立即切断电源(关掉心脏除颤器的电源开关)，对除颤分析仪放电，观察除颤分析仪能量示值，应"无能量显示"。

(2) 被检心脏除颤器置于 100J 处充电，完成后立即切断电源，等待 60s 或 120s 后再次通电开机，对除颤分析仪放电，观察除颤分析仪的能量示值，合格时应"无能量显示"。

6. 同步模式检测

(1) 除颤分析仪主界面中选择"ECGWAVE"(心电波形)，进入 ECG 波形界面，选择 80bpm 的窦性心律信号，将被检心脏除颤器调至 I 导联。调节灵敏度，使显示屏上出现心电波形。

(2) 被检心脏除颤器开启同步模式，此时在每个 QRS 波上应有同步标识。在 100J 处充电和放电，同时按住放电按钮并保持，直到除颤分析仪显示屏上出现放电脉冲，记录除颤分析仪上的 Delay 示值。国家计量检定规程规定最大允许误差为 ≤30ms。

7. 除颤后心电监护仪的恢复检测

首先打开"PREFWAVE"界面，选择 sin10，再打开"WAVEAMPL"界面，选择 1.0mV。将被检心脏除颤器置 I 导联，灵敏度为 10mm/mV、走纸速度为 25mm/s(标准条件)，记录波形幅度 H_O；被检心脏除颤器能量置于最高挡，然后充电、放电，记录波形消失至再次出现的时间(规定放电 10s 后应出现波形)，此时信号幅度为 HRC。按照式(2-3)计算，δ_{rc} 值在 ±20% 以内为合格。

$$\delta_{rc} = \frac{HRC - H_O}{H_O} \times 100\% \tag{2-3}$$

三、除颤分析仪面板功能介绍

1. 面板介绍

下面来介绍 FlukeImpulse 7000DP 除颤分析仪。这款仪器可用于测量除颤器的放电能量、充电时间、同步延迟时间、AED 可电击心率识别等，实物面板和部件名称及说明如图 2-20、图 2-21 和表 2-6、表 2-7 所示。

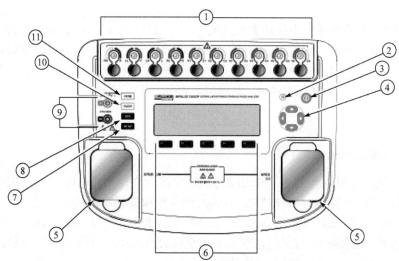

图 2-20　FlukeImpulse 7000DP 除颤分析仪上面板

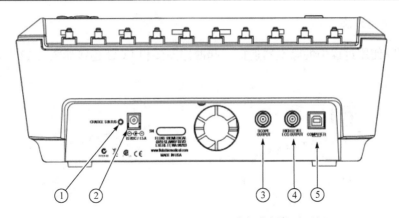

图 2-21　FlukeImpulse 7000DP 除颤分析仪后面板

表 2-6　FlukeImpulse 7000DP 除颤分析仪上面板部件名称及说明

部件	名称	说明
1	ECG 导联连接器	输出低电平 ECG 信号(RA/R、LL/F、LA/L、RL/N、V1/C1、V2/C2、V3/C3、V4/C4、V5/C5 和 V6/C6)
2	背光按钮	打开和关闭液晶显示屏背光
3	电源按钮	打开和关闭分析仪
4	导航按钮	导航菜单和列表的光标控制按钮
5	除颤连接器	除颤器连接(安装有可拆卸除颤叶片接触板)
6	功能软键 F1~F5 键	从液晶显示器中出现的多个选项中进行选择，选项显示在每个功能软键上方
7	设置按钮	打开设置菜单
8	心电图按钮	打开心电图测试功能的主菜单
9	起搏器输入接口	输入低电平起搏器信号
10	起搏器按钮	打开起搏器测试功能的主菜单
11	除颤器按钮	打开除颤器测试功能的主菜单

表 2-7　FlukeImpulse 7000DP 除颤分析仪后面板部件说明

部件	名称	说明
1	充电状态 LED 指示灯	电池正在充电时显示红色，当电池充满并且继续连接充电器时显示绿色
2	电池充电器接口	将电池充电器与分析仪相连的输入接口
3	示波器输出	输出插孔，用于将除颤器回放波显示在示波器上
4	高电平 ECG 输出	示波器查看的高电平心电图(ECG)信号输出插孔
5	计算机端口	设备端口(B 型 USB)，用于从 PC 或仪器控制装置对分析仪进行控制

2. 使用方法

实际使用过程中的除颤器连接、起搏器连接和 ECG 连接如图 2-22～图 2-24 所示。

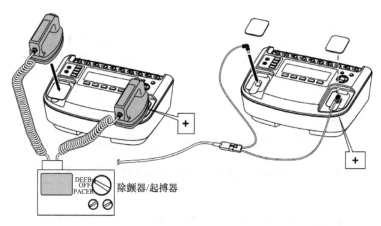

图 2-22　除颤器连接图

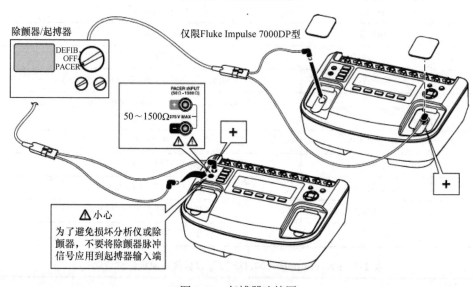

图 2-23　起搏器连接图

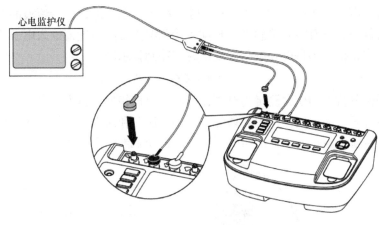

图 2-24　ECG 连接图

第五节　血透机分析仪

随着医疗科技的进步，越来越多的患者因接受了血液透析而延缓了病情的发展，但同时也有部分患者因血液透析管理和操作的失误而增加了痛苦甚至失去生命。为了规范血液透析的质量管理，除了严格按照卫生部(现称国家卫生健康委员会)发布的《血液净化标准操作规程》《医疗机构血液透析室管理规范》等相关规定进行操作和管理外，医院临床工程部还应对血透机进行定时的质量控制检查，及时发现和排除故障隐患，确保血透机的正常运行，尽量避免因血透机故障而发生医疗事故。

对于血透机的质量控制和保养，传统预防性维修模式分为水处理系统与血透机两部分：水处理系统维护的重点是反渗水质量的监控；血透机的维护主要基于以往的维修经验，对设备故障产生的原因进行分析和判断，然后更换损坏的配件，以达到修复设备的目的。

下面来了解血透机分析仪的工作原理与检测。

一、血透机分析仪工作原理

血透机分析仪及传感器如图 2-25 所示，它可以测量任何品牌的血液透析机。它利用碳纤维增强塑料，运用四点电极急速测量电导率，连续效果较好。电解质溶液电导率受溶液温度影响，当温度增高时电导率相应增大，因而在无温度补偿情况下，需要在恒温条件下进行电导率测量。而温度补偿原理是仪器内配备测温元件，通过铂电阻温度计进行溶液样品温度测定，再将检测结果以电信号模式传导给分析仪电子单元部分，电子单元部分以相应温度补偿系数，通过式(2-4)计算得到参考温度(25℃)下的电导率值 K。其中 G 为铂电导值，Q 为溶液的电导池常数。分析仪内配备有温度传感器，自动将待测溶液实际温度值输入电子单元部分进行电导率转换，再将电导率与温度信息传输到显示屏。

$$K = GQ \tag{2-4}$$

血透机分析仪的压力测量与有创血压测量原理相似，压力传感器得到波形后通过特定计算方法得到流出患者体外的"动脉压"和流入患者体内的"静脉压"数据，并传输到显示屏。血透机分析仪的 pH 和流量测量的检测原理基本同上。

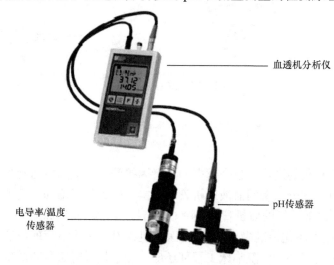

血透机分析仪

pH传感器

电导率/温度
传感器

图 2-25　IBP HDM97 血透机分析仪及传感器

二、血透机分析仪检测参数

血透机分析仪检测参数包括透析液电导率(conductivity)和温度(temperature)、pH、压力(pressure)和流量(flow)，下面详细说明检测方法。

1. 透析液电导率和温度检测

使用血透机分析仪的汉森连接器将电导率/温度传感器模块直接连接在输送系统上，探头与血透机快速接口按如图 2-26 所示连接，通过传感器模块流动复位，当读数稳定时，读取电导率和温度的读数。

2. pH 检测

当血透机处于模拟患者透析状态下时，记录血透机状态栏中的 pH，然后从透析液的取样口或者从透析器的透析液入口处取新鲜的透析液放入量杯中，将 pH 传感器一端接到分析仪显示模块 pH 接口，另一端的 pH 电极插入检测样品量杯中，当读数稳定时读取读数，如图 2-27 所示，其示值误差应在±0.1。

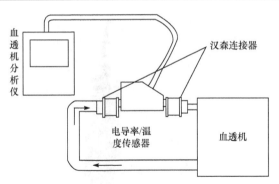

图 2-26　电导率测量探头连接示意图

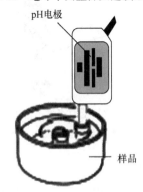

图 2-27　pH 测量示意图

3. 压力检测

压力检测也使用电导率/温度传感器。首先，将压力管子一端插口连接到血透机分析仪上，另一个接口连接到电导率和温度探头上面的压力接口，如图 2-28 所示。其次，同样将传感器正常接到血透机的快速接口上，当读数稳定时，读取压力读数。

4. 流量检测

流量的检测方法有以下两种。

1) 使用流量传感器

使用汉森连接器将流量传感器模块直接连接在输送系统上。探头连接血透机流量接口，透析液通过传感器，当读数稳定时，读取流量读数。

2) 使用量杯

当血透机处于模拟患者透析状态下，记录血透机状态栏中的流量值，然后用 1000mL 的量杯在机器的排水口接水，同时启动检测仪中的计时器功能。1min 后取出排水管，读取量杯中水的数值。两者的误差应在标称值的–5%～10%内。在血透机分析仪缺少流量监测模块时，第二种方法也可以检测出血透机的流量是否合格。

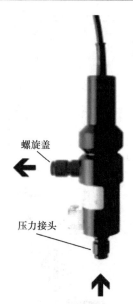

图 2-28　压力测量示意图

注：箭头表示透析液流动方向

三、血透机分析仪面板功能介绍

利用血透机分析仪对血透机进行半年或一年一次的质量控制。下面以德国 IBP HDM97 系列血透机分析仪为例，介绍血透机分析仪的面板功能，如图 2-29 所示。

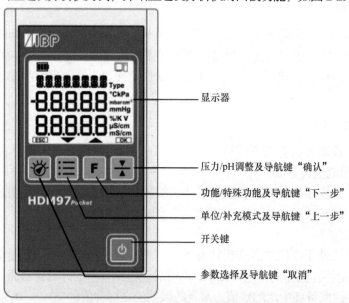

图 2-29　IBP HDM97 血透机分析仪外观图及按键

按操作面板上右下角的 按钮，打开显示模块，开机后，立即按下 键进入基本设置菜单，选择参数可以使用导航键 和 ，按导航键"确认"，可以设置每个参数的调整值，其可调参数如表 2-8 所示。

表 2-8　IBP HDM97 血透机分析仪可调整参数列表

参数	类型
自动关闭(AUTO-OFF)	设置自动关机延迟时间或禁用
语言(LANGUAGE)	调整语言显示
Cal-res	用最初的设备校准数据集覆盖用户校准数据集
pH	使用/禁用 pH 测量通道
温度(TEMP)	使用/禁用专用温度通道
定时器(TIMER)	使用/禁用定时器功能
响铃(BEEP)	使用/禁用键盘音

第六节　婴儿培养箱分析仪

目前，婴儿培养箱被广泛用于低体重儿、病危儿和新生儿恒温培养、体温复苏、抢救、输液、输氧和住院观察等，其采用对流热调节的机理为婴儿提供了一个空气净化、温/湿度适宜的环境。新生患儿由于各器官发育不成熟，抵抗力弱，通常在出生后入住婴儿培养箱并给予密切监护。现有的婴儿培养箱无法获取所有的测量数据，必须人为地记录床板各个状态的时间特征，才能导出有效的数据，即其在检测的同时无法记录床板状态，必须人为进行状态的记录，所以无法进行数据的自动化分析，无法自动评估婴儿培养箱的性能参数。婴儿培养箱分析仪应运而生。

一、婴儿培养箱分析仪工作原理

婴儿培养箱分析仪是一种婴儿培养箱环境质量检测校准试验装置，它包括箱体、传感器和工控机，其工作原理如图 2-30 所示。箱体内设置有温度传感器、湿度传感器和二级声级计。工控机包括触摸屏、数据存储模块、蓝牙服务程序等，显示屏能对传感器的输出数据进行显示，打印装置能将传感器的输出数据打印成纸质文件。各个传感器分别与不同的数据采集卡与转换器连接，待数据稳定下来后，可记录婴儿培养箱某一时刻的参数。

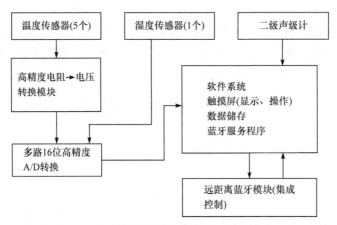

图 2-30　婴儿培养箱分析仪工作原理图

二、婴儿培养箱分析仪检测参数

INCU 便携式婴儿培养箱分析仪可用来检测婴儿培养箱的内部环境，它能同时检测并记录在某个时间段内婴儿培养箱的四个重要的参数：空气流速、噪声水平、相对湿度和温度，其中测量温度有五个独立的温度探头，检测整个婴儿培养箱内的温度。

1. 温度

婴儿培养箱分析仪共测量婴儿培养箱内 5 个位置的温度数据。将在保温台中点测得的温度与其他点测得的温度进行比较，要求中点的温度平均值与其他点的温度平均值相差不能超过 2℃，以确保整个婴儿培养箱内的温度一致。

2. 气流

该测试用于测量婴儿培养箱内的空气流速。通过测试，要求在各位置测得的空气流速必须 ≤ 0.35m/s。

3. 声级

需要检测婴儿培养箱内的声级。通过测试，要求婴儿培养箱内声音必须 ≤ 60dB；同时，背景声级必须低于测量声级 10dB。婴儿培养箱分析仪也可测量婴儿培养箱内、外的声音报警级别，婴儿培养箱内警报声必须高于背景声级 10dB，且警报声应 ≤ 80dB；婴儿培养箱外警报声应 ≥ 65dB(对于不可调节的警报)或 ≥ 50dB(在最低可调节设置条件下)，且必须高于背景声级 10dB。

4. 湿度

该测试可检测婴儿培养箱内的湿度。婴儿培养箱：培养箱湿度的显示值=测试仪读数±10%；移动式培养箱：培养箱湿度的显示值=测试仪读数±15%。

三、婴儿培养箱分析仪面板功能介绍

婴儿培养箱分析仪是一款便携式培养箱分析仪，用于检验婴儿培养箱、移动式培养箱和辐射保温台的操作和环境。婴儿培养箱分析仪可随时间变化检验对婴儿护理极为重要的参数。这些参数包括温度、气流、声级和湿度。

1. 面板介绍

Fluke INCUII 型婴儿培养箱分析仪前面板部件组成及说明如图 2-31 和表 2-9 所示，其顶部和背部的部件组成及说明如图 2-32 和表 2-10 所示。

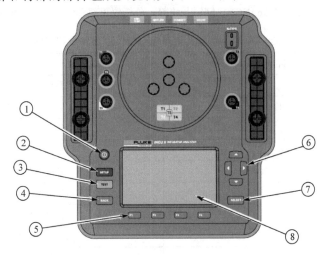

图 2-31　Fluke INCUII 型婴儿培养箱分析仪前面板部件组成

表 2-9　Fluke INCUII 型婴儿培养箱分析仪前面板部件组成说明

部件	名称
1	电源开关
2	访问设置菜单
3	开始测试
4	返回上一屏幕
5	选择屏幕上所显示的功能键
6	定位光标的方向箭头按键
7	选择突出显示的文本
8	显示屏

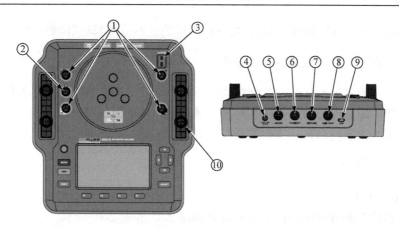

图 2-32　Fluke INCUII 型婴儿培养箱分析仪顶部和背部的部件组成

表 2-10　Fluke INCUII 型婴儿培养箱分析仪顶部和背部部件组成说明

部件	名称
1	温度传感器连接(T1～T4)
2	温度传感器连接(T5)
3	K 型热电偶的温度探头连接
4	电源连接
5	声音探头连接
6	湿度探头连接
7	气流探头连接
8	皮肤温度连接
9	USB 端口
10	三脚架间隔块

2. 使用方法

图 2-33 为分析仪和测温计的放置连接图。

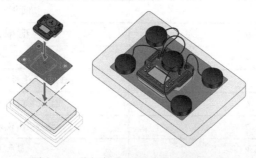

图 2-33　分析仪和测温计的放置连接图

测试结果可在显示屏幕上进行实时监控。以上测量均按国际电工委员会(IEC)和美国医疗器械促进协会(AAMI)的标准进行。

第七节 电气安全分析仪

电气安全测试是为检测电气设备、元器件和绝缘工/器具性能而进行的一系列相关试验，电气安全性能参数也是国家强制性认证的指标之一，是反映电子产品和设备安全性能的重要参数。因此，医疗器械的电气安全检测也是不容忽视的检测之一。电气安全主要测试指标包括交/直流耐压、绝缘电阻、泄漏电流、接地电阻等。

一、电气安全分析仪工作原理

下面以 Fluke 品牌的 ESA615 电气安全分析仪为例介绍电气安全分析仪的作用与功能。

该电气安全分析仪是一款便携式分析仪，可供质控人员在现场和实验室对医疗设备进行电气安全测试使用。测试数据包括电源电压(voltage)、保护接地电阻(protective grounding resistance)、绝缘电阻(insulation resistance)和漏电流(leakage current)，漏电流包括设备外壳漏电流和导联(患者)漏电流。此外，还可以进行 ECG 模拟和点对点的电压、电流和电阻测试。

电气安全分析仪的工作原理如图 2-34 所示，它通过微控制器发出测试命令，产生不同的激励源信号，从而进入测试系统，完成电气安全测试参数的检测。这种测试不仅能在正常的工作状态下进行，在各种单一故障的条件下也可以进行。该分析仪由以下部分组成：源电路、采样电路、信号调理及数据转换、控制系统

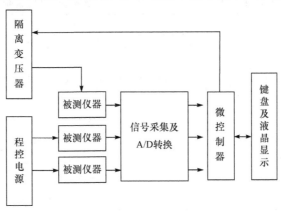

图 2-34 电气安全分析仪工作原理图

部分和键盘显示。微控制器设置检测仪器的工作状态，对被测仪器的各个电气安全测试指标进行采样，把所采集的信号经过信号处理及数据转换反馈到微控制器系统中，最后通过界面来显示数据结果。

二、电气安全分析仪面板结构及使用

首先观察仪器的组成部分，图 2-35 和表 2-11 为 ESA615 电气安全分析仪的前面板组成图和功能说明表。除了前面板功能按键外，仪器侧面板和背面板还包括一些其他功能构件，如图 2-36 和表 2-12 所示。

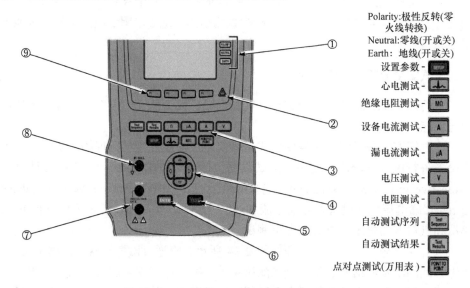

图 2-35　ESA615 电气安全分析仪前面板组成

表 2-11　ESA615 电气安全分析仪前面板部件功能说明

部件	名称	说明
1	设备插座配置键	控制设备插座的配置。断开和闭合零线和地线测接，以及转换零线和火线测接的极性
2	高电压指示灯	在高电压加在心电/应用部分接线柱或测试插座的 L_1 和 L_2 时亮起
3	测试功能键	选择分析仪测试功能
4	浏览按钮	导航菜单和列表的光标控制按钮
5	测试键	开始运行选择的测试
6	回车键	设定高亮选中的功能
7	输入插孔	测试导联接口
8	调零插孔	连接到零测试导联电阻
9	功能键	即按键 F1～F4；在每一个功能键上方，液晶显示屏中显示了很多的选项，按键 F1～F4 用于选择这些选项

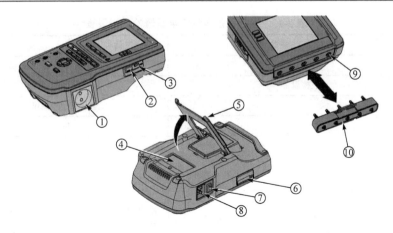

图 2-36 ESA615 电气安全分析仪侧面板和背面板构件

表 2-12 ESA615 电气安全分析仪侧面板与背面板构件与功能说明

部件	名称	说明
1	设备插座	测接被测仪器
2	USB-A 控制器端口	连接外部键盘或条码阅读器
3	USB 设备端口(微型 B 形接口)	从 PC 或仪器控制装置对分析仪进行控制的数字接口
4	熔丝拆装盖	设备插座熔丝拆装盖
5	斜立支架	将分析仪保持在倾斜位置
6	SDC 卡槽	拆装 SD 存储卡
7	交流电源开关	打开和关闭交流电源
8	电源输入接头	一个接地的三芯公插头,用于插接电源线
9	ECG/应用部分插孔	连接被测设备(DUT)应用部分(如 ECG 导线)的插孔,用于通过导联测试漏电流以及向 DUT 提供 ECG 信号和性能波形
10	橡胶插孔至 ECG 转接头	将 ECG 咬合线连接到分析仪的转接头

在了解电气安全分析仪的相关功能后,我们需要对仪器进行电气安全的检测。表 2-13 为医疗设备电气安全质量检测记录表,每次开始检测之前需在表中记录被测设备的相关型号以及序列号等信息,以便归档。接下来就要对检测项目——进行检测,具体检测方法如下。

表 2-13　医疗设备电气安全质量检测记录表

使用科室		联系人		联系电话		
环境条件		检测依据		医疗电气设备通用电气安全质量检测技术规范		
被检设备				检测仪器(模拟器)		
名称				电气安全检测仪		
制造厂家				Fluke		
型号规格						
编号			检测设备类型	□ B □	BF	□ CF

检测项目	检测结果	允许值	结论		
			通过	不通过	N/A
电源部分 保护接地阻抗/mΩ		≤ 200			
绝缘阻抗(电源-地)/MΩ		≥ 2			
对地漏电流(正常状态)/μA		≤ 5000			
外壳漏电流(正常状态)/μA		≤ 100			
外壳漏电流(地线断开)/μA		≤ 500			
应用部分 患者漏电流(交流)(正常状态)/μA		≤ 100 (BF)			
		<10(CF)			
患者漏电流(交流)(断开地线)/μA		≤ 500 (B & BF)			
		≤ 50(CF)			
患者辅助漏电流(交流)(正常状态)/μA		≤ 100 (BF)			
		<10(CF)			
患者辅助漏电流(交流)(断开地线)/μA		≤ 500 (BF)			
		<50(CF)			
结论	□ 合格　　□ 不合格		日期:		说明:

1. 开机/连接

将被测设备与 ESA615 电气安全分析仪按如图 2-37 所示连接。

如图 2-37 所示,电气安全分析仪需进行四种连接:

(1) 将分析仪通电,连接到接地电源插座。

(2) 将被测设备的交流电源线连接到分析仪的设备出口上。

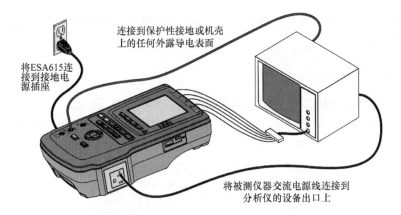

将ESA615连接到接地电源插座

连接到保护性接地或机壳上的任何外露导电表面

将被测仪器交流电源线连接到分析仪的设备出口上

图 2-37 被测设备与 ESA615 电气安全分析仪的连接图

(3) 将被测设备外露的导电表面与输入插孔连接，以便测试接地电阻。

(4) 连接被测设备的 ECG 输出与分析仪的 ECG 插孔连接。

2. 接地阻抗检测

(1) 按面板 "Ω" 软键。

(2) 将测试线连接到 "0/Null" 接线柱。

(3) 接线柱连接，校零(图 2-38 箭头)。

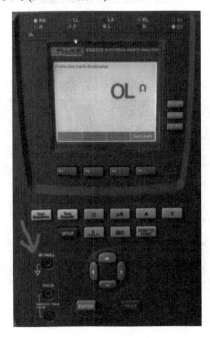

图 2-38 接地阻抗零点校准

(4) 从"0/Null"接线柱上拆下附件,并连接到被测设备保护接地柱的接地点,读取接地电阻。

3. 绝缘阻抗测试

(1) 按面板"MΩ"软键,进入测试界面,如图 2-39 所示。

(2) 按"More"→"Change Voltage"根据功能键操作可将测试电压切换至 250V。

(3) 按"Test"软键,读取绝缘电阻。

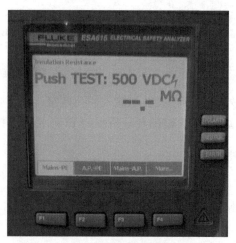

图 2-39　测量绝缘阻抗

4. 对地漏电流测试

(1) 按面板"µA"软键,进入测试界面,如图 2-40 所示。

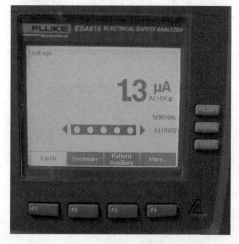

图 2-40　测量对地漏电流

(2) 按右边的"POLARITY"软键，选择极性正常或反相。

(3) 按右边的"NEUTRAL"软键，选择零线闭合或开路。

5. 外壳漏电流测试

(1) 将测试附件连接到被测设备金属外壳部分，如图2-41所示。

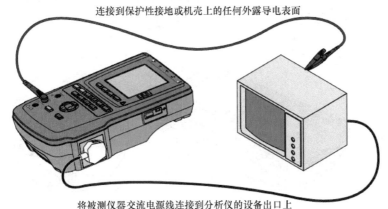

图 2-41　测量外壳漏电流连接示意图

(2) 按面板"µA"软键，进入测试界面，再按"F2"软键，如图2-42所示。

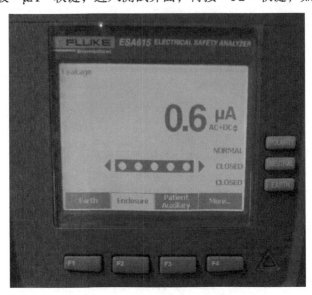

图 2-42　测量外壳漏电流

(3) 按右边的"POLARITY"软键，选择极性正常或反相。

(4) 按右边的"NEUTRAL"软键，选择零线闭合或开路。

(5) 按"EARTH"软键，选择地线闭合或开路。

6. 患者漏电流测试

患者漏电测试连接如图 2-43 所示。

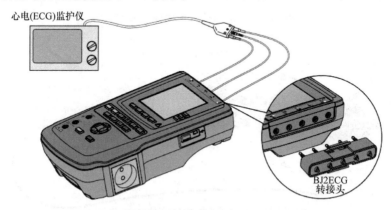

图 2-43　测量患者漏电流连接示意图

(1) 按面板"μA"软键，进入测试界面，再按"F4"软键进入导联选择界面，结果如图 2-44 所示。

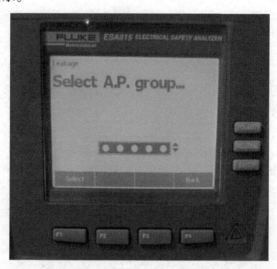

图 2-44　选择患者导联

(2) 按上、下软键选择相应的应用端导联组合(图中为 5 导联)，按"F1"软键。

(3) 选择患者漏电流，如图 2-45 所示。

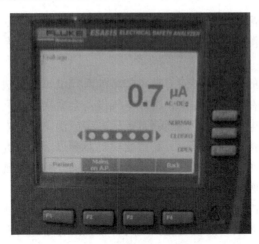

图 2-45　测量患者漏电流

(4) 按右边的"POLARITY"软键，选择极性正常或反相。

(5) 按右边的"NEUTRAL"软键，选择零线闭合或开路。

(6) 按"EARTH"软键，选择地线闭合或开路。

7. 患者辅助漏电流测试

(1) 按面板"μA"软键，进入测试界面，再按 F4 软键。

(2) 按右边的"POLARITY"软键，选择极性正常或反相。

(3) 按右边的"NEUTRAL"软键，选择零线闭合或开路。

(4) 按"EARTH"软键，选择地线闭合或开路。

(5) 按左、右软键切换导联，并读取相应导联的患者辅助漏电流，如图 2-46 所示。

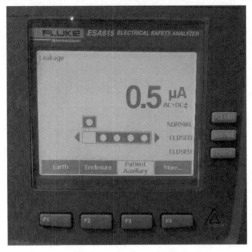

图 2-46　测量患者辅助漏电流

以上是全部所需数据的检测方法。所有的相关数据都按照《医疗电气设备通用电气安全质量检测技术规范》规定了正常阈值，超过正常范围的数据视为本条检测不通过。

现代电子技术的飞速发展使得越来越多的医疗电气设备进入医院临床诊断、治疗的各个领域，在医疗过程中，医疗电气设备会直接或者间接作用于人体，从而存在电击风险。电气安全检测能够有效地减少或消除此类安全隐患，在医疗设备电气化程度普遍提高的情形下，其重要性日益突显。而研究和解决医疗设备的电气安全问题，对医疗设备电气安全质量严格把关，避免出现人员伤亡、设备损坏及医疗事故，是医学工程人员的首要职责。

本章通过以上内容简单地介绍了各类医疗设备质量控制所需的相关检测仪器的工作原理、检测参数、面板功能和使用，希望读者增加对医疗质控仪器的了解与认识。

第三章　医用电生理设备

第一节　医用电生理设备的工作原理

电生理信号是人体生命体征的基本参数，与其他生物医学信号一样，属于强背景噪声下的低频微弱信号，是由复杂的生命体发出的不稳定的自然信号。医用电生理设备是采集并处理生物电信号的设备，生物电信号经采集和处理后，以数值、曲线和图像的形式供临床医学诊断。医用电生理设备包括心电图机、脑电图机、心电监护仪、多参数监护仪和心脏除颤器等，已在各级医疗机构中广泛使用，是开展诊断、监护和急救等医疗活动不可缺少的工具。

多参数监护仪能够实时、连续、长时间地对人体重要的生理参数(如心电信号、心率、血压、血氧饱和度、呼吸频率和体温等)进行有选择的提取或连续的检测，并且具有存储、显示、分析和控制功能，可对超出设定范围的参数发出报警，以了解患者的生命状态。

一、多参数监护仪的主要生理参数

1. 心电(ECG)

心脏是人体血液循环的动力装置，心肌中的"可兴奋细胞"的电化学活动会使心肌发生电激动，进而使心脏发生机械性收缩。正是心脏自动不停地进行有节奏的收缩和舒张活动，才使得血液在封闭的循环系统中不停地流动，使生命得以维持。心脏搏动前后，心肌发生激动，在激动过程中会产生微弱的生物电流，心脏的每一个心动周期均伴随着生物电变化，这种生物电可传达到身体表面的各个部分。

心脏先后有序的电兴奋传播，可经过人体组织传导到体表，产生一系列的电位变化，将其记录下来就形成心电图，如图 3-1 所示。心电图反映心脏兴奋的产生、传播和恢复的生物电变化，是心脏各部分的许多心肌细胞先后发生的电位变化的综合表现。医生根据所记录的心电图波形的形态、波幅以及各波之间的相对时间关系，再与正常心电图相比较，便能诊断出心脏疾病，如心电节律不齐、心肌梗死、期前收缩、高血压和心脏异位搏动等。

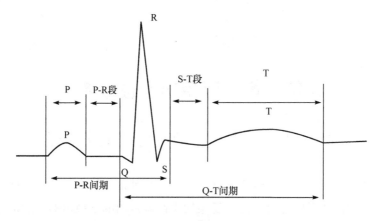

图 3-1　心电波形图

多参数监护仪一般能监护 3 个或 6 个导联，即标准Ⅰ、Ⅱ、Ⅲ导联及加压导联 aVR、aVL、aVF，能同时显示其中的 1 个或 2 个导联的波形，并可直接显示心率。部分多参数监护仪可以同时监护 12 个导联的心电信号。多参数监护仪一般可以对心电波形进行进一步分析，提取出 S-T 段波形和心律失常事件等。

监护导联线及电极通过不同的字母和颜色进行标识，以便于区分和使用。常见的标识方法有美国心脏协会(AHA)和国际电工委员会(IEC)两个标准，见表 3-1。

表 3-1　监护导联及电极的标识

标准	电极				
	右臂	左臂	左腿	右腿	胸部
	右上胸部	左上胸部	左下胸部	右下胸部	
AHA	白色(RA)	黑色(LA)	红色(LL)	绿色(RL)	棕色(V)
IEC	红色(R)	黄色(L)	绿色(F)	黑色(N)	白色(C)

2. 无创血压(NIBP)

血压是血管内流动的血液对单位面积血管壁的侧压力，即压强。心脏每一次收缩和舒张过程中，血流对血管壁的压力也随之变化，而且动脉血管和静脉血管的压力不相同，不同部位的血管压力也不同。临床上以人体上臂和心脏同高度处的动脉血管内对应心脏收缩期和舒张期的压力值表征人体血压，分别称为收缩压(高压)和舒张压(低压)。根据我国有关规定，血压计采用千帕(kPa)和毫米汞柱(mmHg)双刻度标尺。

多参数监护仪中无创血压监护的常用方法是振荡法(或示波法)和电子柯氏音法，其中振荡法应用广泛。振荡法的原理是利用袖带充气到一定压力时完全压迫动脉血管并阻断动脉血流，然后随着袖带压力减小，动脉血管将出现完全阻闭—渐开—全放开的变化过程。在全过程中，动脉血管壁的搏动将在袖带内的气体中产生气体振荡，这种振荡与动脉收缩压、舒张压和平均压存在确定的对应关系。因此通过测量、记录和分析放气过程中袖带内的压力振动波即可获得被测部位的收缩压、平均压和舒张压，如图 3-2 所示。

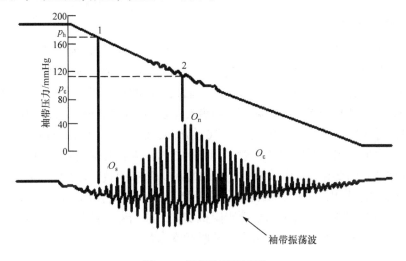

图 3-2　振荡法测量原理

在日常测量血压时，应注意袖带尺寸的选择、放置的部位和捆绑的松紧度。剧烈运动或外接干扰影响袖带内的压力变化时,仪器将无法测到规则的动脉波动，就会导致测量失败或测量不准确。

3. 血氧饱和度(SpO₂)

血氧饱和度(SpO₂)是血液中被氧结合的氧合血红蛋白(HbO₂)的容量占全部可结合的血红蛋白(Hb)容量的百分比，即血液中血氧的浓度。而功能性氧饱和度为HbO₂ 浓度与 HbO₂+Hb 浓度之比，有别于氧合血红蛋白所占百分数。因此，检测动脉血氧饱和度可以对肺的氧合和血红蛋白携氧能力进行估计。正常人体动脉血的血氧饱和度为 98%，静脉血为 75%。血氧饱和度是呼吸循环的重要生理参数，也是衡量人体血液代谢氧能力的重要参数，具有极其重要的临床意义。

血氧饱和度探头夹在手指上测量，根据血液中血红蛋白和氧合血红蛋白对光的吸收特性不同，采用两种波长的红光(660nm)和红外光(940nm)分别透过组织后再由光电接收器转变为电信号。上壁固定了两个并列放置的 LED，发出波长为 660nm的红光和 940nm 的红外光。下壁有一个光电探测器，将透射过手指动脉血管的红光和红外光信号转换成电信号，所检测到的光电信号越弱，表示光信号穿透探头部位时，被那里的组织、骨头、血液等吸收掉的越多。而皮肤、肌肉、脂肪、静脉血、色素和骨头等对这两种光的吸收系数是恒定的，因此它们只对光电信号的直流分量产生影响。但是动脉血液中的 HbO_2 和 Hb 浓度随着血液的脉动进行周期性改变，因此它们对光的吸收也在脉动地改变，即可得到 SpO_2 值。光电信号的脉动规律和心脏的搏动一致，因此检测出信号的周期后，还能确定脉率，即心率。

4. 呼吸(Resp)

呼吸测量是肺功能检查的一种重要方法。典型的呼吸波形能反映出呼吸频率、潮气量、分钟通气量、补气量、残气量、肺活量和呼吸流量等多个参数。对呼吸波的测量有时并不需要测量其全部参数，而只要求测量呼吸频率。呼吸监护就是指监护患者的呼吸频率。呼吸频率是患者在单位时间内的呼吸次数，用次/min 表示。平静呼吸时，新生儿一般是 60～70 次/min，成人一般为 12～18 次/min。

多参数监护仪中呼吸测量一般采用胸阻抗法。人在呼吸过程中的胸廓运动会造成人体电阻的变化，变化量为 $0.1～0.3\Omega$，称为呼吸阻抗。监护仪一般通过 ECG 导联的两个电极，用 10～100kHz 的载频正弦波恒流向人体注入 0.5～5mA 的安全电流，从而在相同的电极上拾取呼吸阻抗变化的电信号，这种呼吸阻抗的变化图就描述了呼吸的动态波形，并可提取呼吸频率参数。

5. 体温(Temp)

多参数监护仪体温的测量一般采用负温度系数的热敏电阻作为温度传感器，即根据热敏电阻的阻值随温度变化而变化的特性进行测量。体温测量电路是惠斯通电桥，将热敏电阻接在电桥的一个桥臂上，通过测量电路的输出值计算温度。多参数监护仪一般提供单道体温和双道体温。体温的探头类型也分为体表探头和体腔探头，分别用来监护体表和体腔温度。体表体温一般测量腋下，体腔温度一般测量口腔或直肠。测量体温时，必须经过 5min 以上使人体与温度传感器达到热平衡之后，才能真正反映实际温度。在进行体表温度测量时，注意保持传感器与患者体表接触良好，如果粘贴不牢或患者活动使传感器与皮肤之间有间隙，则可能造成温度测量值偏低。

6. 其他参数

多参数监护仪的其他生理参数还有呼气末二氧化碳($PetCO_2$)、有创血压(IBP)、心输出量(CO)、呼吸力学(RM)和双频指数脑电(BIS)等。

二、多参数监护仪的基本结构

多参数监护仪是由各种传感器的物理模块和内置计算机系统构成的。各种生理信号由传感器转换成电信号，经多路模拟处理系统处理后送入计算机系统进行结果的显示、报警和记录，其结构如图 3-3 所示。

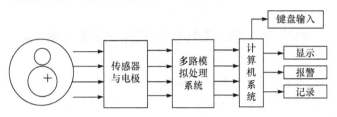

图 3-3　多参数监护仪的基本结构

信号检测部分包括各种传感器和电极，有些还包括遥测技术以获得各种生理参数。传感器是整个监护系统的基础，有关患者生理状态的所有信息都是通过传感器获得的。传感器有测心电、呼吸、血氧饱和度、无创血压、体温、有创血压、心输出量和呼气末二氧化碳等，其中每一类又有许多适合不同要求的传感器。监护系统的传感器要求能长期稳定地检出被测参数，且不能给患者带来痛苦和不适等。因此，它比一般的医用传感器要求更高。除了对人体参数进行监护的传感器，还有监视环境的传感器，这些传感器和一般工业用传感器没有多大的差别。

多路模拟处理系统是一个以模拟电路为核心的信号处理部分，它主要将传感器获得的信号加以放大，同时减少噪声和干扰信号以提高信噪比，并实现采样、调制、解调和阻抗匹配等。"放大"在信号处理中是第一位的。待测参数和所用传感器不同，放大电路也不同。用于测量生物电位的放大器称为生物电放大器，它比一般的放大器有更严格的要求。

计算机系统是今后监护仪发展的很重要的部分，包括信号的运算、分析及诊断。监护仪具有的功能主要由计算机系统实现，具体如下。

(1) 阈值比较。将检测的结果与预先设定的阈值进行比较，如果超出正常范围可以进行声光报警，如心律失常等。

(2) 根据直接检测的结果计算一些间接的参数值。例如，根据检测的 ECG 波形计算心率。

(3) 分析。例如，对心电信号的自动分析和诊断，消除各种干扰，识别出心电信号的 P 波、QRS 波群和 T 波等，确定极限，区别心动过速、心动过缓、早搏、漏搏和二连脉等。

(4) 建模。建立被监视生理过程的数字模型，以规定分析的过程和指标，使仪器对患者的状态进行自动分析和判断。

信号的显示、报警和记录部分是监视器与人交换信息的部分，包括以下功能。

(1) 数字或表头显示，指示心率、体温等被监护的数据。

(2) 屏幕显示进行的或固定的被检测参数随时间变化的曲线，供医生分析。

(3) 用记录仪进行永久的记录，使得被监测参数记录下来作为档案保存。

(4) 光报警和声报警。

第二节　医用电生理设备的质量控制

近年来，由多参数监护仪引起的医疗不良事件和医患纠纷屡见不鲜，故开展质量控制检测和预防性维护保养工作十分必要。为此，国家及军队制定了相关计量技术规范和质量控制检测规范，国家计量标准 JJG 760—2003《心电监护仪检定规程》和《军队卫生装备质量控制检测技术规范(试行)》的颁布使得开展此项工作有据可依。

JJG 760—2003《心电监护仪检定规程》于 2004 年 5 月 24 日起实施，是现行有效版本，代替了 JJG 760—1991。以 JJG 760—2003《心电监护仪检定规程》为基础，参考相关国家、军队和各地方检定规程，结合国内多参数监护仪质量控制现状,增加无创血压和血氧饱和度两部分检定参数,制定多参数监护仪检定规程。

一、JJG 760—2003《心电监护仪检定规程》

1. 适用范围

本规程适用于心电监护仪及多参数监护仪的心电监护部分的首次检定、后续检定和使用中的检定。

2. 计量性能要求

(1) 电压测量：最大允许误差为±10%。

(2) 极化电压引起的电压测量偏差:施加±300mV 直流电压后引起的显示信号幅度相对变化不超过±5%。

(3) 扫描速度误差：最大允许误差为±10%。

(4) 输入回路电流：各输入回路电流应不大于 0.1μA。

(5) 幅频特性。

监护导联：以 10Hz 正弦波为参考值，在 1～25Hz 内随频率变化，幅度的最大允许偏差为 5%～30%。

标准心电导联：以 10Hz 正弦波为参考值，在 1～60Hz 内随频率变化，幅度的最大允许偏差为 5%～10%。

(6) 共模抑制比：共模抑制比应不小于 89dB。

(7) 心率显示值误差:在 30～200 次/min 内,最大允许误差为±(显示值的 5%+1 个字)(由于数字式指示仪表的示值是不连续的，"1 个字"表示数字式指示仪表末位的最小变动数)。

(8) 心率报警发生时间：自心率越线发生至报警发生的时间应不大于12s。

(9) 心率报警预置值：预置范围下限为30次/min，上限为180次/min，最大允许误差为±(预置值的10%+1个字)。

3. 通用技术要求

监护仪应有生产厂名、型号、出厂编号。国产监护仪应有 MC 标志和编号。监护仪不得有影响正常工作的机械损伤，所有旋钮、开关应牢固可靠，定位准确，并有报警功能及取消报警功能。有记忆示波的监护仪应具有冻结和解冻功能。连续增益转换式监护仪的增益调节器应能将监护仪的显示增益调到大于20mm/mV。

4. 环境条件

(1) 环境温度：(20±10)℃。

(2) 相对湿度：小于80%。

(3) 供电电源：(220±22)V，(50±1)Hz。

(4) 周围环境无影响监护仪正常工作的强磁场干扰及振动。

(5) 具备良好的接地装置。

5. 检定项目

检定项目如表3-2所示。

表3-2　检定项目一览表

检定项目		首次检定	后续检定	使用中检定
外观及工作正常性检查		+	+	+
心电图显示部分	电压测量误差	+	+	+
	极化电压引起的电压测量误差	+	-	-
	噪声电平	+	+	-
	扫描速度误差	+	+	+
	输入回路电流	+	-	-
	共模抑制比	+	+	+
	幅频特性　监护导联	+	+	-
	幅频特性　标准心电导联	+	+	+
心率显示部分	心率显示值误差	+	+	+
	心率报警发生时间	+	+	+
	心率报警预置值	+	+	+

注："+"表示应检项目；"-"表示可不检项目。

二、多参数监护仪检定规程

1. 适用范围

本规程适用于多参数监护仪(包含无创血压、血氧饱和度、心率、心电信号、呼吸频率、体温等参数)、血压监护仪以及血氧监护仪的首次检定、后续检定和使用中检定。

2. 计量性能要求

(1) 电压测量：最大允许误差为±10%。

(2) 极化电压引起的电压测量偏差:施加±300mV 直流电压后引起的显示信号幅度相对变化不超过±5%。

(3) 扫描速度误差：最大允许误差为±10%。

(4) 输入回路电流：各输入回路电流应不大于 0.1μA。

(5) 幅频特性。

监护导联：以 10Hz 正弦波为参考值，在 1～25Hz 内随频率变化，幅度的最大允许偏差为 5%～30%；

标准心电导联：以 10Hz 正弦波为参考值，在 1～60Hz 内随频率变化，幅度的最大允许偏差为 5%～10%。

(6) 共模抑制比：共模抑制比应不小于 89dB。

(7) 心率显示值误差：在 30～200 次/min 范围内，最大允许误差为±(显示值的 5%+1 个字)。

(8) 心率报警发生时间：自心率越线发生至报警发生的时间应不大于 12s。

(9) 心率报警预置值：预置范围下限为 30 次/min，上限为 180 次/min，最大允许误差为±(预置值的 10%+1 个字)。

(10) 静态压力示值误差。

测量范围：0～40kPa(或 0～300mmHg)；

静态压力示值最大允许误差：±0.5kPa(或±4mmHg)。

(11) 动态压力示值误差：动态压力测量范围和误差如表 3-3 所示。

表 3-3　动态压力测量范围和误差

动态压力	成年人/kPa(mmHg)	新生儿/kPa(mmHg)	误差要求/kPa(mmHg)
收缩压	10(75)<P<24(180)	6(45)<P<12(90)	±1.3(±10)
	P≤10(75)或 P≥24(180)	P≤6(45)或 P≥12(90)	±2.0(±15)
舒张压	6(45)<P<18(135)	4(30)<P<10(75)	±1.3(±10)
	P≤6(45)或 P≥18(135)	P≤4(30)或 P≥10(75)	±2.0(±15)

(12) 无创血压测量重复性：对同一无创血压预置值重复测量，重复性要求为±0.5kPa(或±4mmHg)。

(13) 气密性：监护仪压力系统各个部位(主机、袖带等)的压力泄漏率≤4mmHg/min。

(14) 血氧饱和度示值误差：血氧饱和度示值允许误差为±4%(70%～85%)、±2%(85%～99%)。

(15) 血氧饱和度测量重复性：对同一血氧饱和度预置值重复测量，重复性要求不超过 2%。

(16) 脉率示值误差：在 30～300 次/min 内，脉率示值允许误差为±3 次/min。

(17) 脉率测量重复性：对同一脉率预置值重复测量，重复性要求不超过 2 次/min。

3. 通用技术要求

(1) 外观：监护仪的面板、显示窗应无破损或其他影响正常工作及读数的机械损伤。附件应齐全，管道及连接部件应无破损，各模块应在相应的位置上，有记忆示波功能的监护仪应具有冻结和解冻功能。监护仪在明显的位置应有铭牌，铭牌上应有制造厂名及地址、产品名称及型号等信息。

(2) 呼吸监护报警功能：呼吸频率为 0 时，监护仪应报警。

(3) 压力报警功能：标准装置压力路输入超过监护仪压力报警阈值时，监护仪应报警。

(4) 过压保护功能：监护仪在加压检测过程中，遇突然断电或加压过高等情况时，应能自动快速放气泄压。

(5) 自动测量周期：监护仪设置自动测量周期后，应在相应时间内自动进行压力测量。

(6) 血氧饱和度报警功能：标准装置输入血氧饱和度信号超过监护仪血氧饱和度和报警阈值时，监护仪应报警。

4. 环境条件

(1) 环境温度：(20±10)℃。

(2) 相对湿度：≤85%。

(3) 大气压：86～106kPa。

(4) 周围环境无影响监护仪正常工作的强磁场干扰及振动。

(5) 具备良好的接地装置。

5. 检定项目

检定项目如表 3-4 所示。

表 3-4　检定项目一览表

检定项目			首次检定	后续检定	使用中检定
外观及工作正常性检查			+	+	+
心电图显示部分	电压测量误差		+	+	+
	极化电压引起的电压测量误差		+	−	−
	噪声电平		+	+	+
	扫描速度误差		+	+	+
	输入回路电流		+	−	−
	共模抑制比		+	+	+
	幅频特性	监护导联	+	+	−
		标准心电导联	+	+	+
心率显示部分	心率显示值误差		+	+	+
	心率报警发生时间		+	+	+
	心率报警预置值		+	+	+
无创血压监护部分	静态压力示值误差		+	−	+
	动态压力示值误差		+	+	+
	无创血压测量重复性		+	+	+
	气密性		+	+	+
血氧饱和度监护部分	血氧饱和度示值误差		+	+	+
	血氧饱和度测量重复性		+	+	+
	脉率示值误差		+	+	+
	脉率测量重复性		+	+	+

注："+"表示应检项目；"−"表示可不检项目。

三、医用电气设备安全标准

我国的医用电气设备安全标准 GB 9706 系列由 IEC 60601 系列转化而来，通用标准 IEC 60601 为安全标准的基础，作为标准族的第一部分，GB 9706.1—2007 适用于所有医用电气设备；并列标准与通用标准共同执行，也是标准族的第一部分，心脏除颤器、心电图机、脑电图机、心电监护设备、自动循环无创血压监护、多参数患者监护设备还需执行该标准族的第二部分以及相应的行业标准，如多参数患者监护设备还需执行中华人民共和国医药行业标准《医用电气设备 第 2-49 部分：多参数患者监护设备安全专用要求》(YY 0668—2008/IEC 60601-2-49：2001)。

需要注意的是，通用标准或并列标准的要求一经被替换或修改，专用标准中的要求将优先于通用标准相应的要求。

1. 适用范围

适用于多参数监护仪的电气安全检测。

2. 术语

(1) CF 型应用部分：符合国家标准中规定的对于电击防护程度高于 BF 型应用部分要求的 F 型应用部分。具有 CF 型应用部分的设备主要预期直接用于心脏。目前大部分心电图机、心电监护设备均设计为 CF 型。

(2) 对地漏电流：由电源部分穿过或跨过绝缘流入保护接地导线的电流。

(3) 外壳漏电流：从在正常使用时人体可触及的外壳或外壳部件(应用部分除外)，经外部导电连接而不是保护接地导线流入大地或外壳其他部分的电流。

(4) 人体漏电流：从应用部分经人体流入地的电流，或由于在人体身上意外地出现一个来自外部电源的电压而从人体经 F 型应用部分流入地的电流。

(5) 人体辅助漏电流：正常使用时，流入处于应用部分部件之间的人体的电流，此电流预期不产生生理效应。

(6) 单一故障状态：包括①断开一根保护接地导线；②断开一根电源导线；③F 型应用部分上出现一个外来电压；④信号输入或信号输出部分出现一个外来电压；⑤可能引起安全方面危险的电气元件故障。

3. 检测项目及要求

(1) 保护接地阻抗：≤200mΩ。

(2) 绝缘阻抗：≥10MΩ。

(3) 对地漏电流。

正常状态下对地漏电流：≤500μA；

单一故障模式下，断开一根电源线的对地漏电流：≤1000μA。

(4) 外壳漏电流。

正常状态下外壳漏电流：≤100μA；

单一故障模式下，断开一根电源线的外壳漏电流：≤500μA；

单一故障模式下，断开地线的外壳漏电流：≤500μA。

(5) 人体漏电流。

正常状态下人体漏电流：≤10μA；

单一故障模式下，断开一根电源线的人体漏电流：≤50μA；

单一故障模式下，断开地线的人体漏电流：≤50μA。

(6) 人体辅助漏电流。

正常状态下人体辅助漏电流：≤10μA；

单一故障模式下，断开一根电源线的人体辅助漏电流：≤50μA；

单一故障模式下，断开地线的人体辅助漏电流：≤50μA。

4. 环境条件

(1) 环境温度：10～40℃。

(2) 相对湿度：≤75%。

(3) 大气压力：70～106kPa。

(4) 供电电源：(220±22)V，(50±1)Hz。

(5) 周围环境无影响监护仪正常工作的强磁场干扰及振动。

(6) 具备良好的接地装置。

四、多参数监护仪检定方法

多参数监护仪是一种以测量和控制患者生理参数，并可与已知设定值进行比较，如果出现异常可发出警报的装置或系统。开展多参数监护仪质量控制检定非常必要，通常会使用各类检测仪器对心电、血压和血氧饱和度参数进行模拟检测。检测项目数量多且项目繁，专业的检测设备是关键，具体应用的时候选用更加合适的仪器。

1. ProSim 8 生命体征模拟仪

Fluke ProSim 8 生命体征模拟仪(见第二章的详细介绍)为全功能、紧凑型、便携式模拟仪，用于测量患者监护仪的性能。该仪器能够模拟正常心脏信号(ECG)，各种心律失常心脏信号，以及呼吸、有创血压和无创血压、温度、心输出量等信号。

测试步骤如下。

(1) 连接好监护仪和模拟仪的导联线、血压管、SpO_2 血氧探头等连接件。

(2) 连接电源，打开检定仪开关，进入主页面。

(3) 分别使用主面板上的"ECG""NIBP""SpO_2"按钮进入各项测试内容分菜单，改变各待测参数变量。

ProSim 8 生命体征模拟仪具有高便携性、易操作、高效率、多功能检测等优点，能为多参数监护仪提供快速方便的预防性维护测试来评估其性能，是现场预防性维护、排除故障和维修的最佳选择，是患者监控仪质量保证与安全专业人士的测试器，但无法实现多参数监护仪检定规程规定的所有参数检测。

2. 心电参数模拟器

ECG 系列心电监护仪检定仪可依照国家计量检定规程 JJG 760—2003《心电监护仪检定规程》进行检定、校准,如图 3-4 所示。利用两级菜单把检定仪所执行的国家规程逐项程序化,操作极为简便;检定操作中所用的标准信号自动赋值,并有全面清晰的显示;检定所用的皮肤阻抗、极化电压等均按规程自动连接,无须人工干预;检定中,显示屏分两个区域用汉字对被检仪器的设置及检定仪的下一步操作进行提示。

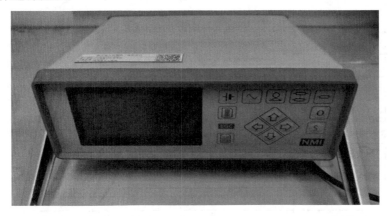

图 3-4　ECG 系列心电监护仪检定仪

测试步骤如下。

(1) 连接好监护仪与检定仪的电极导联线,如图 3-5 所示。

(2) 打开检定仪电源开关,可直接进入主菜单;无论检定仪工作在什么状态,均可用功能选择键和主菜单项目选择键调出主菜单,用主菜单项目选择键依次移动项目选择光标,按模拟心电图→数字心电图→心电监护→动态心电图→模拟脑电图→数字脑电图→信号源→模拟心电图的次序选择检定仪的检测项目。

(3) 在主菜单中选定检定仪某项功能后,按操作键或副菜单项目选择键进入所选功能的副菜单,副菜单中白色字体代表后续检定项目,黄色字体代表首次检定增加的项目,用副菜单项目选择键可依次循环移动项目选择光标进行选择。

(4) 在副菜单中选定检定项目后,按操作键即可进入所选的检定项目,各检定项目所需的信号及附加元件已按所执行的规程自动置位,一般不需调整(如有特殊需求,也可灵活改变),检定的操作中,可按屏幕上"操作检定仪提示区"及"被检仪器提示区"显示的提示,利用增大显示值、减小显示值、显示光标移位、改变光标所指参数按键来执行检定。具体按键功能如表 3-5 所示。

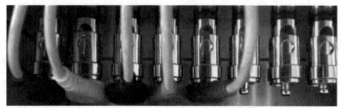

图 3-5　ECG 系列心电监护仪检定仪与监护仪导联线连接

表 3-5　ECG 系列心电监护仪检定仪按键介绍

⊙	操作键	各程序化检定项目中具体定义
◈	增大显示值	利用这 3 个键可以任意改变显示的量值
◈	减小显示值	用◈使光标移位到要改变量值的相应显示位，用◈增大光标所在显示位的量
◈	显示光标移位	值，用◈减小光标所在显示位的量值
◈	改变光标所指参数	移动可变参数光标指向的参数，如可使光标指向"周期"或"幅度"
👤	导联选择	可以依次循环转换导联
🔲	其他皮肤阻抗开关	接通或断开 R、L、F、C1、C2、C3、C4、C5、C6 端的皮肤阻抗
⊢	N 皮肤阻抗开关	接通或断开 N 端的皮肤阻抗
∿	2mV 正弦波开关	起搏顺应性检定中加入或去掉 10Hz、2mV 正弦波
📑	主菜单项目选择	选择检定仪的检定功能(依次循环改变检定功能)
📑	副菜单项目选择	选择检定项目(依次循环转换检定项目)
S	第二功能转换键	按住此键，使以下功能有效(使用第二功能键可以有效地排除误操作)
S 📑	进入主菜单	检定仪在任何状况下，按住S键的同时按📑可进入主菜单的第一项
S 📑	进入副菜单	在某检定状态下，按住S键的同时按📑可进入该项检定菜单的第一项
S ⊢	极化电压开关	按住S键的同时按⊢键，可加入+300mV、-300mV 及去掉极化电压

检定依据 JJG 760—2003《心电监护仪检定规程》实施，各项检定中检定仪有关的操作分述如下。

1) 电压测量误差检定

检定仪置电压测量误差检定状态，将监护仪增益转换置 10mm/mV，检定仪输出电压 u_i 为 1mV、周期为 0.4s 的标准方波信号到监护仪，测量显示屏幕上的信号电压作为 u，其相对误差 δ_u 按式(3-1)计算，最大允许误差为±10%。

$$\delta_u = \frac{u - u_i}{u_i} \times 100\% \tag{3-1}$$

按上述方法分别检定监护仪的 5mm/mV 及 20mm/mV 增益挡 (检定仪对应输出电压 u_i 在 5mm/mV 挡时为 2mV、在 20mm/mV 挡时为 0.5mV)。按式(3-1)计算各挡相对误差 δ_u，最大允许误差为±10%。

2) 极化电压引起的电压测量误差检定

检定仪置极化电压检定状态，在不加入极化电压时测得方波幅度 H_0 (为便于测量，可调整检定仪输出信号幅度使 H_0=10mm)。检定仪依次加入±300mV 直流极化电压，分别测量显示的信号波形幅度，取偏离 H_0 较大者为 H_d。极化电压引起的电压测量相对偏差 δ_d 按式(3-2)计算，最大允许误差为±5%。

$$\delta_d = \frac{H_d - H_0}{H_0} \times 100\% \tag{3-2}$$

3) 噪声电平的检定

检定仪置噪声电平检定状态，此时监护仪的各输入端分别对 N 端接入模拟皮肤-电极阻抗。在监护仪增益置 20mm/mV 时测量示波屏幕显示的噪声电平幅度，折合到输入端的噪声电平应不大于 30μV(峰-峰值)。

4) 扫描速度误差的检定

检定仪置扫描速度误差检定状态，检定仪输出幅度为 1mV、周期 t_i 为 1s 的方波信号，加至监护仪输入端，监护仪扫描速度置 25mm/s。在示波屏幕显示的波形中，测量最左、最右及中间三个完整信号周期，找出其中偏离 1s 最大者，测出该周期作为 t，按式(3-3)计算扫描速度相对误差 δ_t，最大允许误差为±10%。

$$\delta_t = \frac{t - t_i}{t_i} \times 100\% \tag{3-3}$$

具有 50mm/s 扫描速度的监护仪，应按上述方法检定该扫描速度，最大允许误差为±10%。

5) 输入回路电流的检定

检定仪置输入回路电流检定状态，监护仪增益置于 10mm/mV (为得到较高的测量分辨力，也可将增益置更高挡)。分别在示波屏幕上测量各导联输入回路电流在检定仪内取样电阻 R 上产生的电势，取其中较大者为 U_I，输入回路电流 I_{in}。按式(3-4)计算，各输入回路电流应不大于 0.1μA。

$$I_{in} = \frac{U_I}{R} \tag{3-4}$$

式中，R=10kΩ。

6) 幅频特性的检定

检定仪置幅频特性检定状态，检定仪输出频率为 10Hz、幅度为 1mV 的正弦波信号。调节检定仪输出正弦波信号幅度，使监护仪显示的波形幅度 H_{10} 为 10mm。

监护导联幅频特性的检定：保持检定仪输出的正弦波信号幅度 H_{10} 不变，仅改变频率，在 1~25Hz 频率范围内，观测监护仪显示的波形幅度，幅度的最大允许偏差为 5%~30%，即不应超出 7.0~10.5mm。在首次检定中，观测点的频率间隔不应大于 2Hz(如…6Hz、8Hz、12Hz、14Hz…)；随后检定中，观测点的频率间隔不应大于 5Hz(如…1Hz、5Hz、15Hz、20Hz…)。对于以上观测合格的监护仪,应测量出幅频特性的频率下限(1Hz)和上限(25Hz)所对应的信号幅值,分别作为 H_x,按式(3-5)计算出相对 H_{10} 的偏差作为该项检定结果;对于以上观测不合格的监护仪,应测量偏离规定范围 7.0～10.5mm 最远的频率点的幅值作为 H_x,按式(3-5)计算出相对 H_{10} 的偏差作为该项检定结果。

标准心电导联幅频特性的检定:将被检监护仪设置在诊断模式,并在该模式下选择最宽的频响范围 (如某监护仪在诊断模式下具有 0.05～40Hz 及 0.05～150Hz 两种频响范围,则应选 0.05～150Hz)。保持检定仪输出的正弦波信号幅度值不变,仅改变频率,在 1～60Hz 频率范围内,观测监护仪显示的波形幅度,幅度的最大允许偏差为 5%～10%,即不应超出 9.0～10.5mm。在首次检定中,观测点的频率间隔不应大于 5Hz(如…5Hz、15Hz、20Hz、25Hz…);随后检定中,观测点的频率间隔不应大于10Hz(如 1Hz、20Hz、30Hz、40Hz…)。

对于以上观测合格的监护仪,应测量出幅频特性的频率下限(1Hz)和上限(60Hz)所对应的信号幅值,分别作为 H_x,按式(3-5)计算出相对 H_{10} 的偏差作为该项检定结果;对于以上观测不合格的监护仪,应测量偏离规定范围 9.0～10.5mm 最远的频率点的幅值作为 H_x,按式(3-5)计算出相对 H_{10} 的偏差作为该项检定结果。

$$\delta_f = \frac{H_x - H_{10}}{H_{10}} \times 100\% \tag{3-5}$$

7) 共模抑制比的检定

在监护仪导联电缆不接入共模抑制比检定装置时,调整该装置的可变电容,使输出电压为 10V(有效值)。将共模抑制比检定装置及监护仪在同一接地点良好接地。

具有监护导联的监护仪,将其导联线接入共模抑制比检定装置,依次在显示屏幕上测出各导联共模电压,取其中最大者作为 U_c。按式(3-6)计算出共模抑制比,共模抑制比应不小于 89dB。

$$CMRR = 20\lg \frac{U_d}{U_c} \tag{3-6}$$

式中, U_d =28.3V(峰-峰值),对应有效值 10V。

具有标准心电导联的监护仪应在诊断模式下选择最宽的频响范围 (如某监护仪在诊断模式下具有 0.05～40Hz 及 0.05～150Hz 两种频响范围,则应选 0.05～150Hz),检定标准心电导联的共模抑制比。

8) 心率显示值误差的检定

检定仪置心率显示值误差检定状态,输出信号幅度峰-峰值分别为+0.5mV、-0.5mV、+3mV 及-3mV 时,监护仪增益置 10mm/mV,在 30～200 次/min 内改变检定仪输出心率,观测监护仪心率显示值的最大允许误差为±(显示值的5%+1 个字)。

对首次检定的监护仪观测点间隔应不大于 10 次/min(如…40 次/min、50 次/min…)；随后检定的监护仪观测点间隔应不大于 30 次/min(如…60 次/min、90 次/min…)。

对于在上述观测中合格的监护仪，在幅度峰-峰值为+0.5mV、−0.5mV、+3mV及−3mV 时，读取心率标准值 F_0 分别为 30 次/min、200 次/min 时监护仪的显示值作为 F_X。用式(3-7)计算上述各检定点相对误差 δ_∂。对于在上述观测中不合格的监护仪，应在上述观测点中找出误差最大点进行测量，测得值作为 F_X，用式(3-7)计算该测量点相对误差 δ_∂，作为该项检定结果。

$$\delta_\partial = \frac{F_X - F_0}{F_0} \times 100\% \tag{3-7}$$

9) 心率报警发生时间的检定

检定仪置心率报警发生时间检定状态，此时输出幅度峰-峰值为+1mV、心率为 90 次/min 的标准心率信号。将监护仪的报警上限预置值设定在 120 次/min，下限预置值设定在 60 次/min。操作检定仪，并用秒表分别测量检定仪输出的标准心率从 90 次/min 转换到 150 次/min 和从 90 次/min 转换到 30 次/min 时，从转换瞬间开始到报警发生的时间应不大于 12s。

10) 心率报警预置值的检定

检定仪置心率报警预置值检定状态，检定仪输出幅度峰-峰值为+1mV、心率为 90 次/min 标准心率信号。监护仪的报警上限预置值定为 180 次/min，下限预置值定为 30 次/min。使检定仪输出的标准心率从 90 次/min 分别转换为 200 次/min和 27 次/min，若两者均发生报警，检定结果记为合格，否则记为不合格。

3. 无创血压模拟器

血压的测量以 Fluke 品牌的 BP PUMP 2 为例。BP PUMP 2 是一种应用于振荡法无创血压监护仪的多用途检测仪器。BP PUMP 2 能提供动态血压模拟、静态校准、自动泄漏测试，以及过压和低压释放检验，如图 3-6 所示。

测试步骤如下：①BP PUMP 2 通过"VENT"功能键来释放掉系统中原有的气压，该功能会持续释放系统内气压大约 5s，可以重复按键直至压力归零；②通过"SETUP"功能键进行压力源测试调整；③通过仪器前面板上的功能键"4"(并标有"standard bp"字样的功能键)进入标准 BP 模拟模式；④按"OPTIONS"功能键可以选择模拟的数值。按"CUFF"功能键选择内置或外置的成人袖带工作方式，也可以通过仪器前面板上的功能键"8"(并标有"neonate"字样的功能键)进入新生儿模拟模式。用"OPTIONS"功能键来选择模拟的数值，用"CUFF"功能键来选择内置或外置的新生儿袖带工作方式。

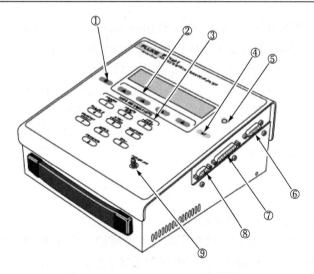

图 3-6　Fluke BP PUMP 2 面板按键图

①返回键；②功能软键 1～4；③测试/模拟选择功能键；④确定键；⑤脉搏指示灯；⑥ECG 适配器接口；⑦打印机接口；⑧RS232 串口；⑨气泵接口

数字 0～9 的对应不同的测试功能：0.用户自定义模拟；1.泄漏测试；2.释放测试；3.静态压力测试；4.标准血压；5.患者状态；6.心律失常；7.呼吸干扰；8.新生儿；9.腕式模拟

根据多参数监护仪检定规程，有关无创血压的检测操作如下。

1) 静态压力

按图 3-7 进行连接，对监护仪加压到测量上限(此时监护仪的排气阀应处于闭合状态)，目测监护仪静态压力测量范围，满足 0～40kPa(或 0～300mmHg)，然后逐渐降压测量。在规定的压力范围内均匀选取检定点，不得少于 5 点(不含零点)，重复检定 2 次。压力示值误差按式(3-8)计算，静态压力示值最大允许误差为 ±0.5kPa(或±4mmHg)。

$$\Delta P = \overline{P} - P_0 \tag{3-8}$$

式中，ΔP 为压力误差；$\overline{P}$ 为监护仪两次压力测量平均值；P_0 为检定装置标准压力值。

2) 收缩压和舒张压测量重复性

按图 3-7 进行连接，对用于成人血压测量的仪器，血压模拟器收缩压和舒张压检定点为 150mmHg/100mmHg，脉率设置为 80 次/min，每点测量 5 次；对用于新生儿血压测量的仪器，血压模拟器收缩压和舒张压检定点为 60mmHg/30mmHg，脉率设置为 120 次/min，每点测量 5 次。血压检定点的设置可根据使用的血压模拟器尽可能接近推荐值。

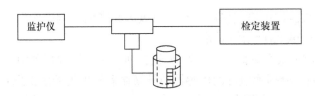

图 3-7 Fluke BP Pump 2 与监护仪连接图

收缩压(或舒张压)示值测量重复性按式(3-9)计算，对同一无创血压预置值重复测量，重复性要求不超过±0.5kPa(或±4mmHg)。

$$S_{s(d)} = \sqrt{\sum_{i=1}^{n}\left(P_{s(d)i} - \overline{P}_{s(d)}\right)^2 / (n-1)} \tag{3-9}$$

式中，$S_{s(d)}$ 为收缩压(或舒张压)示值测量重复性；$P_{s(d)i}$ 为单次检定点收缩压(或舒张压)的测量值；$\overline{P}_{s(d)}$ 为收缩压(或舒张压)测量的平均值。

4. 血氧饱和度模拟器

血氧饱和度的模拟以 Fluke INDEX 2 为例，如图 3-8 所示。血氧饱和度(SpO_2)模拟可在 35%～100%饱和度水平(1%增量)进行。

测试步骤如下。

(1) 安装探头：将探头夹在仿真指上，保证发光的一边在发光指的下边。

(2) 设置模拟器：①设置厂家曲线：机器内置了不同厂家的测试曲线，进入主界面，选择"MAKE"进入菜单，按"+""–"选择，"Mindray"血氧选择"nellcor"，MASIMO 血氧选择"masimo"，NELLCOR 选择"nellcor"；②步长设置，主菜单二"CONFIG"→"STEP"→设定氧饱和度步长 5%，脉率步长为默认值。

(3) 仿真测试：进入主菜单一，进入"SIM"项，进入"MAN"选项，按"+""–"调节氧饱和度与脉率，并观测机器的显示结果。测量过程中如果要改变脉率或氧饱和度，则需要返回上级菜单重新设置所有值。

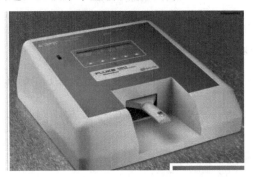

图 3-8 血氧饱和度监测仪 Fluke INDEX 2

根据多参数监护仪检定规程，有关血氧饱和度的检测操作如下。

1) 血氧饱和度测量示值误差

根据被检监护仪血氧饱和度的类型，选择血氧饱和度模拟器中相应的 R 模拟曲线方可进行检测。脉搏血氧计的传感器与脉搏血氧模拟器的虚拟患者食指相连，开机且处于测试状态。设定脉搏值为 75 次/min，在规定 SpO_2 的测量范围内，设定测量点为 75%、80%、90%、94%和 100%对监护仪进行测量，示值测量误差 δ_r 按式(3-10)计算，血氧饱和度示值允许误差为±4%(70%～85%)、±2%(85%～99%)。

$$\delta_r = \frac{r_i - R_O}{R_O} \times 100\% \tag{3-10}$$

式中，δ_r 为 SpO_2 测量误差；r_i 为第 i 个标准值的测量值；R_O 为血氧标准值。

2) 血氧饱和度测量重复性

在规定 SpO_2 的测量范围内，设定测量点为 75%、80%、90%、94%和 100%对监护仪进行每点 5 次的测量，对上述每点 SpO_2 重复性误差按式(3-11)计算，对同一血氧饱和度预置值重复测量的最大允许误差为 2%。

$$\Delta_S = \sqrt{\frac{\sum_{i=1}^{5}(S_i - S_0)^2}{n}} \tag{3-11}$$

式中，Δ_S 为 SpO_2 测量重复性；S_i 为第 i 次 SpO_2 的测量值；S_0 为 SpO_2 模拟器标称输出值。

3) 脉率示值误差

根据被检监护仪血氧饱和度探头的类型，选择血氧饱和度检定仪中相应的 R 模拟曲线方可进行检测。设定 SpO_2 为 98%，在规定的脉搏测量范围内设定测量点，测量点不得少于 5 点(应均匀分布在全量程上)，上述每个测量点需进行 3 次测量。取 3 次测量结果的算术平均值按式(3-12)计算脉搏示值误差，在 30～300 次/min 内，脉率示值允许误差为±3 次/min。

$$\Delta b = \bar{b} - b_0 \tag{3-12}$$

式中，Δb 为脉搏示值误差；$\bar{b}$ 为脉搏每点 3 次测量的平均值；b_0 为脉搏实际值。

5. 电气安全检测

电气安全测试可使用 Fluke 品牌的电气安全分析仪 ESA615(见第二章的详细介绍)。

第三节　医用电生理设备的维护与保养

一、医用电生理设备的清洁与保养

多参数监护仪应定期进行清洁，在环境污染严重或风沙较大的地区应提高清洁的频度，清洁主机、显示屏时步骤如下：

(1) 关闭电源，并断开电源线。

(2) 使用柔软的棉球，吸附适量的清洁剂后，擦拭显示屏。

(3) 使用柔软的布，吸附适量的清洁剂后，擦拭设备的表面。

(4) 必要时使用干布擦去多余的清洁剂。

(5) 将监护仪放置在通风阴凉的地方风干。

二、医用电生理设备的维护

电池第一次使用时，应保证两次完整的优化周期。一次完整的优化周期为：不间断充电，然后放电直至监护仪关机。电池使用过程中，应定期优化以维持其使用寿命，步骤如下：

(1) 断开监护仪与患者的连接，停止所有监护或测量，将需要优化的电池放入电池槽内。

(2) 将监护仪接通交流电源，对电池不间断地充电 10h 以上。

(3) 断开交流电源，使用电池对监护仪进行供电，直至监护仪关闭。

(4) 重新将监护仪接通交流电，对电池不间断地充电 10h 以上。

(5) 该电池优化完毕。

电池的性能可能会随时间的延长而下降，检查电池性能时，可以参考如下步骤进行：

(1) 断开监护仪与患者的连接，停止所有监护或测量。

(2) 将监护仪接通交流电源，对电池不间断地充电 10h 以上。

(3) 断开交流电源，使用电池对监护仪进行供电，直至监护仪关闭。

(4) 电池供电时间即电池的性能，如果电池的供电时间明显低于规格中声称的时间，则需联系工程师进行更换。

使用多参数监护仪的医院或医疗机构应当建立完善的维护计划，否则可能造成监护仪的失效或不可预期的后果，甚至危及人身安全。

监护仪使用之前、连续使用 6～12 个月、维修或升级后，都应当由合格的维修人员进行一次全面的检查，以保证监护仪的正常运行和工作。检查的项目应包含：

(1) 环境及电源符合要求。

(2) 监护仪的附件无机械性损伤。

(3) 电源线无磨损、绝缘性能良好。

(4) 报警系统功能正常。

(5) 记录仪工作正常，记录功能符合指定的要求。

(6) 电池的性能良好。

(7) 各种监护功能处于良好的监护状态。

(8) 接地阻抗、漏电流等电气安全符合要求。

第四章　呼吸麻醉设备

第一节　概　　述

呼吸机是现代医学领域内一种能人工替代自主通气功能的至关重要的医疗设备，其作用是预防和治疗呼吸衰竭，减少并发症，挽救及延长患者生命。呼吸机的基本原理是将医用空气和氧气混合，并按一定的通气模式和呼吸气道参数(潮气量、通气频率、吸呼比、压力水平、呼气末正压和吸气氧浓度等)，通过患者管路将空氧混合气体传送给患者以强制或辅助其呼吸。

麻醉机是重要的手术设备，基本原理是通过机械回路为患者提供准确的、成分可控的混合性麻醉气体，将其送入患者的肺泡，形成麻醉药气体分压，弥散到血液后，对中枢神经系统直接发生抑制作用，从而产生全身麻醉的效果，与此同时将新鲜气体输送到患者体内。

第二节　呼吸麻醉设备的工作原理

一、呼吸机的工作原理

呼吸机的基本结构包括气源、供气和驱动部分、空气和氧气混合模块、控制部分、呼气部分以及监测与报警系统，如图4-1所示。

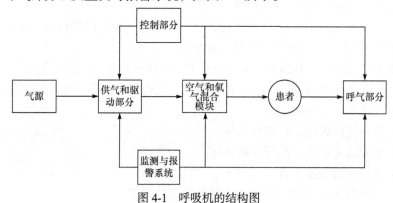

图 4-1　呼吸机的结构图

1. 气源

绝大多数呼吸机需高压氧和高压空气。氧气可来自中心供氧系统，也可用氧气钢瓶。高压空气可由中心供气系统提供，或使用医用空气压缩机。氧气和压缩空气的输出压力不应大于 5kg/cm²，不应小于各个品牌的规定压力。因此，使用中心供氧、中心供气或氧气钢瓶，均应装配减压和调压装置，如图 4-2 所示。电动电控的呼吸机大多不需要压缩空气。

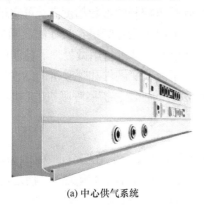

(a) 中心供气系统

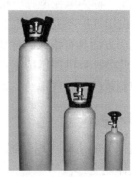

(b) 氧气钢瓶

图 4-2　中心供气系统和氧气钢瓶

2. 供气和驱动部分

该部分的主要作用是提供吸气压力，让气体进入患者体内。供气的方式有直接供气和间接供气。直接供气模块可以将高压直接控制调节成需要的流速和潮气量，也可以通过可调节式减压阀将来源于气源的高压气体转化成呼吸机通气用的压力较低的驱动气。使用直接供气模块的呼吸机常称为气动呼吸机。间接供气模块通过线性驱动装置、涡轮风机等部件，均需要使用电动机作为动力，采用这些驱动装置的呼吸机常称为电动呼吸机。电动呼吸机的优点是不需要压缩气源作为动力，在转运过程中比较方便。

3. 空气和氧气混合模块

空气和氧气混合模块是呼吸机的一个重要部件，混合后输出气体的氧浓度可调范围为 21%～100%，其原理是根据设置的氧浓度，调节氧气和空气比例或者仅调节氧气阀，让其达到设置的氧浓度。

4. 控制部分

控制部分主要用于呼吸机在吸气相和呼气相两者之间切换，同时可以控制各种各样的通气模式。控制部分是呼吸机的关键组成部分。根据控制所采用的原理不同，可分为气控和电控两种。

气控呼吸机无需电源，在一些特定的场合很有必要，例如急救呼吸机应用在担架上、矿井内、转运过程中等。它的缺点是精度不够高，难以实现较复杂的功能，一般可进行一些简单控制。随着器件的低功耗化，以及高性能蓄电池的出现，气控呼吸机有被逐渐淘汰的可能。

用模拟电路和逻辑电路构成的控制电路来驱动和控制电动机、电磁阀等电子装置的呼吸机，称为电控型呼吸机。电控型呼吸机控制的参数精度高，可实现各种通气方式。由于气控呼吸机较难实现吸呼比，而电控型呼吸机在吸呼比及同步、压力报警功能等方面具有很大的优势，因此目前市面上基本使用微处理器控制的电控型呼吸机。此类呼吸机控制精度高，功能多，不需改变硬件和呼吸机的结构件，而只需改变控制系统的软件部分，即可修改呼吸机的性能、扩展呼吸机的功能。

5. 呼气部分

呼气部分的主要作用是配合呼吸机做呼吸动作。它在吸气时关闭，使呼吸机提供的气体能全部供给患者；在吸气末，呼气阀仍可以继续关闭，使之屏气；它只在呼气时才打开，使之呼气。当气道压力低于呼气末正压(PEEP)时，呼气部分必须关闭，维持 PEEP。呼气只能从此回路呼出，而不能从此回路吸入。呼气部分主要由三种功能阀组成，包括呼气阀、PEEP 阀、呼气单向阀。

1) 呼气阀

常见呼气阀有电磁阀、气鼓阀。电磁阀有两种型式：一种是动铁型电磁阀，通常指的电磁阀就是动铁型阀；另一种是动圈型电磁阀，常称电磁比例阀。由于电磁比例阀动作部分重量比较轻，反应速度比较快，通径可设计得比较大，但其不是通用件，价格较高。电磁阀多用于婴儿呼吸机中，因为电磁阀结构小、通径小、气阻较大，通过流量不大。气鼓阀的形式很多，采用这种结构的呼吸机也很多。它可以由电磁阀控制，将电磁阀作为先导阀，此时控制气鼓阀的流量可很小；也可兼有 PEEP 阀功能。如呼气时使气鼓内压力不是 0，可使气道内维持 PEEP。

2) PEEP 阀

PEEP 阀的作用是使萎陷的肺泡复张，增加功能残气量，提高肺顺应性，是临床上用于治疗急性呼吸窘迫综合征的重要手段。PEEP 阀可由呼气阀兼有，此外较多见的利用弹簧 PEEP 阀，作为单独的 PEEP 阀。

3) 呼气单向阀

为了防止重复吸入呼出气，防止自主吸气时产生同步压力触发，呼吸机都需要呼气单向阀，呼气单向阀大多数由 PEEP 阀和呼气阀兼任，但有时还必须装一个单向阀，以确保实现上述功能。

6. 监测装置

呼吸机能否正常工作或运转，对患者的抢救成功与否至关重要。因此，呼吸机的监测系统越来越受到研制者和临床应用者的重视。呼吸机监测系统的作用有两个方面：一是监测患者的呼吸状况；二是监测呼吸机的功能状况，两者对增加呼吸机应用的安全性均具有相当重要的作用。呼吸机的监测系统包括压力、流量、吸入氧浓度、呼出气 CO_2 浓度、经皮 O_2 分压、CO_2 分压、血氧饱和度等监测装置。大部分呼吸机不直接带有呼气 CO_2、血氧饱和度监测装置，而只作为配件装置附带。呼吸机常配有的监测装置有如下三个方面。

1) 压力监测

压力传感器一般采用压阻压力传感器。压阻压力传感器主要基于压阻效应 (piezo resistive effect)。压阻效应用来描述材料在受到机械式应力下所产生的电阻变化。压力监测的主要参数有平均气道压(Paw)、吸气峰压(Pmax)、吸气平台压(Pplat)和 PEEP 上下限压力报警等，还有低压报警。

2) 流量监测

多功能呼吸机一般在呼气端装有流量传感器，以监测呼出气的潮气量，并通过比较吸入气的潮气量，以判断机器的使用状态、连接情况和患者的情况。有的呼吸机应用呼气流量的监测数据来反馈控制呼吸机。

流量触发方式根据流量传感器放置的位置可划分为呼出末端流量触发方式和近端流量触发方式。目前应用于流量触发模式的传感器按检测方式分别有压差式、热丝式、压力应变式和超声式。

3) 吸入氧浓度监测

吸入氧浓度监测是指监测呼吸机输出的氧浓度，以保证吸入所需浓度的新鲜空氧混合气体。监测氧浓度的传感器有两种：一种是普通氧电池；另一种是顺磁氧电池。

二、麻醉机的工作原理

麻醉机基本结构主要包括：气体供给部分(低氧压安全装置、供气装置)，蒸发器(麻醉挥发罐)，呼吸器(麻醉呼吸机)，CO_2 吸收器，患者回路部分(麻醉呼吸回路、监测装置)，以及其他附属装置，其结构图如图 4-3 所示。

1. 供气装置

1) 气源

参见呼吸机气源。

2) 流量系统

(1) 流量计是测定流动气体流量的工具。常用的为电子流量计和悬浮转子式流量计。电子流量计有压差式电子流量计和热丝式电子流量计。悬浮转子式流量计的基本结构包括带刻度的玻璃管和轻金属质浮标，如图 4-4 所示。

(2) 流量调节阀是调节气体流速的装置。目前最常用的有针型调节阀和电磁阀。

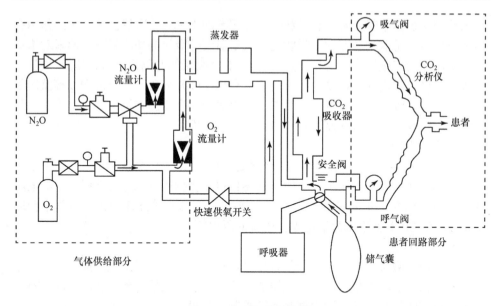

图 4-3　麻醉机的结构图

(3) 为防止麻醉机输出低氧性气体，除气源安全系统外，麻醉机还常用流量计联动装置和氧比例监控装置，以控制气体的输出比例。

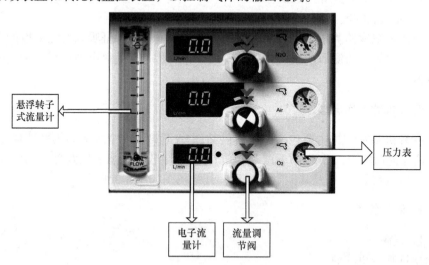

图 4-4　Fabius Tiro 流量系统

2. 麻醉挥发罐

麻醉挥发罐是麻醉机提供给患者吸入麻醉药蒸气的重要装置。由于在吸入麻醉中使用的吸入麻醉药大多数为液态，如安氟醚、异氟醚、七氟醚、地氟醚等，因此在使用前必须对其进行气化。麻醉挥发罐采用了一些专门的结构，以排除温度、流量、压力等因素的影响，并精确地稀释麻醉药蒸气的浓度。

　　传统麻醉挥发罐的结构原理如下：气流到达麻醉挥发罐时分成两部分，一部分(小于 20%的)气流经过麻醉挥发罐带出饱和麻醉蒸气；另一部分(大于 80%的)气流从旁路直接通过麻醉挥发罐，两者于出口处汇合，其比例根据两者的不同阻力而定。这类挥发罐都是为特定的麻醉药设计的，不能混用，如图 4-5 所示。

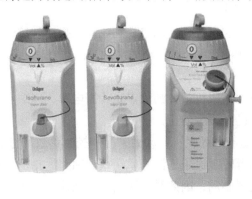

图 4-5　Vapor 3000 传统式挥发罐

　　电子直接喷射式挥发罐如图 4-6 所示，其主要原理是新鲜气体和麻醉药的输送完全分离，这就意味着麻醉药浓度的调节再也无须依赖于新鲜气体的流量而完全独立出来。此类麻醉挥发罐技术在临床上的应用证明：该创新技术不仅在麻醉药的消耗量上比使用传统的麻醉挥发罐有显著的下降，还在快速达到效应浓度方面大大缩短了延迟时间。

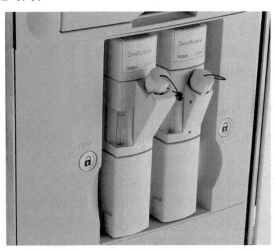

图 4-6　电子直接喷射式挥发罐

3. 麻醉呼吸机

麻醉呼吸机是现代麻醉机必配的设备，在麻醉过程中起着控制通气的作用。与治疗型呼吸机相比，其结构较为简单。麻醉呼吸机的呼吸参数包括潮气量或分钟通气量、呼吸频率、吸呼比值、吸气流速、PEEP、气道压限定等，在进行小儿麻醉时大多数麻醉呼吸机需要换成小儿风箱。新型麻醉呼吸机可提供压力控制和容量控制两种呼吸模式。

麻醉呼吸机有气动气控、气动电控和电动电控三种控制方式。

(1) 气动气控型麻醉呼吸机：动力来源是高压气体，参数控制通过气体逻辑块控制。

气动气控型麻醉呼吸机最大的优点是无需电源，但缺点是无法精确控制通气参数，现在市面上已经很少使用。

(2) 电动电控型麻醉呼吸机：动力来源和控制参数通过电控制。

电动电控型麻醉呼吸机采用活塞风箱或者回路涡轮机，活塞作为储气部件，由高精度的机械装置驱动，因此具有潮气量精确输送的优点。同时由于电动电控型麻醉呼吸机无需高压氧气作为驱动气体，大大节约了高压气体的使用量。最新一代的涡轮式麻醉呼吸机是一种纯压力源的驱动装置，以此为基础可开发出更加先进的通气模式，如 AutoFlow、BIPAP 和 APRV 等多种能兼容患者自主呼吸并能在术中进行肺保护的高级通气模式，使麻醉呼吸机的实际应用范围不断扩大，能适用于原来不能涉足或控制欠佳的麻醉领域。

(3) 气动电控型麻醉呼吸机：动力来源是气体，参数控制通过各类电磁阀控制。

目前市面上使用的大多麻醉呼吸机都是气动电控型麻醉呼吸机。气动电控双环气路的电子控制系统根据分钟通气量、吸呼比及呼吸频率设定值。迈瑞 WATO-EX20 呼吸机和回路模块如图 4-7 所示。

4. CO_2 吸收器

CO_2 吸收装置为循环紧闭式麻醉机的必备设置。CO_2 吸收器中的碱石灰(或钠石灰)与 CO_2 起化学反应，清除呼出气中的 CO_2。CLIC 钠石灰罐如图 4-8 所示。

循环吸收式 CO_2 吸收器需由导向活瓣控制气流方向，气流自上向下或自下而上通过。碱石灰与 CO_2 反应后由碱性变为中性，加入适当指示剂，观察颜色的变化可了解碱石灰的消耗程度。但碱石灰颜色的变化并非判断碱石灰消耗程度的可靠指标，最可靠的依据是临床观察有无 CO_2 蓄积征象出现，所以一般在碱石灰 3/4 变色时即进行更换。

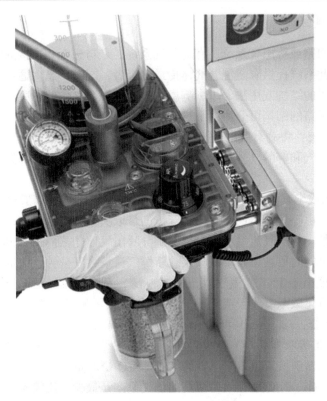

图 4-7 迈瑞 WATO-EX20 呼吸机和回路模块

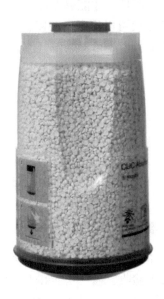

图 4-8 CLIC 钠石灰罐

5. 麻醉呼吸回路

麻醉呼吸回路或称患者系统、麻醉通气系统，是与患者相连接的联合气路装置。麻醉机由此系统提供麻醉混合气体传送给患者，同时，患者通过此系统进行呼吸。通气系统的结构或用法，可影响患者吸入的混合气体的浓度。

麻醉呼吸回路的结构可分为以下三类。

(1) 开放系统：将滴有麻醉药液的纱布片覆盖麻醉面罩，并置于患者的口鼻部，患者吸入空气和麻醉气体混合气。患者呼出气体无复吸，全部经纱布片排到大气中。

(2) 半开放或半紧闭系统：患者呼出和吸入的气体部分受麻醉机的控制，呼气时呼出气体可由呼气活瓣逸出。逸出气体的量取决于活瓣的阻力，但主要是取决于新鲜气流量。新鲜气流量小时，仍有部分呼出气体(包括 CO_2 和麻醉气体)留在呼吸囊中，吸气时可被患者重复吸入。新鲜气流量大于分钟通气量，重复吸入的二氧化碳浓度小于 1%时，称为半开放式麻醉，新鲜气流量小于分钟通气量，重复吸入的二氧化碳浓度大于或等于 1%时，称为半紧闭式麻醉。

(3) 紧闭系统：患者呼出和吸入的气体完全受麻醉机的控制，呼出的气体进入该回路，由 CO_2 吸收器将 CO_2 吸收后，剩余的氧气和麻醉气体重新被患者吸入。进入紧闭回路的新鲜气流量等于患者的 O_2 和 N_2O 摄取量。应用紧闭系统时，新鲜气流量最少，O_2、N_2O 和吸入麻醉药的消耗量亦是最少，比较容易保证吸入气体的温度和湿度接近生理状态。但是紧闭回路中必须要有可靠的 CO_2 吸收器、精确的氧浓度和麻醉气体浓度监测仪，才能够保证患者在麻醉过程中不至于发生缺氧和 CO_2 潴留。全紧闭麻醉系统可以实现自动控制，采用涡轮增压，喷射式麻醉气体给药方式，使麻醉气体的调节不依赖新鲜气流，实现全紧闭麻醉，减少麻醉气体随废气排出。

6. 监测装置

参见呼吸机监测装置。

第三节　呼吸麻醉设备的质量控制

一、呼吸机的检测项目与标准

《呼吸机校准规范(JJF1234—2018)》适用于治疗呼吸机使用过程中、维修后机械通气参数的校准。设备技术验收、通气功能和安全性检查可参照本规范。本规范不适用于无创呼吸机、高频喷射呼吸机和高频振荡呼吸机，也不适用于医院中使用的仅用作增加患者通气量的设备。

1. 术语和计量单位

(1) 呼吸机(ventilators)：呼吸机是为增加或供给患者的通气而设计的自动装置。

(2) 通气模式(ventilation mode)：通气模式是指呼吸机的机械通气治疗方法，是通气参数与触发机制的有效组合，反映了呼吸机对患者吸气的控制、辅助或支持程度。通气模式包括容量控制通气(volume control ventilation，VCV)、压力控制通气(pressure control ventilation，PCV)、同步间歇指令通气(synchronized intermittent mandatory ventilation，SIMV)、压力支持通气(pressure support ventilation，PSV)、持续气道正压通气(continuous positive airway pressure，CPAP)等。

(3) 气体流量(gas flow)：单位时间内患者吸入或呼出气体的体积，单位为升/分(L/min)。

(4) 潮气量(tidal volume，VT)：患者单次吸入或呼出气体的体积，对呼吸机而言，指机器每次向患者传送的混合气体的体积，单位为毫升或升 (mL 或 L)。

(5) 通气频率(frequency，f)：每分钟以控制、辅助或自主方式向患者送气的次数，单位为次/min。

(6) 分钟通气量(minute volume，MV)：患者每分钟吸入或呼出的气体体积，对呼吸机而言，指机器每分钟向患者传送的混合气体的体积，分钟通气量等于潮气量乘以呼吸频率，单位为毫升/分或升/分(mL/min 或 L/min)。

(7) 吸呼比(I:E)：吸气时间与呼气时间的比值。

(8) 吸气氧浓度(inspiratory flow oxygen concentration，FiO_2)：患者吸入的混合气体中，氧气所占的体积分数。

(9) 吸气压力水平(inspiratory pressure level，IPL)：在压力控制或压力支持模式下，呼吸机以该设定压力为患者送气，单位为千帕(kPa)。

(10) 气道峰压(peak airway pressure，Ppeak)：气道压力的峰值，单位为千帕(kPa)。

(11) 呼气末正压(PEEP)：呼气末气道内压力值，单位为千帕(kPa)。

(12) 模拟肺(test lung)：模拟患者胸肺特性 (肺顺应性和气道阻力参数为固定、分挡或可调)的一种机械通气负载，包括成人型模拟肺、婴幼儿模拟肺或混合型模拟肺。

(13) 顺应性(lung compliance，C)：单位压力内肺所能够容纳的气体体积，单位为 mL/kPa。

(14) 气道阻力(lung resistance，R)：单位流量内气道所能够产生的压力值，单位为 kPa/(L · s^{-1})。

2. 计量特性

(1) 潮气量：对于输送潮气量 (VT)大于 100ml 或分钟通气量大于 3L/min 的呼吸机，最大允许误差 ± 15%。对于输送潮气量小于 100mL 或分钟通气量小于 3L/min 的呼吸机，应满足使用说明书的精度要求。

(2) 呼吸频率：呼吸频率(f)最大允许误差为 ± 10%或 ± 1 次/分。

(3) 气道峰压：气道峰压(Ppeak)最大允许误差 ± (2%FS+4%×实际读数)。

(4) 呼气末正压：呼气末正压(PEEP)最大允许误差 ± (2%FS+4%×实际读数)。

(5) 吸气氧浓度：吸气氧浓度(FiO_2)体积分数在 21%～100%范围，最大允许误差 ± 5%(体积分数)。

3. 校准条件

1) 环境条件

(1) 环境温度：(23±5)℃。

(2) 相对湿度：≤85%。

(3) 大气压力：86～106kPa。

(4) 供电电源：(220±22)V，(50±1)Hz。

(5) 周围无明显影响校准系统正常工作的机械振动和电磁干扰。

2) 测量标准器及其他设备

(1) 呼吸机测试仪。

流量范围：0.5～180L/min；最大允许误差：±3%；

潮气量： 0～2000mL；最大允许误差：±3%或 10mL；

通气频率：1～80 次/分；最大允许误差：±3%；

压力范围：0～10kPa；最大允许误差：±0.1kPa；

氧浓度：21%～100%；最大允许误差：±2%(体积分数)。

注：①气体流量测量兼容性：空气、氧气和空氧混合气体；②气体流量测量参考或补偿标准：具有环境温度、环境大气压(ATP)；标准温度(0 或 21℃)、标准大气压(101.325kPa)(STP)；体温、环境大气压、饱和湿气(BTPS)等补偿能力。

(2) 模拟肺。模拟肺容量为 0～300mL 和 0～1000mL。顺应性为 50mL/kPa、100mL/kPa、200mL/kPa 和 500mL/kPa，可根据需要进行选择。气道阻力为 0.5kPa/(L·s⁻¹)、2kPa/(L·s⁻¹)和 5kPa/(L·s⁻¹)，可根据需要进行选择。

(3) 校准介质:呼吸机校准医用氧气和医用压缩空气应符合 GB/T 8992—2009《医用及航空呼吸用氧》和《中华人民共和国药典》(2015 年版)中规定的要求。

4. 校准项目与校准方法

1) 外观及功能性检查

(1) 被校设备应结构完整，无影响正常工作和妨碍读数的缺陷和机械损伤。

(2) 被校设备的电源开关应安装可靠，通断状态明显，控制按钮标识清晰，易于操控。

(3) 被校设备应具有仪器名称、生产厂家、型号、出厂编号等标识。

(4) 被校设备开机应能正常工作。

2) 潮气量

(1) 检查被校准呼吸机的外观、附件、气源、呼吸管路等连接是否正常，开机检查呼吸机通气功能是否正常。然后正确连接呼吸机测试仪和模拟肺，并按测试仪说明书要求对其进行开机预热。

(2) 根据呼吸机类型不同，分别连接模拟肺和成人、婴幼儿呼吸管路，并按表 4-1 和表 4-2 中的条件和参数对潮气量进行校准。

① 成人型呼吸机(adult ventilator)

在 VCV 模式和 f=20 次/min，I∶E=1∶2，PEEP=0.2kPa 或最小非零值，FiO$_2$=40% 的条件下，分别对潮气量为 400mL、500 mL、600 mL、800 mL 等潮气量校准点进行校准，设定条件见表 4-1。每个校准点分别记录 3 次呼吸机潮气量监测值和测试仪潮气量测量值。

注：如果被校准呼吸机中没有上述通气模式，则选择与之类似的通气模式。

表 4-1　成人型呼吸机潮气量校准表

校准条件 可调参数	模拟肺 0～1000mL				
	VCV 模式，f=20 次/min，I:E=1:2，PEEP=0. 2kPa，FiO$_2$ =40%				
设定值(mL)	400	500	600	800	1000
顺应性(mL/kPa)	200	200	200	500	500
气道阻力 kPa/(L · s^{-1})	2	2	2	0.5	0.5

② 婴幼儿呼吸机(pediatric ventilator)

在 VCV 模式和 f=30 次/min，I:E=1:1.5，PEEP=0.2kPa 或最小非零值，FiO$_2$=40% 的条件下，分别对潮气量为 50mL、100 mL、150 mL、200 mL 和 300mL 等潮气量校准点进行校准，设定条件见表 4-2。每个校准点分别记录 3 次呼吸机潮气量监测值和测试仪潮气量测量值。

表 4-2　婴幼儿呼吸机潮气量校准表

校准条件 可调参数	模拟肺 0～300mL				
	VCV 模式，f=30 次/min，I：E=1：1.5,PEEP=0. 2kPa, FiO_2 =40%				
设定值(mL)	50	100	150	200	300
顺应性(mL/kPa)	50	50	100	100	100
气道阻力 kPa/(L · s^{-1})	5	5	2	2	2

③ 通用型呼吸机

按①和②的方法进行校准。

(3) 潮气量相对示值误差按公式(4-1)计算。

$$\delta = \frac{\overline{V_0} - \overline{V_m}}{\overline{V_m}} \times 100\% \qquad (4\text{-}1)$$

式中，δ 为被校准呼吸机潮气量相对示值误差，%；$\overline{V_0}$ 为被校准呼吸机潮气量 3 次监测值的算术平均值，mL；$\overline{V_m}$ 为测试仪潮气量 3 次监测值的算术平均值，mL。

3) 呼吸频率

(1) 连接好被校准呼吸机、呼吸机测试仪和模拟肺后，在 VCV 模式和 VT=400mL，I:E=1:2，PEEP=0.2kPa，FiO_2=40%条件下，分别对 40 次/min、30 次/min、20 次/min、15 次/min 和 10 次/min 等呼吸频率校准点进行校准，每个校准点分别记录 3 次呼吸机呼吸频率监测值和测试仪呼吸频率测量值。

(2) 呼吸频率相对示值误差按公式(4-2)计算。

$$\delta = \frac{\overline{f_0} - \overline{f_m}}{\overline{f_m}} \times 100\% \qquad (4\text{-}2)$$

式中，δ 为被校准呼吸机呼吸频率相对示值误差；$\overline{f_0}$ 为被校准呼吸机呼吸频率 3 次监测值的算术平均值，次/分；$\overline{f_m}$ 为测试仪呼吸频率 3 次监测值的算术平均值，次/分。

4) 气道峰压

(1) 连接好被校准呼吸机、呼吸机测试仪和模拟肺后，在 PCV 模式和 f=15 次/min，I:E=1:2，PEEP=0，FiO_2=40%条件下，分别对呼吸机 1.0kPa、1.5kPa、2.0kPa、2.5kPa 和 3.0kPa 等气道峰压校准点进行校准，每个校准点分别记录 3 次呼吸机气道峰压监测值和测试仪气道峰压测量值。

(2) 气道峰压示值误差按公式(4-3)计算。

$$\delta = \bar{p}_0 - \bar{p}_m \tag{4-3}$$

式中，δ 为被校准呼吸机气道峰压示值误差，kPa；$\bar{p}_0$ 为被校准呼吸机气道峰压 3 次监测值的算术平均值，kPa；$\bar{p}_m$ 为测试仪气道峰压 3 次监测值的算术平均值，kPa。

5) 呼气末正压

(1) 连接好被校准呼吸机、呼吸机测试仪和模拟肺后，在 PV/VCV 模式和 IPL=2.0kPa 或 VT=400mL，f=15 次/min，I:E=1:2，FiO₂=40%条件下，分别对呼吸机 PEEP 为 0.2kPa、0.5kPa、1.0kPa、1.5kPa 和 2.0kPa 等呼吸末正压点进行校准，每个校准点分别记录 3 次呼吸机呼吸末正压监测值和测试仪呼吸末正压测量值。

(2) 呼吸末正压示值误差计算参考气道峰压示值误差公式。

6) 吸气氧浓度

(1) 连接好被校准呼吸机、呼吸机测试仪和模拟肺后，在 VCV 模式和 VT=400mL，f=15 次/分，I:E=1:2，PEEP=0.2kPa 的条件下，分别对呼吸机吸气氧浓度为 21%、40%、60%、80%和 100%等吸气氧浓度校准点进行校准，每个校准点分别记录 3 次呼吸机吸气氧浓度监测值和测试仪吸气氧浓度测量值。

(2) 吸气氧浓度示值误差按公式(4-4)计算。

$$\delta = \bar{m}_0 - \bar{m}_m \tag{4-4}$$

式中，δ 为被校准呼吸机吸气氧浓度示值误差，%；$\bar{m}_0$ 为被校准呼吸机吸气氧浓度压 3 次监测值的算术平均值，%；$\bar{m}_m$ 为测试仪吸气氧浓度 3 次监测值的算术平均值，%。

注:婴幼儿呼吸机通气频率、吸气压力水平、呼气末正压和吸气氧浓度的校准方法同成人型呼吸机的校准，校准条件可选用婴幼儿模拟肺，潮气量为 150mL、吸呼比设为 1∶1.5，其他条件可不变。

5. 校准结果记录

校准记录见表 4-3。

表 4-3　呼吸机质量控制检测原始校准记录表

医院名称		质控计划名称	
检测依据		呼吸机质量检测技术规范	
项目类别	被检设备	检测设备	
设备名称	呼吸机	呼吸管路	气流分析仪

续表

品牌			
型号规格			
资产编号			

检查、检验、记录

	符合□ 不符合□	硅胶管路/一次性管路、Y形接头、集水杯、呼气阀附件在用于患者前应确保已经消毒，细菌过滤器不得浸泡消毒，建议熏蒸消毒
清洁消毒	符合□ 不符合□	流量传感器应根据《呼吸机使用手册》的要求进行保养和消毒
	符合□ 不符合□	主机及压缩机的防尘网、过滤网应及时清洗，晾干后重新装回
	符合□ 不符合□	呼吸机面板、显示屏应使用湿布进行擦拭清洗
	符合 □ 不符合□	检查设备外观、电源线、其他电缆有无破损，并做好记录
	符合 □ 不符合□	所有旋钮、开关、按键应牢固可靠，操作准确
外观检查	符合 □ 不符合□	检查传感器、管路导线有无损坏，连接是否可靠、正确
	符合 □ 不符合□	应保持设备外观清洁、干燥，严禁在设备表面摆放杂物及液体
	符合 □ 不符合□	确保设备工作在适宜的环境条件下
	符合 □ 不符合□	检查电源插头(包括呼吸机、湿化器和压缩机)是否插得牢固，确认供电正常
	符合 □ 不符合□	呼吸机开关正常，各种功能按键(旋钮)和指示，均为正常工作
开机检查	符合 □ 不符合□	呼吸机开机能通过自检，确认流量传感器正常工作、氧浓度探头工作正常
	符合 □ 不符合□	呼吸机通过气密性测试
	符合 □ 不符合□	若使用充电电池供电，保证电池电量为50%或以上

续表

保养、维修、记录

保养维护	符合 □ 不符合□	定期进行清洁检查消毒、外观检查、使用前检查，频次高于一个月
	符合 □ 不符合□	如果使用电池供电，至少应每半年进行电池测试，如果电池损坏应及时更换
	符合 □ 不符合□	按照设备服务手册，定期完成该型号特定的预防性维护
	符合 □ 不符合□	每年进行一次电气安全检测，并记录在案
	符合 □ 不符合□	由具有呼吸机的质量与安全技术相关技术的人员完成上述工作，并记录；呼吸机维护保养记录信息至少包括保养内容、保养人员、保养日期；呼吸机使用前质量确认记录信息至少包括外观是否完好、附件是否齐全、功能检测是否正常

质量检测、校准、记录

潮气量 (VCV 模式) f=15 次/min、 I:E=1:2、 PEEP=0.2kPa FiO$_2$=40%	设定值 /mL	200	400	600	最大允许误差	符合情况
	输出测量值				±10%或±25mL	□符合 □不符合
	呼吸机示值					□符合 □不符合
呼吸频率 (VCV 模式) VT=400mL、 I:E=1:2、 PEEP=0.2kPa FiO$_2$=40%	设定值 /(次/min)	40	20	15	最大允许误差	符合情况
	输出测量值				±5%	□符合 □不符合
	呼吸机示值					□符合 □不符合
气道峰压 (PCV 模式)、 f=15 次/min、 I:E=1:2、 PEEP=0kPa FiO$_2$=40%	设定值 /kPa	30	15	10	最大允许误差	符合情况
	输出实测值				±0.3kPa	□符合 □不符合
	呼吸机示值					□符合 □不符合
呼吸末正压 (VCV 模式) VT=400mL、 f=15 次/min、 I:E=1:2、 FiO$_2$=40%	设定值 /kPa	15	5	0	最大允许误差	符合情况
	输出实测值				±0.2kPa	□符合 □不符合
	呼吸机示值					□符合 □不符合

续表

质量检测、校准、记录

吸入氧浓度 FiO₂ (VCV 模式) VT=400mL、 f=15 次/min、 I:E=1:2、 PEEP=0.2kPa	设定值 /%	90	60	30	最大允许误差	符合情况
	输出测 量值				±5%	□符合 □不符合
	呼吸机 示值					□符合 □不符合

安全报警功能等检查

电源报警	□符合□不符合 □不适用	氧浓度上/下限报警	□符合□不符合 □不适用
气源报警	□符合□不符合 □不适用	窒息报警	□符合□不符合 □不适用
气道压力上/下报警	□符合□不符合 □不适用	患者回路过压保护功能	□符合□不符合 □不适用
每分通气量上/下报警	□符合□不符合 □不适用	按键功能检查(含功能键)	□符合□不符合 □不适用
检测说明			

检测人　　　　　　　　　　　　　　　　　审核人

日期：　年　月　日　　　　　　　　　日期：　年　月　日

6. 复校时间间隔

(1) 本规范不规定复校时间，但建议每年至少 1 次，或根据实际需要增加校准频率。

(2) 修后校准：预防性维护、维修后必须进行校准。

(3) 其他校准：验收、鉴定或委托方提出要求时进行校准。

二、麻醉机的检测项目与标准

1. 术语和定义

(1) 麻醉系统(anesthetic system)，也称为麻醉工作站(anesthetic workstation)：吸入式麻醉系统包括麻醉气体输送系统、通气系统和必需的监护装置、报警系统和保护装置。注：麻醉系统也可包括但不局限于麻醉气体输送装置、麻醉呼吸机、麻醉气体净化系统和它们相关联的监护装置、报警系统和保护装置。

(2) 麻醉气体输送装置(anesthetic vapor delivery)，也称为浓度标定蒸发器(concentration calibrated vaporizer)：提供浓度可控的麻醉剂蒸气装置。

(3) 麻醉呼吸机(anesthetic ventilator)：通过麻醉通气系统连接患者呼吸通道的自动装置，为了在麻醉过程中增加或提供患者通气。

(4) 驱动气体(driving gas)：气动通气中用于为麻醉机提供动力，但不输送给患者的气体。

(5) 可调节限压阀 (adjustable pressure-limiting valve)，超过压力调节范围便释放气体的限压阀。

(6) 氧气比例控制(oxygen ratio controller，ORC)：在缺氧的状态下，确保吸入气体的氧浓度在安全浓度范围。

(7) 快速冲氧(O_2 flush)：将稳定流量的氧气送至新鲜气体出口或麻醉通气系统入口，流量为 25～75L/min。

(8) 呼吸系统(breathing system)：在任何形式的通气中直接或间接与患者呼吸道相连接的气体通路。

(9) 麻醉气体净化系统(anesthetic gas scavenging system，AGSS)：连接通气系统排气口或连接用于传送呼出和/或多余麻醉气体至适当排放处的其他设备的完整系统。

2. 检测仪器与环境条件

1) 检测仪器

(1) 采用可应用于流量参数、压力参数、时间参数测量的检测设备，其动态流量应满足 0.5～180L/min，允许误差为±3%，动态压力为−2～20kPa，允许误差为±0.1kPa。

(2) 可检测麻醉气体浓度、氧气浓度、二氧化碳浓度的气体分析(监测)设备。

2) 环境条件

(1) 环境温度：(23±2)℃。

(2) 相对湿度：(60±15)%。

(3) 大气压力：86～106kPa。

(4) 供电电源：(220±22)V，(50±1)Hz。

(5) 周围无明显影响检测系统正常工作的机械振动和电磁干扰。

3. 检测项目

1) 外观及附件

(1) 被测设备应标有生产厂家、型号、出厂日期及编号、电源额定电压、频率，无影响其性能正常工作的机械损伤，附件应齐全，并有使用说明书。

(2) 被检仪器面板上的控制旋钮挡位正确,接触良好,步跳清晰,调节平滑。

(3) 被检设备内部、外部标识及标记应清楚可见。

2) 报警及安全系统检查

(1) 报警通用要求。

① 静音功能:如果声音报警被操作者禁用,应有可见指示,表示声音报警处于禁用状态。

② 静音时限:如果操作者使声音信号静音或暂停,静音或暂停时间不应超过120s。在此状态下,不能影响新的报警信号启动声音报警。

③ 报警设置:可调报警设置应持续显示,或由操作者手动操作显示。

④ 断电报警:麻醉机应在断电情况下启动一项高级报警,或者一旦供电电源低于设备规定值,应启动声音报警,持续时间至少 120s。如果麻醉机转换至内部电源供电以维持正常工作,那么该报警信号不应被启动。

⑤ 内部电源:如果麻醉机配有内部电源,应配有检测内部电源状态的装置。如果内部电源耗尽,麻醉机应在所有电源失电之前提供紧急断电报警。

(2) 麻醉气体输出系统。

① 麻醉气体输送系统应有供氧故障报警,当来自管道或气瓶的氧气供应低于制造商要求值时,麻醉机触发报警。如果报警信号由电子学方法产生,它应是高优先级。如果由气动产生,则报警声音信号至少要持续 7s。

② 供氧故障保护:当氧气供应压力低于制造商规定的最低值时,麻醉机应具有气源关闭装置可执行下述一种功能。

a. 关闭对新鲜气体输出口除氧气外的所有气体供应。

b. 关闭对新鲜气体输出口除氧气和空气外的所有气体供应。

c. 在保持预设氧流量或氧比例时,渐进地减少其他气体的流量,直至氧气供应最终失败,此时,所有其他气体供应被全部关闭。

d. 在保持预设氧流量或氧比例时,渐进地减少除空气外的其他气体的流量,直至氧气供应最终失败,此时,所有除空气外的其他气体供应被全部关闭。

注:气体关闭装置也可将吸气通道对大气开放。

③ 在气体关闭装置关闭除氧气外的所有气体之前,氧气供应故障报警应被激活。氧气供应压力打开气体关闭装置的压力值应高于其关闭该装置的压力值。

④ 防止选择的氧浓度低于大气氧浓度:麻醉气体输送系统中应有一个装置,以防止无意识地选择氧气和 N_2O 混合气体中的氧气浓度低于大气氧浓度。如果此装置是操作者选择的人控机械结构,它的激活应该被清楚地指示。可通过目测和功能测试检验是否符合要求。

(3) 压力限制。

麻醉系统应具有限制患者连接端口压力的装置,在正常状态和单一故障状态下，此压力不应超过 12.5kPa。对于不带有麻醉呼吸机的麻醉系统或者当麻醉机处于手动或自主通气模式下，一个符合要求的储气袋可以作为压力限制的装置，其压力限制效果相当于 5.5kPa。

(4) 可调的压力限制(APL、P_{max})。

麻醉机应有可调装置，限制麻醉通气系统的压力。限制装置应限制压力在设定值的±15%内。无论何时超出设定值±3cmH$_2$O 或设定值±15%内(两者取大值)中优先级高的报警信号应激活。

(5) ORC 功能检测。

麻醉机正常工作的情况下，设定 N$_2$O 流量为 7L/min、氧气流量为 8L/min，在 30s 内将氧气流量调到最小，确认输出气体的氧浓度不低于 19%。

(6) 快速充氧功能检测。

手动工作模式中，启动快速充氧按钮，吸气端口氧气流量不低于 25 L/min。

(7) APL 阀功能检测。

在控制工作模式中，调节 APL 阀的压力范围，查看是否影响机械通气。在手动模式中，设定 APL 阀的压力值在 30cmH$_2$O、50cmH$_2$O、70cmH$_2$O 时，用劲捏储气囊，当压力值超过设定值时，APL 阀进行压力释放。

(8) 回路密闭性检测。

按下快速充氧键，APL 阀设置在手动模式，密闭麻醉机外回路，调节压力为 30cmH$_2$O，使压力达到 30cmH$_2$O，查看机械压力表或电子压力表的压力下降状况，在 30s 内压力下降的最大值为 5cmH$_2$O。

3) 通气安全报警检测

设定麻醉机为 VCV 模式，VT=400mL/次，强制呼吸频率 20 次/min，I:E =1:2，流量波形为方波，PEEP=2cmH$_2$O，C=500mL/kPa±5%。

(1) 气道压力上限报警：将气道压力上限设定为低于气道峰压值 2cmH$_2$O，麻醉机应有"气道压力高"报警。

(2) 气路压力下限报警：将模拟肺与麻醉机管路脱开，麻醉机应有"气道压力低"报警。

(3) 分钟通气量高报警：将分钟通气量上限设定为低于 8L/min，麻醉机应有"分钟通气量高"报警。

(4) 分钟通气量低报警：将分钟通气量低限设定为高于 8L/min，断开呼吸回路，麻醉机应有"分钟通气量低"报警。

(5) 窒息报警：设定麻醉机为辅助或支持模式，在无患者触发条件下，麻醉机应有"窒息"报警。部分型号呼吸机还可自动切换到控制通气或后备通气。

4) 通气参数检测方法

麻醉机通气参数检测方法参见呼吸机通气参数检测方法。

4. 检测周期

(1) 定期检测：通常为每年一次，如果设备使用频率过高，应每半年一次。

(2) 修后检测：预防性维护、维修后必须进行检测。

(3) 其他检测：验收、委托方提出要求时进行检测。

5. 检测记录与结果处理

1) 检测记录

参见呼吸机质量控制检测原始记录表 4-3。

2) 检测结果处理

(1) 对于检测不合格的设备，立即停用，并进行检修。

(2) 对于检测合格的设备，粘贴合格标签，标明下次检测时间。

三、气流分析仪

呼吸机是临床最容易出问题、培训工作量最大、最难使用的医疗设备之一。由此，加强呼吸机的应用管理和质量控制对提高其安全性和使用效率，提高临床救治的成功率、减少临床风险具有极其重要的意义。在没有对呼吸机进行计量强检的情况下，呼吸机机械通气的性能检测是呼吸机质量控制的主要手段。

目前国内使用较多的气流分析仪有 VT PLUS HF 气流分析仪、美国 TSI 4080 气流分析仪和瑞士 Imtmedical PF-300 气流分析仪。

1. 美国 Fluke 公司的呼吸机检测仪

美国 Fluke 公司生产的 VT PLUS HF、VT305、VT MOBILE 是目前应用较多的气流分析仪，下面以 VT PLUS HF 为例，介绍其工作原理和操作方法。

1) VT PLUS HF 的原理

VT PLUS HF 内部电路由主控板、阀板和电源板组成，具体结构图和工作原理参见第二章第一节。

(1) 流量检测：VT PLUS HF 流量检测采用节流压差原理，共有高流量和低流量两个流量测量端口，低流量端口的测量范围为 0～25L/min，高流量端口的测量范围为 0～300L/min。

(2) 压力检测：高、低压力传感器直接测量外部压力端口输入的压力，高压力传感器采用 SDX100D4 压力传感器，测量范围为–100～100psi(1psi= 6.89kPa)；低压力传感器采用 SDX15E4 压力传感器，测量范围为–10～10psi。气道压传感器采用 SDX05D4 压力传感器，测量范围为–120～120cmH$_2$O。大气压的测量采用 SDX15A2 压力传感器，直接对大气开放测量。

(3) 氧的浓度检测：氧的浓度传感器为化学传感器，一般来说，氧浓度传感器使用 1 年后应更换。

(4) 呼吸频率检测：对于呼吸机的检测来说，检测仪必须能够正确地识别出一次呼吸动作的产生，才能准确地测量出潮气量和压力等参数。VT PLUS HF 高流量端口默认的呼吸检测阈值为 2L/min，低流量端口默认的呼吸检测阈值为 0.5L/min。检测阈值对潮气量的检测会产生一定的影响。

2) VT PLUS HF 的操作步骤

(1) 开机。

开机预热，预热结束，按"OK"键，压力和流量调零，如图 4-9 所示。

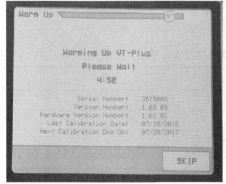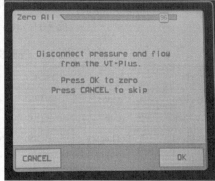

图 4-9　开机界面

(2) 设置。

① 气体类型设置。气体类型设置界面如图 4-10 所示，按前面板上"SETUP"键进入系统设置界面，再选择"Settings"选项测量设置界面，选择"Gas Settings"(气体设置)选项。在"Gas Type"(气体类型)选项选择检测环境所供应的气体类型，按"MODIFY"键确认。

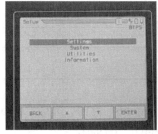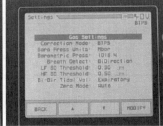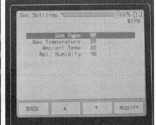

图 4-10　气体类型设置界面

② 补偿模式设置。补偿模式设置界面如图 4-11 所示，按"BACK"键，选择"Correction Mode"(补偿模式)选项，按"MODIFY"键选择被测设备对应的补偿模式。呼吸机补偿模式设置如表 4-4 所示。

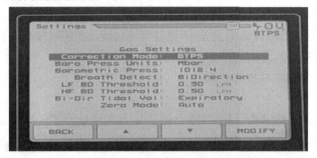

图 4-11　补偿模式设置界面

表 4-4　呼吸机补偿模式设置

制造商	型号	补偿模式	备注
Viasys/Bird	Avion	BTPS	
Viasys/Bird	Gold	BTPS	
Viasys/Bird	T-Bird Legacy	BTPS	
BMD	IC2A	ATP	
BMD	MVP10	ATP	
BMD	Crossvent 4	ATP	
Breas	PV-403.501	ATP	Not available from manufacturer, assumed
Breas	IMP-2	ATP	Not available from manufacturer, assumed
Draeger	Evita 2 and 4	BTPS (or NTPD)	Uses BTPS in normal mode but both in Service mode, NTPD for high pressure barometer(use STPD21 in this case)
Draeger	Babylog 8000	BTPS (or NTPD)	Uses BTPS in normal mode but both in Service mode, NTPD for high pressure barometer(use STPD21 in this case)
Hamilton	Galileo 2	ATP	
Hamilton	Veolar 3	ATP	
Infrasonics	Adult Star	STPD 21°	
Newport	E100i& E100m	ATP	

③ 调零设置。调零设置界面如图 4-12 所示，在"Settings"界面，选择"Zero Mode"选项，按"MODIFY"键将调零方式改为"Manual"(手动)。

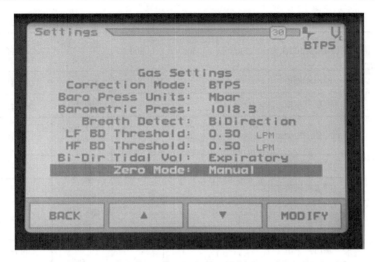

图 4-12　调零设置界面

(3) 连接管路。

呼吸机与分析仪连接管路图如图 4-13 所示,开启呼吸机,连接患者呼吸回路至呼吸机,移除呼吸机湿化器,以这种方式连接呼吸管路、模拟肺至分析仪的两侧。检测儿童呼吸机时,连接相应的儿童管路和儿童模拟肺。

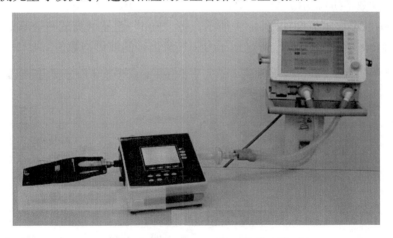

图 4-13　呼吸机与分析仪连接管路图

(4) 设置呼吸机参数并测量。

根据测试要求设置呼吸机参数并进行测量,包括潮气量、吸呼比、通气频率、吸气压力水平、呼气末正压等,如表 4-5 所示。

表 4-5 机械通气参数检测

潮气值(VCV 模式)	设定值/(mL/次)	300	500	800	最大允许误差	符合情况
	输出实测值				±10%或 ±25mL/次	□符合 □不符合
	呼吸机示值					□符合 □不符合
强制通气频率	设定值/(次/min)	40	20	15	最大允许误差	符合情况
	输出实测值				±5%	□符合 □不符合
	呼吸机示值					□符合 □不符合
吸呼比(I:E)	设定值	1:1	1:1.5	1:2	最大允许误差	符合情况
	输出实测值				±5%	□符合 □不符合
	呼吸机示值					□符合 □不符合
吸气氧浓度 FiO_2	设定值/%	90	60	30	最大允许误差	符合情况
	输出实测值				±5%	□符合 □不符合

(5) 读数/波形显示。

读数/波形显示界面如图 4-14 所示,按"Full"键显示测试的全部测量数值,按"Pressure"键、"Flow"键显示压力和气流信号的波形与数值。

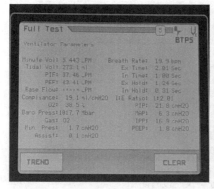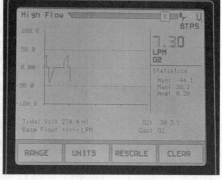

图 4-14 读数/波形显示界面

2. 瑞士 Imtmedical PF-300 气流分析仪

瑞士 Imtmedical PF-300 气流分析仪如图 4-15 所示,它可以用于检测和校准呼吸机,气流参数的测量包括流量(低流量–20～20L/min、高流量–300～300L/min)、差分压力、高压、大气压、氧浓度、温度、湿度和露点；也可以进行一系列呼吸参数的测量，如呼气潮气量、吸气潮气量、呼吸频率、吸呼比、吸气时间、呼气时间、呼吸峰值压力、呼吸平均压力、呼气末正压、吸气峰值流量、呼气峰值流量、T_i/T_{cycle}(吸气时间/呼吸周期时间)。

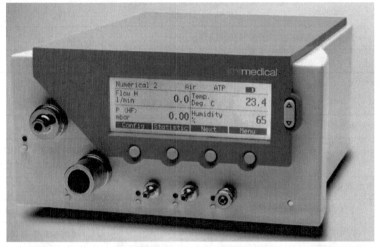

双方向流量测量双测量通道，检测流量、压力、温度、湿度和氧浓度

呼吸参数测量全呼吸参数测量，包括PEEP、潮气量、顺应性等

压力测量配置6组不同压力传感器，支持全压力参数测量

数据存储存储记录所有测量及呼吸参数

图 4-15 瑞士 Imtmedical PF-300 气流分析仪

1) 技术参数

Imtmedical PF-300 气流分析仪的技术参数如表 4-6 和表 4-7 所示。

表 4-6 气流参数表

序号	参数名称	量程	精确度
1	低流量	−20～20L/min	±读数的 2%或者±0.05L/min
2	高流量	−300～300L/min	±读数的 2%或者±0.1L/min
3	容积	0～10L	±读数的 2%或者±0.02L(高流量)±0.01L(低流量)
4	压力(高流量)	0～150mbar	±读数的 0.75%或者±0.1mbar
5	差分压力	−150～150mbar	±读数的 0.75%或者±0.2mbar

序号	参数名称	量程	精确度
6	高压	0～10bar	±读数的 1%或者±10mbar
7	大气压	0～1150mbar	±读数的 1%或者±5mbar
8	氧浓度	0～100%	±1%
9	湿度	0～100%	±2%
10	温度	0～50℃	±读数的 1.75%或者±0.5℃

注：1bar=10^5Pa。

表 4-7　呼吸参数表

序号	参数名称	符号	量程	精确度
1	潮气量	V_{Ti}、V_{Te}	1～10L	±读数的 2%或者±0.02L(高流量)±0.01L(低流量)
2	吸气时间和呼气时间	T_i,T_e	0.05～60s	±0.02s
3	峰值压力	P_{peak}	0～150mbar	±0.75%或者±0.1mbar
4	平均压力	P_{mean}	0～150mbar	±0.75%或者±0.1mbar
5	吸呼比	I:E	1:300～300:1	±2.5%
6	呼气末正压	PEEP	0～150mbar	±0.75%或者±0.1mbar
7	呼吸频率	Rate	1～1000 次/min	±2.5%或者±1 次/min
8	吸气峰值流量	PF Insp.	±300L/min	±读数的 2%或者±0.1L/min
9	呼气峰值流量	PF Exp.	±300L/min	±读数的 2%或者±0.1L/min
10	静态顺应性	C_{stat}	0～1L/mbar	±3%或者±1mL/mbar
11	平台压力	$p_{ploteau}$	0～150mbar	±0.75%或者±0.1mbar

　　Imtmedical PF-300 气流分析仪的独特设计使其具有结构紧凑、携带方便、操作简单的特点。该设备有内部电池，可在无外部电源的情况下正常工作。该设备不能用于患者监护，不允许将 Imtmedical PF-300 气流分析仪与患者正在使用的呼吸机进行连接。

　　2) 操作环境

　　(1) 温度：15～40℃。

　　(2) 相对湿度： 10%～90%。

　　(3) 气压：700～1060mbar。

　　3) 气流测量标准条件

　　(1) ATP：在环境大气压和温度下的气体容积。

(2) ATPD：在环境温度压力(D 表示干燥)下，气体湿度为 0%时的容积。

(3) AP21：在环境大气压和 21℃(70℉)下的气体容积。

(4) STP：在 21℃和 1013mbar(70℉/760mmHg)环境条件下的气体容积。

(5) STPH：在 21℃和 1013mbar、实际湿度(70℉/760mmHg/实际湿度)条件下气体的容积。

(6) BTPS：在饱和度 100%、潮湿气体、当前大气压、37℃(99℉)条件下的气体容积。

(7) BTPD：在干燥气体、环境大气压、37℃(99℉)条件下的气体容积。

(8) 0/1013：符合 DIN1343 的标准条件、环境条件为 0℃和 1013mbar(32℉/760mmHg)下的气体容积。

(9) 20/981：符合 ISO 1-1975 的标准条件、环境条件为 20℃和 981mbar(68℉/736mmHg)下的气体容积。

(10) 15/1013：符合 API 标准条件、15℃和 1013mbar(59℉/760mmHg)条件下的气体容积。

(11) 25/991：环境条件为 25℃和 991mbar 下的气体容积。

(12) 20/1013：环境条件为 20℃和 1013mbar(68℉/760mmHg)下的气体容积。

4) 气流测量工作原理

采用压差传感器测量原理。管道内的气流流经限流器时将形成一个压力差。

5) 操作方法

(1) 在不接任何管路的条件下，连接 PF-300 电源并开机，自检完成后需预热 5min 再进行测量，以保证测量精度。

(2) 呼吸机和 Imtmedical PF-300 连接图如图 4-16 所示。

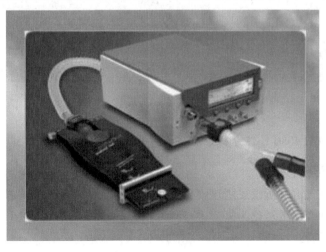

图 4-16　呼吸机和 Imtmedical PF-300 连接图

(3) 测量主界面如图 4-17 所示。

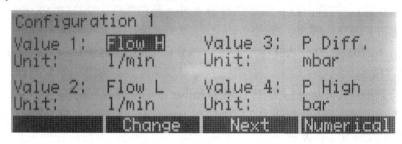

图 4-17　测量主界面

(4) 参数配置界面如图 4-18 所示。

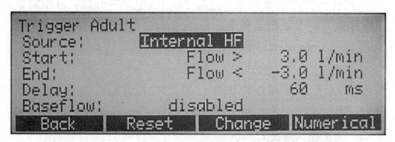

图 4-18　参数配置界面

(5) 测量界面如图 4-19 所示。

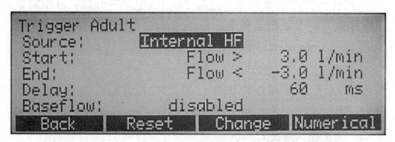

图 4-19　测量界面

3. 美国 TSI 4080 气流分析仪

1) 流量传感器原理

TSI 4080 气流分析仪采用热膜感应式传感器测量气体流量，通过将气体流过时热膜的温度变化量转化为电流进行测量。

2) 测量参数

测量参数包括气体流量、峰值和最低流量、潮气量(吸气和呼气)、分钟通气量、低压压力(压差)、峰值压力和 PEEP 压力、大气压、吸气时间、呼气时间、吸呼比、呼吸频率、气体温度、氧浓度。可检测气体包括空气、O_2、空气/O_2 混合、N_2、CO_2、N_2O。

3) 性能范围

(1) 流量范围及精度：0～300L/min(±2% 读数)。

(2) 压力范围及精度：–10～150psi(±1% 读数)。

(3) 氧浓度范围及精度：0～100%(±2%读数)。

(4) 峰值吸气压力范围及精度：–25～150cmH$_2$O(±0.5% 读数)。

(5) 平均吸气压力范围及精度：–25～150cmH$_2$O(±0.5% 读数)。

(6) 吸/呼气峰值流量范围及精度：0～300L/min(±2% 读数)。

(7) 潮气量范围及精度：0～10000mL/次(±2% 读数)。

(8) 呼吸频率范围及精度：0～1500 次/min(±2% 读数)。

(9) 呼气时间和吸气时间范围：0.04～30s(吸气时间)，0.04～30s (呼气时间)。

4) 简单操作步骤

(1) 在不接任何管路的条件下，连接 TSI 4080 电源并开机，自检完成后需预热 5min 再进行测量，以保证测量精度。

(2) 对传感器进行标定。

(3) 图 4-20 为 TSI 4080 气流分析仪与呼吸机连接示意图。

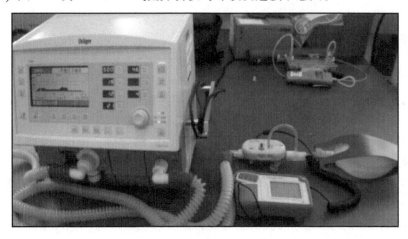

图 4-20　TSI 4080 气流分析仪与呼吸机连接示意图

(4) 选择参数。

根据呼吸参数选择混合气和环境压力湿度，参数选择界面如图 4-21 所示。

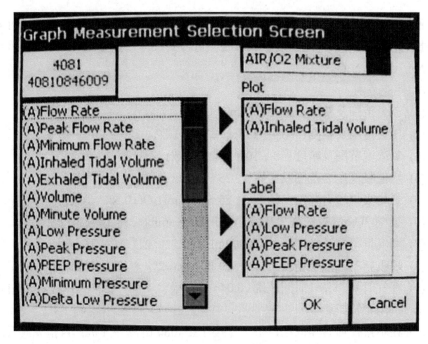

图 4-21　参数选择界面

第四节　呼吸麻醉设备的维护和保养

一、呼吸机的维护和保养

1. 呼吸机的特殊属性表现

(1) 重要性：呼吸机是安全等级最高的三类医疗器械，主要用于抢救和通气治疗，直接影响抢救患者生命的成败。

(2) 广泛性：呼吸机目前已广泛应用于医院的急诊、ICU、外科、肺内科等科室。

(3) 贵重性：随着机械通气技术和电子技术日益进步，新型呼吸机的功能也日益强大，导致生产成本居高不下，各医院无法大量配置。

(4) 复杂性：新型呼吸机功能强大，配件、接口、监测元件增多，复杂程度高。

(5) 风险性：呼吸机属抢救设备，机器本身功能复杂，故障概率大，风险值较高。

2. 呼吸机维护保养的意义

呼吸机日常维护保养的好坏,直接影响其能否在临床上正确使用和规范操作。随着医疗水平的不断发展、医疗设备的不断更新,能够接受到呼吸机治疗的病人日趋见多,且这类病人大多病情严重、机体抵抗力差且多数伴有呼吸道感染问题等,呼吸机的消毒能有效防止院内的交叉感染。其次,呼吸机使用后的消毒保养既能节约时间以备不时之需,又利于提高病人的抢救成功率。先进的呼吸机价格昂贵,妥善的维护保养可以延长使用寿命。

3. 呼吸机维护和保养的具体做法

1) 呼吸机清洁

呼吸机需要清洁的部件很多,必须严格按照各型号呼吸机说明书上的不同要求对各部件进行清洁。例如,呼吸机主机外壳和压缩泵外壳在每日使用完毕后仅需要用干净的软湿的棉布轻轻擦拭,如遇到痰痂、血渍等有必要消毒的污渍时,可用1%含氯消毒液浸泡软布后进行擦拭,空气过滤网的清洁一般2~3周进行1次,将过滤网从机器中取出后,先用清水冲洗干净表面的尘埃,再甩干或烘干后放回原位置。湿化器的电器加温部分用干净的软湿布轻拭,严禁使用消毒液浸泡,以免影响加热功能和感温的准确性。对不可拆卸的电子元件则由专业技术人员定期保养,不可以常规清洁。

2) 呼吸机消毒

呼吸机是高精密仪器,消毒比较复杂。在对其进行消毒前需要根据呼吸机的不同型号了解机器的内部结构再进行拆卸消毒。呼吸机消毒有两种,一种是患者使用时的日常消毒,另一种是撤机后的终末消毒。常规更换消毒的频率不宜过频,同一患者可使用48小时。呼吸机内部的机械部分不宜常规消毒。不同患者使用同一台呼吸机时,对呼吸机内、外部分的消毒或灭菌必须彻底。病人停用呼吸机后,必须将呼吸机的所有管路系统分别拆下,经过彻底消毒后,方可按原结构重新安装、调试,以备下次应用,这就是终末消毒。为了达到彻底的消毒效果,在消毒前务必做好呼吸机的清洁工作,管路清洁时必须认真检查管道内有无痰痂、血渍等脏污残留。

呼吸机管路和零部件的常用消毒方法有药物浸泡消毒和气体熏蒸消毒。药物浸泡消毒操作简单,无需特别设备,是呼吸机管路消毒中最常用的方法,只需准备一个较大的容器并配置好药液即可。常用的消毒液有2%戊二醛溶液和2%戊二醛酸性溶液或 0.5%~1%次氯酸钠等。在浸泡前,必须先去净器材的痰痂、血渍等脏污残留物，然后将需要消毒的物品完全浸入溶液中，中空物品腔内也不能有气泡存留，有套管和轴节的必须分开，避免消毒后粘连。气体熏蒸消毒主要是利用环氧乙烷气体能杀死霉菌、孢子及较大的病毒进行消毒，并且可穿透橡胶、塑料、玻璃纸等，没有腐蚀性和破坏性。但是环氧乙烷具有低沸点、易燃易爆的特性，必须避免与明火接触，皮肤接触液体环氧乙烷会起水泡，吸入体内可能刺激支气管从而引起头痛、呕吐等症状。故此，消毒时须有特殊装备。另外这种方法消毒时间较长，价格比较昂贵。此外，呼吸机需消毒部件的金属部分和耐高温部件，还可根据具体情况采取高压蒸汽消毒的方法。但缺点是反复高压容易导致管道老化、金属生锈，建议尽量避免使用。

再者，呼吸机的维护保养中需要定期更换消耗品，比如氧电池、活瓣、膜片、细菌过滤器及过滤网等。一台呼吸机工作达到 1000 小时左右，须由工程师进行保养及检修。此外呼吸机检测、功能综合检查也十分重要，诸如漏气检测、潮气量测定、压力表检测、报警系统检测等。

二、麻醉机的维护和保养

麻醉机作为手术中的重要辅助工具，可用于实施全身麻醉、供氧及进行辅助或控制呼吸，对患者在手术中的安全起到重要的作用。做好麻醉机的日常维护保养、消毒，一方面能够提高设备的使用质量，为临床病人抢救和治疗提供基础，另一方面也可延长麻醉机的使用寿命，为医院节约使用成本并提升社会效益。

1. 麻醉机的日常保养

麻醉机属贵重精密仪器，使用率高，应配有专人保管。保持外部清洁，可用湿软的棉布进行擦拭，并置于通风干燥避光处，应避免与其他具有腐蚀性的化学试剂放置于同一室内。保证各种易损件的备用数量。使用后管道应及时清洁与消毒以存放备用。

2. 麻醉机的定期检查

(1) 定期检查、更换氧电池、活瓣、膜片、细菌过滤器、密封圈等易损耗部件。

(2) 定期通电试验、综合检查麻醉机主要功能，尤其需要进行漏气测试以检查麻醉机气路系统各管道、接口有无漏气现象。麻醉机的气路系统包括供气管道、主机内部管道、与患者连接的回路三大部分。检查通常采用潮气量测定、压力表检验法和耳听手摸法等。测量方法具体如下。

① 潮气量测定：预调 VT，接弹性呼吸囊(模拟肺)，分别测定吸入侧和呼出

侧 VT，若二者相同，说明无漏气。将回路内氧流量关闭，观察模拟肺的膨胀程度和 VT 的下降程度，若 VT 逐渐减少或模拟肺膨胀度逐渐减少，说明漏气。

② 压力表检验法：主要检查工作压和通气压，如果工作压低于设定水平，说明供气源压力不足或麻醉机内部管道漏气；如果气道压低于正常，说明外部管道漏气。

③ 耳听手摸法：系统正常通气时，若听到接口处有"嘶嘶"声，用手触摸有明显漏气，说明密封不严，应查明原因并进行相应的处理。

(3) 报警系统检测。采用调节潮气量及报警上、下限来检查麻醉机的声、光报警是否正常。

(4) 检测麻醉机输出功能，如呼吸模式、PEEP 功能、FiO_2、呼吸频率、VT 等是否准确可靠。

(5) 检查麻醉机的附加功能是否正常，如监护仪、雾化器等。

3. 麻醉机的消毒

麻醉机的消毒是指对麻醉机气路系统进行消毒，对主机一般只做清洁。麻醉机的气路可分为以下两种。①全部气路可拆卸式：主机内部气路、患者吸气和呼气回路的管道均可拆卸、清洁、消毒。②部分气路可拆卸式：麻醉机主机内部气路不能拆下，只有患者吸气和呼气回路的管道可拆下清洁、消毒。由于使用钠石灰吸收呼出的 CO_2，呼出气体返回储气囊，被再吸入，患者吸气和呼气回路污染较重，需严格消毒，若密封不好，影响手术进程。

麻醉机的气道消毒分为两步，第一步是管道的清洁，其次是管道的消毒。管道多为人工合成材料、橡胶、金属等，可用肥皂水、洗衣粉、洗洁精等溶液清洗，再用清水冲洗干净、晾干，尤其注意清洁管道中的痰痂、血渍、油污及其他脏污残留。第二步是管道的消毒，分为：①日常消毒，每次使用完麻醉机后需拆下患者所用的呼气回路管道进行清洁、消毒，同时换上新的或干净的管道继续工作；②结束消毒，麻醉机停止使用后需要彻底进行清洁消毒，重新安装完毕后供下次使用。

麻醉机的消毒方法可分为：①药物浸泡消毒法；②气体熏蒸消毒法，可选用甲醛、环氧乙烷；③γ 射线照射消毒法(现一般临床不用)。

各种传感器均为精密电子产品，价格贵，易损坏，必须根据麻醉机说明书和操作指南进行操作，一般传感器不能用水冲洗，能接触水的部分可以轻轻刷洗，不能接触水的部分必要时可用 75%酒精球轻轻擦干净。

　　麻醉机主机内部的清洁是除尘、除水，若有灰尘等可用吸尘器吸除。麻醉机内部结构不同，需要消毒的部件也有所差异。除水的方式需根据水分在麻醉机中的不同位置而确定。

　　麻醉机主机外部的清洁可用湿棉布轻轻擦净，放室内用紫外线照射或在洁净手术间中自然净化。

　　在对麻醉机进行清洁与消毒的同时，也应重视对病室的清洁和消毒。每日用0.12%过氧乙酸擦拭室内物品如床、地板等；定期利用紫外线或其他消毒设备对室内进行消毒，如洁净手术室的自然净化，患者撤离后房间彻底清洁消毒。

第五章　新生儿抢救与监护设备

新生儿抢救与监护设备多用于新生儿重症监护病房(neonatal intensive care center, NICU)、产科病房和新生儿病室，包括婴儿培养箱、婴儿辐射保暖台和婴儿监护仪等设备。本章主要从婴儿培养箱和婴儿辐射保暖台这两种常见的新生儿抢救设备入手进行讲解分析。

第一节　新生儿抢救与监护设备的原理

一、婴儿培养箱的原理

现代生物医学大量的资料证明，温暖的环境可以降低直接或间接寒冷应激反应引起的发病率和死亡率，从而有效地保障新生儿的成活率。婴儿培养箱为新生儿创造一个空气洁净、温湿度适宜的舒适环境，避免婴儿感染，增强机体抵抗能力，以保障婴儿发育成长。

婴儿培养箱由主机(包括机箱和控制仪)、婴儿舱(设有多个治疗、抢救用管道的进出口和操作窗)、输液架、托盘、机座(机柜或机脚)、上黄疸治疗装置(选配)和称重装置(选配)组成，主要部件如表5-1所示，结构图如图5-1所示。

表5-1　婴儿培养箱的主要部件

部件名称	说明
控制仪	婴儿培养箱的核心部件，具有箱温控制模式，以及大于37℃温度跨越模式的可选功能，用于热量输出的自动控制
机箱	婴儿培养箱的一个重要部件，由铝槽、水箱、空气过滤器等组成
婴儿舱	放置患者的一个装置，包括恒温罩、婴儿床等，结合临床需要，婴儿床可进行倾斜调节
操作窗	护士对患者进行护理的窗口
输液架	婴儿培养箱的一种支承件，预期用于悬挂输液瓶
托盘	婴儿培养箱的一种支承件，预期用于放置临床时需要配套使用的一些辅助装置或物件
机脚	支撑婴儿培养箱的一个部件，婴儿培养箱机座的常规配置为机脚或机柜为可选配置
上黄疸治疗装置	预期用于患者胆红素的光照治疗

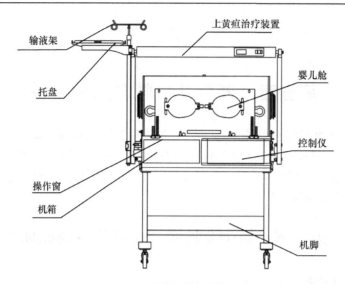

图 5-1　婴儿培养箱结构图

　　婴儿培养箱一般采用对流热调节的方式提供一个控温精确稳定的培养环境，外界空气经过滤器过滤后，流经加热器进行加热，并由风机驱动从箱体的进风口进入恒温罩，然后通过回风口再循环到风机处，从而形成热空气循环气流。热空气循环气流流经水箱顶部，带动水面上的水蒸气进入恒温罩内。由于风机的驱动，外界空气不断经加热器加热，并携同水蒸气进入恒温罩内，对恒温罩内热空气和湿度进行补充，其原理图如图 5-2 所示。

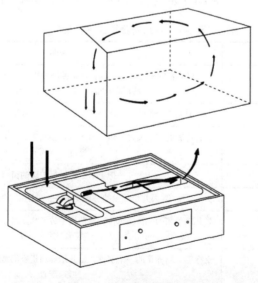

图 5-2　热空气循环气流

中央控制系统通过传感器实时检测和显示箱内温度、婴儿皮肤温度和箱内空气湿度，以控制箱内温度和湿度而达到保温和保湿的目的，并对一些意外状况进行实时监测，如电源、箱内温度、皮肤温度以及风道是否畅通等，一旦监测到不正常状态可以第一时间内通过声光报警的形式发出警示，中央控制系统基本结构如图 5-3 所示。

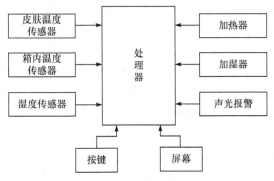

图 5-3　中央控制系统基本结构

婴儿培养箱(以下简称培养箱)关系到婴儿的培养效果和生命安全，在使用时一定要规范操作，具体操作及注意事项如下。

(1) 培养箱属危及人体生命安全的高风险医疗器械，只能在新生儿病房、儿科病房、产科病房和儿童重症监护病房等类似的特殊病房内使用。培养箱的操作人员必须经过专门的培训，并在执业医师指导下进行操作。

(2) 经检查确认培养箱各种功能均正常后，按照医嘱设置好各项参数并让仪器进入预热状态，仪器的预热时间一般在 45min 左右，待温度达到设定值并平衡后，方可进行婴儿的培养。

(3) 培养箱工作时，操作人员必须时刻关注患者状况，并定期监控和记录患者温度，看是否有过热或过冷等异常情况发生。建议每 0.5h 至少监控 1 次婴儿温度。

(4) 培养箱发生任何异常和故障时，应立即停止使用，关闭电源和转移患者。

(5) 培养箱不能放置于阳光直射或其他辐射热源存在的场所中使用。阳光直射或其他辐射热源会使培养箱温度上升，但又不会启动培养箱的超温报警功能。

(6) 培养箱不能放置于有易燃麻醉气体或其他易燃物质存在的场所中使用。

(7) 培养箱不能放置于有较强电磁场产生的场所中使用。

(8) 培养箱一般未配空气净化装置，为确保培养箱内的空气质量，必须放置于合格的空气环境中使用。

(9) 在导管等还连接在患者身上或者婴儿床处于倾斜、提升状态时，不得打开培养箱恒温罩，以防止对患者产生伤害。

(10) 当患者尚在培养箱内时，一切与患者必需的接触可以通过前正门挡板和操作窗来进行，不能也没有必要打开培养箱恒温罩。

(11) 培养箱前正门挡板不能长时间处于开启状态，正门挡板的开启会使培养箱温度显示窗的温度无法体现培养箱内的实际温度。

(12) 培养箱前正门挡板处于打开状态时，不能把患者留在培养箱内没人看管。

(13) 培养箱挡板插销都应该牢固插住，以防发生挡板意外打开的现象。

(14) 培养箱内放置其他辅助设备时，有可能会导致空气流动方式的变化，也可能影响温度的一致性和可变性，需特别留意。

(15) 培养箱内的空气循环通道中如有杂物(如毯子等)会引起阻塞，在临床使用过程中，可能会影响患者的安全，导致患者过热，从而形成伤害和烧伤。

(16) 上黄疸治疗装置的使用可能会影响恒温罩的温度、培养箱温度和婴儿皮肤温度，故需定时对患者进行体温测量。

(17) 为防止偶然移动而造成伤害，正常使用期间的培养箱须锁紧脚轮。

(18) 为防止产生意外的断开，在移动婴儿床的时候，应确保每根导线、输液管和通风管道到婴儿床垫之间有足够的长度，可以使婴儿床进行全方位的移动。

(19) 为使培养箱在移动过程保持最佳稳定状态及防止水箱中的蒸馏水溢出，在移动之前，要保证所有物品都被牢固地固定在所处位置，并且水箱中的蒸馏水放尽。

(20) 在操作升降式机柜时，应把一只手放在培养箱上提供支持，防止它失去平衡。

(21) 操作者不得同时触及患者和设备的带电部件及其他带电设备，避免给患者带来电击的危险。

二、婴儿辐射保暖台的原理

婴儿辐射保暖台临床也称为辐射式新生儿抢救台，主要用于新生儿、早产儿、病危儿、孱弱儿的抢救和复温；婴儿辐射保暖台与婴儿培养箱的主要区别有：①婴儿培养箱使用传统的控温方式，即在温度控制仪上设定一个温度值，然后通过其置于空气中的温度传感器测温以控制婴儿培养箱的温度；而婴儿辐射保暖台利用皮肤温度传感器控温，皮肤温度传感器紧贴于婴儿的肚脐处，设定的温度是婴儿的体温，通过红外辐射加热使婴儿皮肤温度稳定在设定的温度值从而达到控温目的。②婴儿培养箱利用对流热调节的方式培养环境，而婴儿辐射保暖台通过输出电磁光谱红外范围的直接辐射热量来保持患者的热平衡，临床用于对新生儿进行敞开式的护理或抢救和体温调节。敞开式箱体以及裸露的婴儿使医护人员更易接近患者，方便抢救操作和观察。

婴儿辐射保暖台一般由 LED 照明灯、辐射箱、控制仪、婴儿床、机架、皮肤温度传感器、输液架、托盘等部分组成，其主要部件如表 5-2 所示，结构图如

图 5-4 所示。

表 5-2　婴儿辐射保暖台的主要部件及说明

部件名称	说明
控制仪	婴儿辐射保暖台的核心部件，一般具有预热模式、手控模式和肤温模式三种温度控制模式
辐射箱	婴儿辐射保暖台的一个重要部件，由加热器、反射罩等组成，预期为床面上的患者提供电磁光谱红外范围的辐射热量
婴儿床	放置患者的一个装置，一般配置四块挡板，防止患者掉落
输液架	婴儿辐射保暖台的一种支承件，预期用于悬挂输液瓶
托盘	婴儿辐射保暖台的一种支承件，预期用于放置临床时需要配套使用的一些辅助装置或物件
机架	婴儿辐射保暖台的一个部件，机座的常规配置为机脚或机柜为可选配置

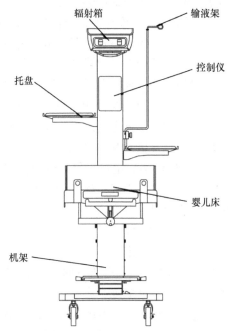

图 5-4　婴儿辐射保暖台结构图

　　婴儿辐射保暖台(以下简称保暖台)中的加热源所散发出来的热量，通过高反射率的抛物线形反射罩均匀地辐射至床面上，从而将热量传递给处于床面上安置婴儿的局部区域内。保暖台一般具备三种模式。

(1) 预热模式：加热器的输出比例按照保暖台预定的程序自动进行。

预热模式一般开机自检通过后就会自动运行，辐射热量以预先设定的、固定的加热输出比例输出，使保暖台预热，维持床垫表面温度，直至模式改变。

(2) 手控模式：按照操作者预先设定的、固定的加热输出比例输出，不受患者皮肤温度的控制；以使患者的体温得以恢复，该模式预期用于对患者进行短时处理、急救或低体温的复温。

(3) 肤温模式(主要模式)：根据皮肤温度传感器检测到的患者皮肤温度来自动控制加热器；保暖台根据皮肤温度传感器所测得的值与预先设定的控制值比较后来自动调整加热输出比例，使患者的热平衡得以保持。

控制仪的设置温度和皮肤温度分屏显示，皮肤温度显示窗显示皮肤温度传感器所测得的温度。

保暖台关系到婴儿的培养效果和生命安全，在使用时一定要规范操作，具体操作及注意事项如下。

(1) 正确连接设备的供电电源和皮肤温度传感器。

(2) 将保暖台预热，待床垫表面温度达到适当温度后，再将患者放入，以防裸体患者放在未经预热的婴儿床垫上体温迅速下降。放入患者后立即转到手控或者肤温模式。建议操作人员应使保暖台在预热模式下至少运行 30min。

(3) 手控模式是保暖台按设定的加热比例固定输出热量的模式，不受皮肤温度传感器所测得的皮肤温度控制，因此要密切注意患者体温的波动，该模式预期用于对患者进行短时处理、急救或低体温的复温。操作人员不得离开，以免使患者处于无人照看状态，须定时检查患者和测量患者的体温。

(4) 手控模式按设定的加热比例固定输出红外辐射热量，而不能根据患者的实际情况来自动调节输出，如果在此模式下连续运行并持续输出高的红外辐射热量，将可能使患者过热，为了确保患者安全，一般情况下，推荐使用肤温模式。

(5) 保暖台呈开放式，温度易受对流空气影响，保暖台 1m 以内禁止放置致热源，避免阳光直射，以免影响温度测定。

(6) 保暖台上的患者在受到辐射、获得热量的过程中，同时以对流、蒸发、辐射、传导四种途径失热，失热一旦过多则会影响患者的热平衡。因此，为使患者减少失热，需在无空气快速流动的环境中使用本设备，必要时，可将防水膜(如聚乙烯)覆盖在暴露的皮肤上增加皮肤周围的湿度，以减少水分蒸发。

(7) 患者处于休克或发热状态时不能使用肤温模式。在休克时，患者的皮肤温度比正常的温度要低得多，如果使用肤温模式的自动调节功能来控制，患者将会过热；在发热状态下，患者的皮肤温度比正常的温度要高得多，如果使用肤温模式的自动调节功能来控制，将会导致患者的体温降低。

(8) 必须使皮肤温度传感器的探头与患者的适当部位保持可靠的接触。探头若从患者身上脱离，则传感器所测得的温度并非是预期的患者皮肤温度，而可能是空气温度或床垫表面温度，从而导致患者过分地接收热量或急剧地失热，甚至被烫伤或死亡。

(9) 不要在皮肤温度传感器的探头上覆盖毯子、尿布等物体，否则将会影响测温的准确性。

(10) 设备不能区分具有皮肤冷(发热)而体内温度高与体内温度和皮肤温度都低(低温)的差别。皮肤温度传感器所测得的温度只是患者的皮肤温度，而并非是患者的实际体温。因此，必须要定时测量患者的体温，检查患者是否有发热或明显的降温迹象。

第二节　新生儿抢救与监护设备的质量控制

婴儿培养箱与婴儿辐射保暖台属危及人体生命安全的高风险医疗器械，为保障仪器的质量，医疗单位应定期进行校准。婴儿培养箱与婴儿辐射保暖台建议每年校准一次，校准工作需由经授权的有资格的人员进行。表 5-3 为所要涉及技术术语及其定义。

表 5-3　技术术语定义表

技术术语	定义
控制温度	控制器的设定温度
培养箱温度	在婴儿床垫表面中心上方 10cm 处的空气实测温度
培养箱湿度	在婴儿床垫表面中心上方 10cm 处的空气实测湿度
稳定温度状态	在 1h 时间间隔中，培养箱温度变化不超过 1℃时的状态
平均培养箱温度	在稳定温度状态下，均匀间隔读取培养箱温度的平均值
平均培养箱湿度	在稳定温度状态下，均匀间隔读取培养箱湿度的平均值
温度偏差	在稳定温度状态下，显示温度平均值与平均培养箱温度的差值
温度均匀度	在稳定温度状态下，在离婴儿床垫表面上方 10cm 处的四个点所测得的平均温度与平均培养箱温度的差异程度
温度波动度	在稳定温度状态下，培养箱温度与平均培养箱温度之差
温度超调量	为提高培养箱温度，调整控制温度后，培养箱温度超越控制温度的最大差值
温度报警校验状态	显示温度与控制温度相差±0.5℃以内，并且这种状态持续 10min 以上。当检验有关温度的报警时，仪器必须处于此状态
升温时间	在空气控制温度高出环境温度至少 12℃时，培养箱温度上升 11℃所需要的时间

一、计量特性及质量控制项

(1) 温度偏差：不超过±0.8℃。

(2) 温度均匀度：床垫水平位置时不超过±0.8℃，床垫倾斜时不超过±0.8℃。

(3) 温度波动度：不超过±0.8℃。

(4) 平均培养箱温度与控制温度之差：不超过±1.5℃。

(5) 温度超调量：不超过 2℃。

(6) 相对湿度偏差：不超过±10%RH。

(7) 婴儿舱内噪声：正常使用情况下，婴儿舱内的噪声不超过 60dB 的 A 计权声压级。

(8) 报警器报警噪声：报警器警报时，婴儿舱内的噪声不超过 80dB 的 A 计权声压级。

(9) 氧分析器示值误差：不超过±5%FS。

二、电气安全检查

根据 GB 9706.1—2007《医用电气设备 第 1 部分:安全通用要求》、GB 11243—2008《医用电气设备 第 2 部分：婴儿培养箱安全专用要求》的规定，仪器设备的安全检查应从仪器的绝缘性能、接地阻抗、漏电流等指标进行测试。

(1) 进行电气安全测试：测试设备的绝缘阻抗应大于 10MΩ。

(2) 进行电气安全测试：测试设备的保护接地阻抗应不超过 0.1Ω。

(3) 测试设备的对地漏电流，正常状态下应不超过 500μA。

(4) 测试设备的外壳漏电流，正常状态下应不超过 100μA。

(5) 测试设备的外壳漏电流，地线断开下应不超过 500μA。

三、婴儿培养箱性能检测

1. 报警功能检查

(1) 婴儿培养箱应具有电源中断报警，当电源中断时报警器应发出相应的声光报警。

测试举例：在婴儿培养箱启动状态下，中断电源，检查报警器是否发出声光报警。

(2) 婴儿培养箱应具有风机报警，当风机停转或风道堵塞时，应自动切断加热器电源，同时发出相应的声光报警。

测试举例：将出风口与进风口分别堵住，检查婴儿培养箱是否发出相应的声光报警。

(3) 婴儿培养箱应具有过热切断装置，其动作必须独立于所有恒温器。当婴儿培养箱显示温度上升到38℃时启动过热切断装置，并发出相应的声光报警，超温报警需手动复位。对于控制温度可超过37℃并达到39℃的婴儿培养箱，应另配备在婴儿培养箱温度为40℃时动作的第二过热切断装置，对于此类设备38℃的过热切断作用应自动或通过设置而终止。

对箱内或超温监控传感器加热，当温度达到报警温度后，婴儿培养箱应发出相应的声光报警。对于控制温度可超过37℃并达到39℃的婴儿培养箱，38℃和40℃超温监控传感器均须检查。

2. 婴儿培养箱空气温度、湿度校准

婴儿培养箱床垫温度、温度测试点、湿度测试点的位置用字母 A、B、C、D、E 表示，A 点为床垫的中心点，B、C、D、E 为床垫长宽中心线划分为四块面积的中心点，分布图如图 5-5 所示。

将 5 只温度传感器分别置于床垫中心和床垫长宽中心线划分为四块面积的中心点；湿度传感器置于床垫中心，传感器放置在高出床垫表面上方 10cm 的平面上。

将婴儿培养箱的温度控制器设定到所要求的控制温度、控制湿度(有此功能时)，使婴儿培养箱正常工作。达到稳定温度状态后开始读数，每 2min 记录所有测量点的温度及显示温度，在 30min 内共测试 15 次。

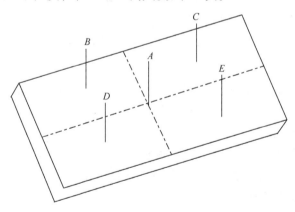

图 5-5　各测试点分布图

(1) 温度偏差。

控制温度分别设为 32℃ 和 36℃ 进行测量。计量显示温度平均值与平均培养箱温度之差，如式(5-1)所示。

$$\Delta t_{d} = \overline{t_{d}} - \overline{t_{o}} \tag{5-1}$$

式中，Δt_{d} 为温度偏差，℃；$\overline{t_{d}}$ 为显示温度 15 次记录平均值，℃；$\overline{t_{o}}$ 为培养箱温

度(A点温度)15 次测量的平均温度，℃。

(2) 温度均匀度。

婴儿培养箱床垫为水平方向，控制温度分别设为 32℃和 36℃进行测量。计算 B、C、D、E 四点的每一点平均温度与平均培养箱温度之差。按式(5-2)计算的最大值作为温度均匀度。

$$\Delta t_{u} = \overline{t_{j}} - \overline{t_{o}} \qquad (5\text{-}2)$$

式中，Δt_{u} 为温度均匀度，℃；$\overline{t_{j}}$ 为 B、C、D、E 点 15 次测量的平均温度，℃；$\overline{t_{o}}$ 为培养箱温度(A点温度)15 次测量的平均温度，℃。

将婴儿培养箱内的床垫慢慢倾斜，到两个倾斜角为极限的位置。同时，控制温度设置为 32℃进行测量。重复上述操作及计算，记录床垫倾斜时婴儿培养箱的温度均匀度。

(3) 温度波动度。

控制温度分别设为 32℃和 36℃进行测量，按式(5-3)计算的最大差值作为温度波动度。

$$\Delta t_{f} = t_{oj} - \overline{t_{o}} \qquad (5\text{-}3)$$

式中，Δt_{f} 为温度波动度，℃；t_{oj} 为培养箱温度(A点温度)15 次测量的温度，℃；$\overline{t_{o}}$ 为培养箱温度(A点温度)15 次测量的平均温度，℃。

(4) 平均培养箱温度与控制温度之差。

控制温度设为 36℃进行测量，按式(5-4)计算平均培养箱温度与控制温度之差。

$$\Delta t_{b} = \overline{t_{o}} - t_{b} \qquad (5\text{-}4)$$

式中，Δt_{b} 为平均培养箱温度与控制温度之差，℃；$\overline{t_{o}}$ 为培养箱温度(A点温度)15 次测量的平均温度，℃；t_{b} 为控制温度(36℃)。

(5) 温度超调量。

控制温度设为 32℃，达到稳定温度状态后，将控制温度调至 36℃。在显示温度接近 36℃时，时隔不超过 30s 观察 A 点温度，记录测得的培养箱温度最大值。按式(5-5)计算温度超调量。

$$\Delta t_{c} = t_{c} - 36℃ \qquad (5\text{-}5)$$

式中，Δt_{c} 为温度超调量，℃；t_{c} 为调整控制温度后测得的培养箱温度最大值，℃。

(6) 相对湿度偏差。

控制温度设定为 32℃。设定控制湿度(有此功能)，在稳定湿度状态下，每 2min 记录测量点的湿度及显示湿度，测量 3 次，按式(5-6)计算相对湿度偏差。

$$\Delta h_{d} = \overline{h_{d}} - \overline{h_{o}} \qquad (5\text{-}6)$$

式中，Δh_{d} 为相对湿度偏差，%RH；$\overline{h_{d}}$ 为显示湿度 3 次记录平均值，%RH；$\overline{h_{o}}$ 为

A 点 3 次测量平均值，%RH。

(7) 婴儿舱内噪声。

将婴儿培养箱温度控制在 30～33℃，具备加湿功能的婴儿培养箱将湿度调至最大状态，将声级计的传声器放置在婴儿床垫中心离床垫表面上方 10～15cm 处，测量婴儿舱内的噪声，测量 3 次，取其算术平均值。

(8) 报警器报警噪声。

将婴儿培养箱温度控制在 30～33℃，具备加湿功能的婴儿培养箱将湿度调至最大状态，测量在报警状态时的婴儿舱内噪声，测量 3 次，取其算术平均值。

(9) 氧分析器示值误差。

在测量范围内通入体积分数为 30%～40% 的氧标准气体，控制通入氧标准气体的流量(一般设置 300mL/min 的流量)，记录氧分析器的实际读数，测量 3 次，按式(5-7)计算氧分析器的示值误差：

$$\Delta_e = \frac{\overline{A} - A_S}{R} \times 100\% \tag{5-7}$$

式中，$\overline{A}$ 为氧分析器 3 次读数的平均值，%；A_S 为标准气体的体积分数，%；R 为满量程。

四、婴儿辐射保暖台性能检测

(1) 电源中断报警功能，当电源中断时报警器应发出相应的声光报警，以防在使用过程中出现断电却无报警现象。

测试举例：拔掉整机的供电电源线，设备应能出现断电报警，断电报警指示灯闪烁显示，或出现其他声光报警。

(2) 传感器报警功能，当皮肤温度传感器未连接或故障时应发出相应的声光报警，以防在使用过程中出现传感器脱落或故障而无报警现象。

测试举例：肤温模式下，拔下皮肤温度传感器，设备应能出现传感器报警，传感器报警指示灯闪烁显示，或出现其他声光报警。

(3) 偏差报警功能：当设置温度与皮肤温度传感器测得的温度相差±1℃以上时则发出相应的声光报警。

测试举例 1：肤温模式下，将设置值给定在 35℃，进入稳定状态后，将皮肤温度传感器浸入温度为 37℃ 的水杯中，当显示温度升至 36℃ 时，设备应能出现偏差报警，偏差报警指示灯闪烁显示或出现其他声光报警。

测试举例 2：将设置值给定在 35.0℃，进入稳定状态后，将皮肤温度传感器浸入温度为 33℃ 的水杯中，当显示温度降至 34.0℃ 时，设备应能出现偏差报警，偏差报警指示灯闪烁显示或出现其他声光报警。

(4) 设置报警：温度稳定状态时，由于意外或某种不合理行为导致皮肤温度传感器测得的温度脱离稳定状态超过±0.5℃, 在3min内未再次进入稳定状态, 则发出相应的声光报警。

测试举例: 将设置温度给定在36℃, 待设备进入温度报警校验状态后, 将皮肤温度传感器浸入温度恒定在 35.3℃±0.1℃的水浴中, 保持 3min 后, 设备也应能出现温度设置报警, 设置报警指示灯闪烁显示或出现其他声光报警。

(5) 超温报警功能: 当保暖台显示温度上升到 38.5℃时应发出相应的声光报警。

测试举例: 肤温模式下, 将皮肤温度传感器浸入 39.5℃±0.5℃的水杯中, 设备应能出现超温报警或其他声光报警。

五、婴儿培养箱及婴儿辐射保暖台校准工具介绍

为方便校准工作, 可以使用 Fluke INCU Ⅱ型婴儿培养箱分析仪。Fluke INCU Ⅱ型婴儿培养箱分析仪主要用来检定婴儿培养箱的正常工作情况及环境情况, 是集成气流、声级、温度以及相对湿度的检测功能的便携一体设备, 如图 5-6 所示。

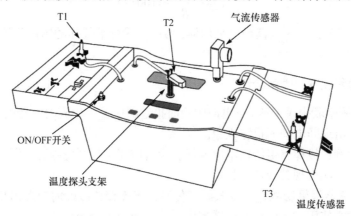

图 5-6　Fluke INCU Ⅱ型婴儿培养箱分析仪

温度传感器 T1: 用于对流测量。

温度传感器 T2: 用于对流或辐射的测量; 与 INCU 提供的辐射式婴儿适配器 (辐射式婴儿适配器是独立的模仿婴儿吸收特性的环形板材, 其红外辐射的热能吸收能力和婴儿相近)一起使用。

温度传感器 T3: 用于对流测量。

温度传感器 T4: 用于床垫温度测量, 安装在婴儿培养箱分析仪底部。

湿度传感器: 位于右上盖上(必须打开上盖才能进行正确地测量)。

气流传感器: 可拆下来, 方便储存。

ON/OFF 开关: 若主控开关仍处于 ON(打开)的位置就关上了上盖(主控开关位于仪器外部左侧), 上盖即会触动该开关, 自动切断电源。

温度探头支架：用于在进行对流测量时支撑温度探头。仅为机械连接，没有电气连接。

声音传感器：用于测量声音的内置麦克风。

测试婴儿辐射保温台时，除 T2 被用作测试辐射温度传感器，夹在所提供的辐射式婴儿适配器的下侧，其余传感器的放置位置与测试婴儿培养箱时放置的位置相同。在测试时必须将此适配器置于 Fluke INCU Ⅱ 型婴儿培养箱分析仪顶部，使适配器与保温台的加热器对准，其他温度传感器(T1、T3)可被用于监测周围环境的温度状况。

第三节 新生儿抢救与监护设备的清洁和维护

婴儿培养箱和婴儿辐射保暖台关系到婴儿的培养效果和生命安全，每天最好进行简单的清洁，以确保婴儿培养室内空气的相对洁净。

(1) 以下为必须要清洁消毒的情况：①首次使用本设备；②已完成对于一个患者的抢救、护理和培养；③连续使用时间已达到一周时，须进行彻底的清洁和消毒处理，对部分组件需经拆卸后清洗。

(2) 婴儿培养箱应定期检查并更换空气过滤器。

(3) 必须使用国家注册过的中性清洁/消毒剂进行清洁。如果使用其他产品(如酒精)会使婴儿培养箱的某些部件受到损伤。清洁/消毒剂的使用请遵照消毒剂生产厂商提供的说明书。

(4) 婴儿培养箱用可燃的清洁溶剂清洗后，需完全风干，否则残留在婴儿培养箱中的少量可燃溶剂(如乙醚、乙醇或类似的清洁溶剂)能够引起火灾。

婴儿培养箱检测记录参考表见表 5-4。

表 5-4 婴儿培养箱检测记录参考表

检测报告编号： 检测类型：

使用科室		检测依据	
检测环境	温度：(23±2)℃ 相对湿度：(60±5)% 大气压力：		
项目类别	被检器		标准器
设备名称			婴儿培养箱分析仪
生产厂家			
型号规格			
设备编号			
设备外观、使用时间、年限检查			

箱温模式　参数检测

<table>
<tr><td colspan="11">设定温度：32℃</td></tr>
<tr><td>次数</td><td>1</td><td>2</td><td>3</td><td>4</td><td>5</td><td>6</td><td colspan="2">均值</td><td colspan="2">最大均值偏差</td></tr>
<tr><td>显示温度</td><td></td><td></td><td></td><td></td><td></td><td></td><td colspan="2"></td><td colspan="2"></td></tr>
<tr><td>T1</td><td></td><td></td><td></td><td></td><td></td><td></td><td colspan="2"></td><td colspan="2"></td></tr>
<tr><td>T2</td><td></td><td></td><td></td><td></td><td></td><td></td><td colspan="2"></td><td colspan="2"></td></tr>
<tr><td>T3</td><td></td><td></td><td></td><td></td><td></td><td></td><td colspan="2"></td><td colspan="2"></td></tr>
<tr><td>T4</td><td></td><td></td><td></td><td></td><td></td><td></td><td colspan="2"></td><td colspan="2"></td></tr>
<tr><td>均值</td><td></td><td></td><td></td><td></td><td></td><td></td><td colspan="4">检测结果</td></tr>
<tr><td>最大均值偏差</td><td></td><td></td><td></td><td></td><td></td><td></td><td colspan="4">□符合　　□不符合</td></tr>
<tr><td colspan="11">设定温度：36℃</td></tr>
<tr><td>次数</td><td>1</td><td>2</td><td>3</td><td>4</td><td>5</td><td>6</td><td colspan="2">均值</td><td colspan="2">最大均值误差</td></tr>
<tr><td>显示温度</td><td></td><td></td><td></td><td></td><td></td><td></td><td colspan="2"></td><td colspan="2"></td></tr>
<tr><td>T1</td><td></td><td></td><td></td><td></td><td></td><td></td><td colspan="2"></td><td colspan="2"></td></tr>
<tr><td>T2</td><td></td><td></td><td></td><td></td><td></td><td></td><td colspan="2"></td><td colspan="2"></td></tr>
<tr><td>T3</td><td></td><td></td><td></td><td></td><td></td><td></td><td colspan="2"></td><td colspan="2"></td></tr>
<tr><td>T4</td><td></td><td></td><td></td><td></td><td></td><td></td><td colspan="2"></td><td colspan="2"></td></tr>
<tr><td>均值</td><td></td><td></td><td></td><td></td><td></td><td></td><td colspan="4">检测结果</td></tr>
<tr><td>最大均值误差</td><td></td><td></td><td></td><td></td><td></td><td></td><td colspan="4">□符合　　□不符合</td></tr>
<tr><td colspan="11">(床垫倾斜时)设定温度：32℃</td></tr>
<tr><td>次数</td><td>1</td><td>2</td><td>3</td><td>4</td><td>5</td><td>6</td><td colspan="2">均值</td><td colspan="2">最大均值偏差</td></tr>
<tr><td>显示温度</td><td></td><td></td><td></td><td></td><td></td><td></td><td colspan="2"></td><td colspan="2"></td></tr>
<tr><td>T1</td><td></td><td></td><td></td><td></td><td></td><td></td><td colspan="2"></td><td colspan="2"></td></tr>
<tr><td>T2</td><td></td><td></td><td></td><td></td><td></td><td></td><td colspan="2"></td><td colspan="2"></td></tr>
<tr><td>T3</td><td></td><td></td><td></td><td></td><td></td><td></td><td colspan="2"></td><td colspan="2"></td></tr>
<tr><td>T4</td><td></td><td></td><td></td><td></td><td></td><td></td><td colspan="2"></td><td colspan="2"></td></tr>
<tr><td>均值</td><td></td><td></td><td></td><td></td><td></td><td></td><td colspan="4">检测结果</td></tr>
<tr><td>最大均值偏差</td><td></td><td></td><td></td><td></td><td></td><td></td><td colspan="4">□符合　　□不符合</td></tr>
</table>

温度校正（左侧纵向标签，对应前两段）

温度均匀度（左侧纵向标签，对应第三段）

续表

箱温模式　参数检测

相对湿度偏差	(床垫倾斜时)设定温度：32℃					
	设定湿度/%RH	30	50	70	90	备注
	显示湿度/%RH					
	实测湿度/%RH					
	相对湿度偏差/%RH					
氧分析器	次数	1	2	3	平均值	
	显示氧体积分数/%					
	氧标准气体的体积分数/%					
	示值误差/%					
噪声检测	腔内噪声					
	次数	1	2	3	均值	最大允许值
	婴儿腔内噪声/dB					
	报警噪声					
	次数	1	2	3	均值	最大允许值
	婴儿腔内噪声/dB					
	婴儿腔外噪声/dB					

检测结论：　　　　　　　　　　　　　　　偏离情况说明：

检测人：　　　　　　　　　　　　　　　　审核人：

日期：_____年___月___日　　　　　　　日期：_____年___月___日

第六章　除颤器与高频电刀

第一节　除颤器的工作原理

一、除颤器相关概念介绍

心律失常指心脏搏动的频率、节律、起搏部位、传导速度或兴奋次序的异常。

心脏电复律和电除颤指在严重快速心律失常时，将一定强度的电流直接或经胸壁作用于心脏使全部或大部分心肌在瞬间除极，然后心脏自律性最高的起搏点(通常是窦房结)重新主导心脏节律的治疗过程，也就是说通过电击的方式将异常心脏节律转复为正常窦性节律。

除颤器是利用较强的脉冲电流通过心脏来消除心律失常，使之恢复窦性心律的一种医疗器械，主要由监护部分、电复律机、电极板、电池等部分构成。

除颤起搏分析仪是对除颤器进行性能检测的仪器。

二、除颤器的结构与原理

心脏除颤器的基本组成部分为充电电路、放电电路及充放电控制电路。充电电路由低压直流电源、电压变换器、高压整流组成，放电电路由电容器组成，充放电控制电路由继电器、瓦秒表等组成。其工作原理如图 6-1 所示。其中，电压变换将直流低压变化成高压脉冲，经高压整流后向储能电容器充电，使电容器获得一定电能，储能过程不到 1min。

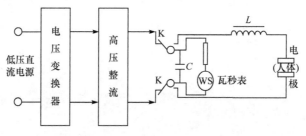

图 6-1　心脏除颤器的充放电基本原理图

除颤治疗时，控制高压继电器 K 动作，使充电电路被切断，由储能电容 C、电感 L 及人体(负荷)串联接通，使之构成 RLC(R 为人体电阻、导线本身电阻、人体与电极的接触电阻三者之和)串联谐振衰减振荡电路，即阻尼振荡放电电路，其波形如图 6-2 所示。电容器储存的电能经电感、导线及人体构成的放电回路产生高压放电脉冲，通过胸部由一个极板到另一个极板。通过电击，患者可消除某些心律紊乱，使心律恢复正常。

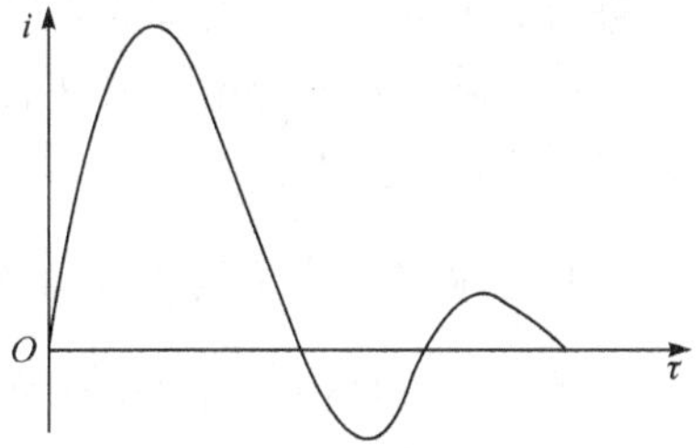

图 6-2　阻尼振荡放电电路波形

三、除颤器的分类

1. 按电流分为直流除颤器和交流除颤器

交流电转复是指交流电大小和方向随时间作周期性变化，通常每秒变 100 次(频率为 50Hz)，无需分正负极。原始的除颤器是利用工业交流电直接进行除颤的，由于难以控制发放电量，反而容易损伤心脏，且常会因触电而造成伤亡。因此，目前除心脏手术过程中还有用交流电进行体内除颤(室颤)外，一般都用直流电除颤。

直流电转复是指直流电大小和方向不随时间变化，正电荷从高电势处流向低电势处。先向除颤器内的高压电容充电，达到设置的势能，然后数秒内突然向心脏释放，使之复律。由于其电压、电能、电脉冲宽度控制在一定范围内，故比较安全。

2. 按除颤模式(是否与 R 波或同步信号同步)分为同步除颤器和非同步除颤器

同步除颤是指除颤时与患者自身的 R 波同步，一般使电击脉冲波刚好落在 R 波的下降沿。同步除颤用于除室颤、室扑、室上速、室速等。以上几种心律失常仍有自身节律，实施电除颤时，除颤脉冲的释放须与患者的心搏同步，确保使电刺激信号落入心室绝对不应期中，以免落入心室易激期(T 波波峰附近)而引起室颤。进行同步除颤时，心电监护仪上每检测到一个 R 波，屏幕上都会出现同步标识，充电完成后实施放电时，只有出现 R 波才会有放电脉冲。

非同步除颤是指除颤时无须考虑患者的自主节律。绝对适应症是心室颤动。在心脏骤停时，为了争取时间，在不了解心脏骤停性质的情况下，可立即实施非同步除颤，也称为盲目除颤。非同步除颤器适用于心室颤动和扑动(因为没有振幅足够高、斜率足够大的 R 波，即 R 波不明显)。除颤时与患者自身的 R 波不同步，放电脉冲的时间由操作者决定。

3. 按电极安放位置分为体内除颤器和体外除颤器

体内除颤器是将电极放置在胸内直接接触心肌进行除颤的。早期除颤主要用于开胸心脏手术时直接心肌电击，这种体内除颤器结构简单。现代的体内除颤器是埋藏式的，这与早期体内除颤器不大相同，它除了能够自动除颤以外，还能自动进行心电的监护、心律失常的判断、疗法的选择。

体外除颤器是将电极放在胸外，间接接触心肌除颤。目前临床使用的除颤器大多属于这一类型。

4. 按操作方式分为手动除颤器、半自动除颤器和自动体外除颤器

手动除颤是相对自动除颤而言的，放电和充电均需要手动。

半自动除颤指的是放电手动，充电自动。自动体外除颤器(AED)是一种由计算机编程与控制的，用于体外电除颤的、自动化程度极高的除颤器。AED 具有自动分析心律的功能。当电极片粘贴好之后，仪器立即对心脏骤停者的心律进行分析，迅速识别与判断可除颤性心律(心室颤动或无脉性室速)，一旦患者出现这种可除颤性心律，AED 便通过语音提示和屏幕显示的方式，建议操作者实施电除颤。

第二节　除颤器的质量控制

一、检测标准

除颤器的检定需符合以下三项标准：JJF 1149—2014《心脏除颤器校准规范》、GB 9706.1—2007《医用电气设备　第 1 部分：安全通用要求》、GB 9706.8—2009《医用电气安全要求　第 2-4 部分：心脏除颤器安全专用要求》。

二、检测仪器与环境条件

常用检测仪器为 Fluke 公司的 ESA615 电气安全分析仪和 Impulse 7000DP 除颤分析仪。

(1) 环境温度：(20±10)℃。

(2) 相对湿度：不大于 80%。

(3) 电源：电压(220±11)V，频率(50±1)Hz。

(4) 其他：周围无影响检定系统正常工作的机械振动和电磁干扰。

三、检测项目

心脏除颤器和(或)除颤监护仪的质量控制技术检测主要是对仪器的外观及工作正常性检查、释放能量、充电时间、充电次数、能量损失率、内部放电、同步模式、除颤后心电监护仪的恢复以及心电监护仪对充电或内部放电的抗干扰能力进行检测。

1. 释放能量

除颤监护仪与分析仪连接好以后，在除颤监护仪上设置一个能量，进行充电，

充好以后在分析仪上进行放电,通过显示屏可以看到放电能量是否与预设值一致,以判断除颤监护仪电能的准确度。

2. 同步模式

用于评估除颤监护仪在同步电复律期间与患者(或模拟仪)ECG 波形的同步程度。进行该项目检测时,需要在除颤监护仪上选择同步,按照测试规范将除颤监护仪能量调到 100J。进入同步测试,方法与能量测试一样,需要注意的是该项目检测除颤放电与患者心电的 R 波同步,所以只有在除颤监护仪监测到分析仪发出的 R 波信号时才能进行有效放电。同样地,在该界面也可以进行波形设置及波形转换。

3. 充电时间

按充电时间软键,评估除颤监护仪充电电路和元件的能力,以保证在临床应用中工作正常。该测试应在除颤监护仪最大电能水平条件下完成。

四、检测方法

除颤器的常用检测设备为 Impulse 7000DP 除颤分析仪,如图 6-3 所示。

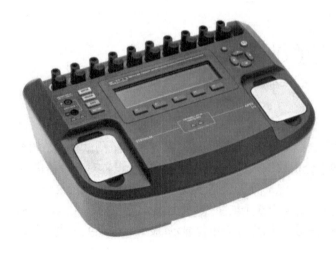

图 6-3 Impulse 7000DP 除颤分析仪

该除颤分析仪有三种主要的除颤器测试功能,用于评估除颤器的性能,包括能量(Energy)、同步(Sync)和充电时间(Charge time)。要设置除颤分析仪以进行除颤器测试,请选择"defib"。具体的检测步骤分为以下六步。

(1) 开机：按下前面板上的电源按钮(◎)启动分析仪。在经过短暂的自检后，除颤分析仪会显示如图 6-4 所示的画面，表示已经准备就绪。

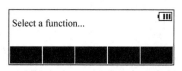

图 6-4　除颤分析仪准备就绪画面

(2) 连接除颤器和除颤分析仪：图 6-5 为除颤器与除颤分析仪的两种连接方法。如果在除颤器上使用外接电极，要将除颤器电极片插入除颤器插孔。

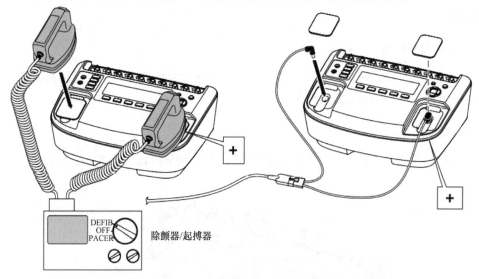

图 6-5　除颤器与除颤分析仪连接

(3) 能量测试：按下"Energy"软键以进入能量测试程序，如图 6-6 所示。将电极板紧贴除颤分析仪输入部分，使用一种能量设置对除颤器进行充电。充电结束，按下放电按钮。除颤分析仪感测放电(注：对除颤分析仪内置 50Ω 阻性负载释放能量，测量应不少于 6 个能量点，并且其中应包括最大能量点和最小能量点)，输出的能量在显示屏中以焦耳为单位显示(最大允许误差为设置值的±15%)。

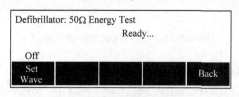

图 6-6　除颤器能量测试

(4) 同步测试：在除颤器上开启同步触发功能。在除颤器主菜单中，按下"Sync"软键，如图 6-7 所示。将波形设置为需要的特性后，对除颤器进行充电并在除颤分析仪输入端对其进行放电。除颤分析仪感测放电，测量延迟在显示屏中出现。

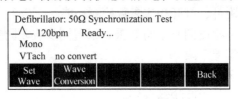

图 6-7 除颤器同步测试

(5) 充电时间测试：在开始充电时间测试之前，确保没有对除颤器进行充电。在除颤器主菜单中，按下"Charge Time"软键，显示"Measure Charge Time"界面，如图 6-8 所示。使电极板紧贴除颤分析仪输入部分，将除颤能量调节至最大。按下"Measure"软键几秒后，Charge Defib in：倒数计秒开始。当倒数计秒达到零时，蜂鸣器响起，按下除颤器上的充电按钮。除颤分析仪开始累计充电时间。当除颤器充满电时，将除颤器的电放到除颤分析仪中。除颤分析仪感测放电，充电时间在显示屏中出现(应≤20s)。

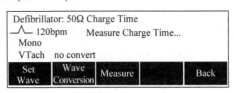

图 6-8 除颤器充电时间测试

(6) 测试完成后，断开除颤器，关机除颤分析仪。

第三节 除颤器的维护和保养

一、外观、配置及运行条件

(1) 检查设备外观是否有机械损伤；所有旋钮、开关应牢固可靠，定位准确，并有报警功能及取消报警功能。

(2) 确保设备外表清洁，设备上无外加硬物及液体等有可能损坏设备的物体。

(3) 附件检查：检查导联线有无损坏和断路现象；记录盒内是否有记录纸；电极片是否过期。

(4) 开机自检时注意电池电量。

(5) 环境温度为 0~40℃。

(6) 相对湿度为 30%～95%，无凝结。

二、参数设置与功能检查

(1) 根据所连接附件，打开相应参数检测功能。

(2) 根据患者能否检测到心率的 R 波，设置同步或非同步除颤模式。

(3) 合理设置报警上下限。

(4) 检查电源提示灯等是否正常。

(5) 确保心电电缆与皮肤接触良好。

(6) 确保心律失常后的报警记录。

三、操作注意事项

(1) 除颤抢救的时间要求很高，所以必须保证电池电量充足。

(2) 抢救时，注意除颤电极板与患者皮肤有效接触，避免空载放电，延误救治。

(3) 除颤器的电池一般一个月充放电一次。

(4) 除颤器电极和手柄的绝缘部分要保持清洁。

(5) 使所有重复使用的监护电极保持清洁。

(6) 除颤时不要触及患者。

(7) 告知使用者避免接触患者身体的头部或手臂等裸露的皮肤部分和床架或担架等可能造成不必要的除颤电流通路的金属部分。

四、常见问题处理

除颤器故障可分为除颤故障、显示器故障、记录器或打印故障、心电故障、电池/充电电路故障等。有故障诊断模式的除颤器可查找故障代码或故障信息，以检查故障并判断故障原因。

五、检测周期

除颤器及除颤监护仪的检定周期通常为每年两次，如果使用频率过高为每季度一次，必要时可提前送检；首次使用前和修理后应进行检定。

第四节　高频电刀的工作原理

一、高频电刀相关概念介绍

高频电刀(高频手术器)是一种取代机械手术刀进行组织切割的电外科器械。它通过有效电极尖端产生的高频高压电流与肌体接触时对组织进行加热，实现对肌体组织的分离和凝固，从而起到切割和止血的目的。

手术电极是使手术手柄延伸到手术部位的手术附件的部件，尖端用来产生作用于患者的高频电流，起到切割和凝血的目的，通常称刀笔。

凝固是指使用高频电流以提升组织温度，通过手术电极对组织进行凝血，减少或中止不期望的出血。

切(割)是指利用手术电极上的高密度的高频电流使生物组织切除或分开。

电灼(面凝)是指使用较长电火花(≥0.5mm)，且手术电极和组织之间无需机械接触，以作用于组织浅表面的一种凝模式。

波峰因子是指电压的峰值与均方值的比值，它是衡量医用高频电刀电切、电凝效果的重要指标。

高频漏电流是指高频电刀两输出电极对地的非功能性电流，是高频手术器械安全参数，它对手术毫无作用且可造成患者的灼伤等有害的物理效应和环境污染。

二、高频电刀的组成及原理

高频电刀是由主机和电刀刀柄、患者极板、双极镊、脚踏开关等附件组成的。

从结构原理的角度看，高频电刀一般由电源单元、低压输出单元、振荡单元、功率输出单元、电切或电凝选择单元等组成，如图 6-9 所示。电源单元包括电源变压器等，初级输入交流 220V，次级输出高压和低压两路。振荡单元包括振荡线圈、电容、电子管或晶体管等(早期的火花式电刀无电子管或晶体管)，其功能是产生高频电流。功率输出单元包括晶体管及输出功率调节电路，其作用是将高频电流进行功率放大并将其输出到电刀刀笔。电切、电凝选择单元主要选择临床需要的电切和电凝的功率，通过专用刀柄，就可以完成切、凝的手术要求。

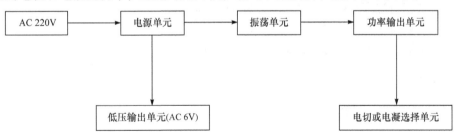

图 6-9　高频电刀的结构原理

三、高频电刀的分类

根据高频电刀的功能将其主要分为 7 种类型。

(1) 多功能高频电刀：具有纯切、混切、电灼、单极电凝、双极电凝等功能。

(2) 单极高频电刀：具有纯切、混切、电灼和单极电凝等功能。

(3) 双极高频电刀：具有双极电凝功能。

(4) 电灼高频电刀：具有单极电灼功能。

(5) 内镜专用高频电刀：具有纯切、混切和电极电凝等功能。

(6) 氩气高频电刀：具有氩气保护切割、氩弧喷射凝血等功能。

(7) 多功能美容用高频电刀：具有点凝、电灼、超高频电灼等功能。

第五节　高频电刀的质量控制

一、检测标准

检测标准如下：

(1) GB 9706.1—2007《医用电气设备　第 1 部分：安全通用要求》。

(2) GB 9706.4—2009《医用电气设备　第 2-2 部分：高频手术设备安全专用要求》。

(3) JJF 1217—2009《高频电刀校准规范：校准条件》。

二、检测仪器与环境条件

1. 检测设备

Fluke 公司的 ESA615 电气安全分析仪和 QA-ESII 高频电刀分析仪。

2. 检测环境

(1) 检测环境温度为 15～35℃。

(2) 相对湿度≤80%，大气压力为 86～106kPa。

(3) 供电电源(220±22)V、(50±1)Hz。

(4) 周围环境无明显的机械振动和电磁干扰。

三、检测项目及方法

1. 电气安全检测

(1) 接地电阻<0.3Ω；机壳漏电流：正常状态<0.1mA，单一故障状态<0.5mA。

(2) 环境温度为 15～30℃，相对湿度≤80%；电源电压为 220V、频率为 50Hz，周围无影响正常工作的机械振动和电磁干扰。

2. 高频漏电流检测

(1) 中性电极对地绝缘的高频漏电流检测，检测电路见图 6-10。从中性电极经一个 200Ω 无感电阻流向地的高频漏电流≤150mA。

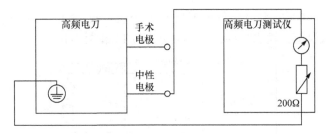

图 6-10 中性电极对地绝缘的高频漏电流检测图

(2) 手术电极对地绝缘的高频漏电流检测，单极电极和双极电极高频漏电流检测电路见图 6-11 和图 6-12。要求单极电极的高频漏电流≤100mA；双极电极的

高频漏电流$\leqslant \sqrt{0.01 \times \dfrac{P_0}{200}} \times 1000\,\text{mA}$，其中 P_0 为最大额定输出功率。

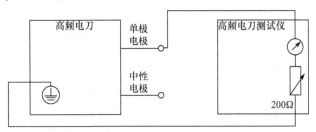

图 6-11 单极电极高频漏电流测试电路图

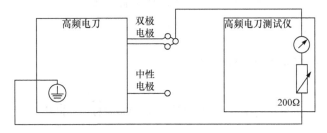

图 6-12 双极电极高频漏电流检测电路图

3. 输出功率检测

(1) 不同额定负载的输出功率检测：GB 9706.4—2009 对高频电刀输出功率的设定值没有明确规定；JJF 1217—2009 要求在额定输出功率的 10%～100% 内均匀选取 5 个点测试。单极电凝的输出功率设定为 30W、70W、90W、120W；双极电凝的输出功率设定为 7W、15W、20W、70W。上述输出功率的设定必须包含设备最大输出功率，其额定负载电阻阻值则需要查看高频电刀对应的使用手册或维修手册。

(2) 不同负载时功率偏差范围：GB 9706.4—2009 中要求单极测量包含 100Ω、200Ω、500Ω、1000Ω、2000Ω 和额定负载等至少 5 个点，双极测量包含 10Ω、50Ω、

200Ω、500Ω、1000Ω 和额定负载等至少 5 个点。额定功率值需参看对应技术手册。单极、双极模式输出功率检测电路见图 6-13 和图 6-14。

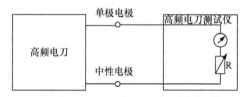

图 6-13　单极模式下输出功率检测图

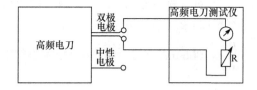

图 6-14　双极模式下输出功率检测图

4. 波峰因子检测

波峰因子(CF)检测的合理范围在 GB 9706.4—2009 和 JJF 1217—2009 中都没有给出具体数值。在军队使用的《高频电刀质量检测技术规范》中给出：单极电切参考值为 1.4～3.5，单极电凝参考值为 3.5～12；双极输出参考值为 1.4～2.0。检测时该参数也可直接调用高频电刀手册中的标称值。

5. 报警检测

高频电刀的声光报警、外观检查等。

第六节　高频电刀的使用和维护

高频电刀的原理看似简单，但是在日常使用和维护中还是有很多需注意的事项，不然极易由于使用不当或维护时没发现设备的异常，导致患者或使用人员发生电灼伤或电击，威胁着患者和医务人员的安全，引发不必要的医疗纠纷。因此高频电刀的规范使用和正确的日常维护尤为重要。

一、高频电刀的使用规范

高频电刀的使用分术前、术中、术后 3 阶段进行规范。首先，在手术前进行严格审查：一方面，确保患者身上没有携带任何金属物品，要求体表各个部位与金属完全隔绝，并戴上帽子以防头发接触手术床边其他金属设备；另一方面，认真检查高频电刀的各配件是否齐全、各连接插头是否接入正常、负极板是否紧贴患者，并确认负极板与体表的接触面积大于 70%。其次，在手术过程中，高频电刀的电极应注意保持与空腔脏器之间的间隔，在进行电切操作时尽量往实质器官侧靠拢，并且需要严格控制高频电刀的输出功率，确保单极模式下的输出功率低于 400W，双极模式下的输出功率低于 500W。最后，高频电刀在使用完毕后，要先将各模式能量输出调整至 0 挡位，然后关闭电源开关，整理并安置好电刀笔、脚踏等配件，去除负极板时检查患者接触的体表皮肤有无灼伤。另外需要注意的是，装有心脏起搏器的患者一般不建议使用高频电刀进行手术，如果遇到一定要使用的特殊情况，医师必须遵循心脏起搏器的使用说明谨慎操作，并准备好有效的预防措施。

二、高频电刀的日常维护

高频电刀的日常维护能够预先排查、解决一部分设备的问题，大大降低使用过程中的风险，对提高其临床使用安全性具有十分重要的作用。

高频电刀的维护说明如下：

(1) 确保金属外壳可靠接地，与设备接地点的电阻小于 0.2Ω，以防外壳漏电，同时减少对外界产生的高频辐射。

(2) 确保与患者的低频电流小于 $10\mu A$，以防过高的低频电流对患者的心脏和神经系统造成伤害，甚至危及生命。

(3) 确保高频电流小于 150mA，以防过高的高频电流对患者发生电灼烧。

(4) 确保输出回路与设备外壳之间具有良好的隔离，绝缘电阻大于 $100M\Omega$，以防迅速增大高低频电流造成灼烧。

高频电刀的维护周期一般为 2 个月 1 次，除了对照上述 4 点进行技术排查，维护内容还包括以下 3 个方面：第一，确保设备外观、配件及接口正常，检查各配件有无破损，脚踏开关的连线是否正常，负极板连线是否正常，该项维护能够简化高频电刀在使用过程中的术前检查流程，提高手术效率；第二，对高频电刀进行设备除尘，这样可以降低高频电刀故障发生频率，延长其使用寿命；第三，输出功率检测和设备状态评估，对高频电刀各模式下机器显示的输出功率进行实际功率检测并记录，制作数据表格，评估其工作状态，如果发现输出误差较大，及时采取相应的措施，进而降低临床使用的风险。

第七章　血液透析净化设备

第一节　概　述

　　人体有左右两个肾脏，正常成年人每个肾脏大小约 12cm×6cm×3cm，重量一般为 120～150g，并且由约 100 万个肾单位组成。每个肾单位都由肾单位是由肾小球、肾小囊、肾小管三个部分组成。肾小球主要功能是对血液的超滤作用；肾小囊主要功能是对原尿的收集作用；肾小管的主要功能是重吸收与排泄作用。肾脏的主要功能如下：①排泄体内代谢产物和进入体内的有害物质；②通过尿的生成，维持水的平衡；③维持体内电解质和酸碱平衡；④调节血压；⑤促进红细胞生成；⑥促进维生素 D 的活化。正是由于肾脏是人体的主要排泄器官，对维持人体机体内环境的稳定起着不可替代的作用，因此若患者发生肾功能衰竭，会导致毒素在体内聚集，威胁患者的生命。

　　血液透析(hemodialysis, HD)是指通过血透机配套的透析器，俗称人工肾，将患者体内血液里的有害毒素过滤出去，再把干净的血液送回患者身体，同时补充患者血液中必需的电解质，不断循环反复，让血液的生理指标维持正常，是现行急慢性肾功能衰竭患者肾脏替代治疗方式之一。在血液透析过程中，患者的血液通过透析器在体外完成循环。血液透析器有两个内室，它们由一块薄膜分隔开，其中一个内室中注入血液，另一个内室中注入透析液。血液透析器的薄膜是半透性的，只有水和特定大小的溶质才能通过。血液透析的体外环境是受血透机监控的，同时血透机也在配置透析液。当血液透析治疗开始时，为了消除患者的血液中多余的体液和毒素，需利用透析器中薄膜两边之间的压力梯度，促使水分通过超滤过程离开血液，穿过薄膜进入透析液。在整个透析治疗过程中，所超滤出来液体容量必须与多余的液体量相符合。由于透析液是不含有尿素等毒素及废物的，因此可以在薄膜两边之间制造出一种浓度梯度差异。这个浓度梯度差异使血液中的毒素及废物随着扩散作用离开血液，穿过薄膜进入透析液透过血液透析治疗，使得血容量得到调整，同时也清除血液中的毒素及废物。脱水(超滤)和扩散(溶质清除)这两个过程是同时进行的。

第二节　血液透析净化系统的工作原理

一、人工肾的原理

　　1. 弥散

　　弥散(diffusion)是一种分子热运动产生的物质迁移现象，即溶质溶于溶剂形成溶液，依靠浓度梯度差异从高浓度一侧向低浓度一侧转运，从刚开始两边不同的浓度，经过一段时间，最后两边的浓度趋于均匀，原理如图 7-1 所示。

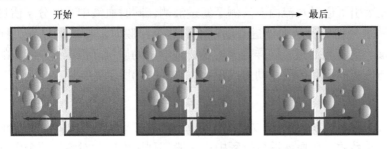

图 7-1　弥散原理图

　　溶质的分子或微粒自身的不规则运动(布朗运动)是弥散转运能源的来源。而溶质分子与溶剂分子会产生热运动，只要溶质在溶剂中浓度分布不均一，热运动就会使溶质分子在溶剂中分散趋于均匀。这种溶质趋于均一的弥散现象的运动规律遵循物理学中的 Fick 定律，如式(7-1)所示。

$$J_i = D_i \cdot A \cdot (\Delta C_i / \Delta x)_{\Delta x} \to 0 = D_i A \mathrm{d}C_i / \mathrm{d}x \tag{7-1}$$

式中，$\mathrm{d}x$ 是指一定的距离内，溶质 i 的弥散通量 J_i 与弥散面积 A 及浓度梯度 C_i 成正比，而 J_i 的方向却是与浓度梯度方向相反的，也就是溶质的传递方向由高浓度向低浓度方向迁移。D_i 为溶质 i 的扩散系数，单位为 $\mathrm{cm}^2 / \mathrm{s}$，在一定温度下，溶质与溶剂有特定的扩散参数。

　　2. 对流与滤过

　　对流(convection)是指溶质伴随溶剂在外力作用的下一起通过半透膜移动的现象，原理如图 7-2 所示。

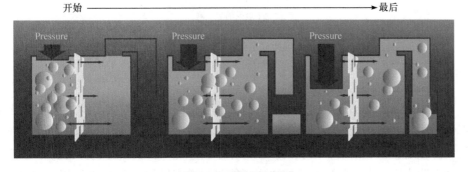

图 7-2　对流原理图

在摩擦力的作用下，溶质和溶剂一起移动，不受溶质分子质量和其浓度梯度差的影响，因此跨膜的动力是膜两侧的静水压差，即溶质牵引作用。而如果用一个滤过膜将血液和滤过液分开，膜两侧就会产生一定的压力差，血液中的水分就会在负压吸引下通过对流由血液侧至滤过液侧，同时血液中一定分子质量的溶质也会随着水分的传递从血液进入滤过液，这个跨膜对流传质的过程，称为滤过(filtration)。对流与滤过，同样需要遵循物理学中的质量守恒定律。溶质的对流传质速率与传质面积和传质推动力成正比，如式(7-2)所示。

$$J_c = K_c \cdot A \cdot dp / dx \tag{7-2}$$

式中，J_c 为对流传质速率；A 为面积；dp/dx 表示在 x 点处膜两侧的压力梯度；K_c 为对流传质系数。在血液透析过程中，一般都利用弥散和对流这两个原理来清除体内多余的水分、无机盐等，原理如图 7-3 所示。

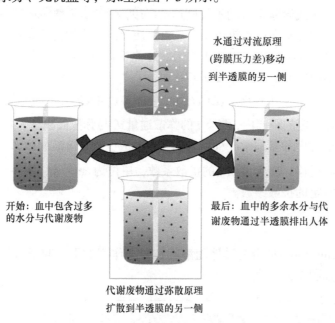

图 7-3　血液透析的原理

3. 吸附

　　吸附(absorption)是通过正、负电荷的相互作用使透析膜表面的亲水性基团选择性吸附某些蛋白质、毒物及药物(如β2-微球蛋白、补体、炎性介质、内毒素等)。蛋白质被透析膜吸附后，溶质的扩散清除率会降低，而且所有透析膜表面均带负电荷，膜表面负电荷的数量直接决定了能吸附带有异种电荷蛋白的数量。在血液透析过程中，血液中某些异常升高的蛋白质、吸毒物和药物等选择性地吸附于透析膜表面，使这些致病物质被清除，从而达到治疗的目的。

二、血透机

血透机大致上可分为血液监护报警系统和透析液供给系统两部分，其主要功能是将患者完成透析作用后的血液通过血液监护报警系统返回患者体内，同时透析后的液体作为废液通过透析液供给系统排出。血液监护报警系统由血泵、肝素泵、压力表、空气探测器及静脉夹等组成，如图7-4所示。

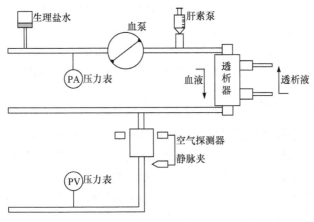

图 7-4 体外血液循环通路

透析液供给系统由温度控制系统、除气系统、配液系统、电导监测系统、透析液流量控制系统、超滤监测系统和漏血监测系统等组成，如图7-5所示。

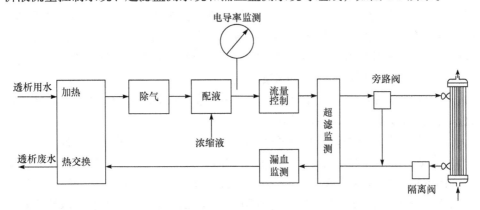

图 7-5 透析液供给系统

1. 血液监护报警系统

(1) 血泵。血泵是体外循环的动力来源，作用是保证血流量的稳定，推动各种血路管道内形成稳定的血流环来维持血液透析治疗顺利进行。血泵内设有闭环控制系统，具有检测及调节转速的功能。

(2) 肝素泵。肝素是一种抗凝剂，在体内外都有抗凝血作用。肝素泵，顾名思义，是一种肝素的微量注射泵，作用是通过持续不断向患者血液中注射肝素，起到体外血液循环抗凝的作用，并且其注射速率在一定范围内是连续可调的。

(3) 压力监测系统。压力监测系统主要包括静脉压监测和跨膜压监测，普遍采用的是压力传感器来实现。压力监测的大小与患者本身的血压值无关，而是主要取决于血液流速、血液通路各处的阻力以及透析器的尺寸大小，并具有报警功能，报警动作的误差是±10mmHg。

(4) 空气监测系统。空气监测系统的作用是监测血液流路以及静脉滴壶中是否有气泡产生，避免气泡流进患者体内导致生理紊乱，其敏感度为 0.03～0.05mL。

2. 透析液供给系统

透析液供给系统的作用是保证使具备适当温度、浓度、压力及流速的透析液进入透析器，并与进入透析器内的患者血液发生弥散、对流、吸附等透析基本过程，同时以适当的速率将患者体内多余的水分移除。

(1) 温度控制系统。温度控制系统包括加热和温度检测两部分，其作用是在正常透析时将反渗水加热后与浓缩液进行混合，温度由温度传感器进行检测，进而控制加温使透析液温度与设定的温度相符合，透析液温度普遍控制在 37℃左右，根据患者情况可适当调节，可调范围一般在 35～40℃。

(2) 除气系统。除气系统的作用除去透析液中的空气，气泡在透析液中有可能引起血液空气栓塞、降低废物的清除率、影响透析液的流量和压力，进而影响电导率浓度等情况发生，因为水和浓缩液中存在一定的量空气，透析液在配置过程中由于碳酸氢盐的存在也会有气体的产生，因此需要进行除气。除气时采用负压原理，一般除气压设为–600mmHg 左右。

(3) 配液系统。配液系统的作用是将浓缩液以一定的比例与水在混合腔中混合，配制生成适当离子浓度的透析液。

(4) 电导率监测系统。电导率监测系统的作用是将监测得到的数值传送到 CPU 单元，与系统设定的电导率值进行比较，达到控制浓缩液配置模块，保证配置出的透析液符合要求。设定电导率报警极限，通过对电导率的监测来实现监测透析液离子总的浓度，以此有效防止浓度配比错误的透析液进入透析器并发出警报。电导率的范围是 13～15mS/cm，精确度为±2%，监测的精确度可能受透析液的温度及其中的气泡影响。

(5) 透析液流量控制系统。透析液流量控制系统的作用是调控透析液的流速，其监测方式一般有流量传感器直接测量和间接测量方式两种，其中间接测量方式

如用平衡腔控制容量，则利用换向的次数计算总的流量。透析液的测量单位为
mL/min，流量最大一般不低于 600mL/min，其误差不大于±(5～10)%。

(6) 超滤监测系统。超滤监测系统主要由超滤泵及管路两部分组成，其作用
是利用跨膜压(transmembrane pressure，TMP)的压力控制或容量控制来达到超滤、
去除血液中水分的目的。用户可以设定超滤的目标值，机器通过对 TMP 的调节，
控制超滤的速度，最终达到超滤的目标。

(7) 漏血监测系统。漏血监测系统通常安装在透析器下游位置，利用检测透
析液的透光强度进行监测，作用是避免在透析过程中发生透析膜破膜现象导致的
漏血对人体造成伤害，其监测漏血量的敏感度是 0.4～0.5mL/L。

3. 清洗消毒系统

透析结束后或开始前，血透机可自动进行清洗消毒。计算机控制的清洗消毒
有多种程序可供选择。清洗消毒的方法有三种：一是热水冲洗，热水的温度一般
为 85℃以上，冲洗时间一般为 20min；二是化学制剂消毒，一般使用 5%的次氯
酸钠消毒；三是热化学消毒，一般是利用柠檬消毒剂中的柠檬酸在加热至一定条
件可以达到高水平消毒的方法，对血透机管路起到清洁作用。

4. 微机处理系统

血透机可自动检测超滤的过程，其液晶显示器可显示出操作程序，自行判断
警报的原因及解除信号等，使血透机系统更加完善准确。

第三节　血液透析设备的质量控制

一、检测环境及设备条件

1. 检测环境条件

血液透析设备的检测环境包含环境温度、相对湿度、供电电源及周围有无明
显影响检测设备正常工作的机械振动和电磁干扰等，其中：

环境温度：(20±10)℃；

相对湿度：不大于 80%；

供电电源：交流电压(220±22)V，频率(50±1)Hz。

2. 检测设备条件

血液透析检测设备包含血液透析装置检测仪、输液泵质量检测仪、电子秒表、
电子秤、注射器、漏血检测液等，其中：

血液透析装置检测仪的电导率测量范围 0～25mS/cm，最大允许误差为±0.1mS/cm；温度测量范围 10～90℃，最大允许误差为±0.15℃；压力测量范围 –400～400mmHg 或–53.3～53.3kPa，最大允许误差为±3mmHg 或±0.4kPa；pH 值测量范围 0～14，最大允许误差为±0.1。

肝素泵质量检测仪的测量范围(0.5～15)mL/hr，最大允许误差为±(2%读数+1个字)。

电子秒表的分度值为 0.1s，日差±0.5s/d。

电子秤最大称重量为 5kg，分度值 0.1g。

注射器用于检测加压或减压，规格型号为 20mL。

漏血检测液用于检测被检装置的漏血检测功能是否正常。

3. 检测人员条件

从事血液透析设备质量控制的人员必须具备机械、电子学以及一定的医学知识背景，具有技师或者工程师资质，熟悉血液透析设备的工作原理和操作技术，接受过血液透析设备质量检测知识培训，获得检定员资质。

二、检测仪器和参考规范

血液透析设备检测仪器使用德国 IBP 公司的 IBP HDM97 血透机检测仪，可检测血透机的温度、电导率、动(静)脉压力和透析液流量。

参考规范为 JJF 1353—2012《血液透析装置校准规范》《血液透析装置质控检测技术规范(试行)》、YY 0054—2010《血液透析设备》、GB 9706.1—2007《医用电气设备　第 1 部分：安全通用要求》及《血液透析管理规范》。

三、主要质量控制参数介绍

1. 透析液温度

透析液温度保持恒定是维持血液在体外循环透析时的基本条件。透析液的温度检测范围 35～37℃，最大允许误差为±0.5℃。当透析液的温度超出设定报警温度的阈值时，会发出声光报警，并阻止透析液流向透析器和阻止置换液流进血液里。

2. 透析液电导率

透析液成分和浓度的稳定性是患者得到充分透析的保证。透析液电导率检测范围 13.5～14.5mS/cm，最大允许误差为±0.3mS/cm，当检测到电导率超过预先设置值的±5%时，会发出声光报警。

3. 透析液 pH 值

透析液 pH 值的检测可以防止放错透析浓缩液(如消毒剂)或配制错误而使患者发生危险，检测范围 7.1～7.5，最大允许误差为±0.2。

4. 透析液流量

透析液流量过低，透析不充分，会影响患者的治疗效果；流量过高，尽管对患者有好处，但医院浪费了资源，其检测范围 300～800mL/min，最大允许误差为±10%。

5. 动(静)脉压力

透析器内凝血或血栓的形成，是影响动(静)脉压力的根本原因，因此动(静)脉压监控必须设置有高低限压力声光报警阈值，当检测到示数异常，立刻发出报警，报警动作误差±10mmHg 或±1.3kPa。

6. 肝素泵注入流量

血液在透析过程中极易产生凝血现象，肝素是一种抗凝剂，因此必须运用肝素泵把肝素注入至血液之中，以阻止其继续产生凝血的临床现象,其检测范围 1～10mL/hr，最大允许误差为±0.2mL/hr 或读数的±5%，二者取绝对值较大者。

7. 血泵流量

血泵血流量的大小是通过血泵的运转速度来计算的，若滚动足压的过松会产生血液返流，出现实际血流量降低的现象；若压的过紧会对血细胞造成破坏，出现溶血的现象。因此必须对血泵流量进行检测，检测范围 100～400mL/min，最大允许误差±10%。

8. 脱水流量

透析治疗完成后，血透机的脱水泵可以精确的脱去设定的脱水量。脱水流量的检测范围 500～1000mL/h，最大允许误差±30mL/h。

9. 空气报警

空气报警器的作用是当检测到静脉管路上的静脉壶或者静脉壶以下有单个体积不小于 0.2mL 的气泡产生时，机器发出声光报警，同时静脉回路上的静脉夹关闭，血泵停止运行。

10. 漏血监护系统

透析器的漏血监护系统是当透析液经过透析器透析液区时，透析机对其进行监测，若检测出异常，发出声光报警，用以评估、推测透析器膜的破损情况。在最大规定透析液流量下，当漏血监护系统检测到每升透析液中漏血 ≥ 1mL 时，发出报警，同时停止血泵运行，并中断任何置换液流动。

四、性能检测过程

1. 检测前的准备

由于血透机在完成透析后，残留的沉淀物造成机器管路变窄、阻塞，因此在检测前，必须对每一台待检测的透析机使用柠檬酸进行消毒、脱钙处理，保证检测仪可以正确检测到流量、温度、电导率等参数。保证中心供液系统运行正常，有合格的 A、B 液送出。血透机开机后需通过自检程序，待电导率、温度和透析液流量等待检测指标稳定后方可开始检测。

2. 透析液温度的检测

先打开血透机的旁路阀，将 IBP HDM97 的温度/电导率探头连接至透析管路，再关闭旁路阀并同时打开流量开关。当透析液流量处于额定工作流量时，首先在透析机上将透析液流速设定为 500mL/min，将温度设定到低、中、高三个点，即调节透析液温度为 35℃、36℃、37℃三个测量点，等待检测仪上的温度检测数值显示稳定后，记录透析机与检测仪上的温度数值并进行对比，误差不得超过±0.5℃。

同时需要检测的是血透机的超温报警功能，预先在血透机控制面板上设置好透析液的报警温度阈值，再缓慢将透析液的温度调高到设定好的报警温度阈值，检测是否有声光报警，其误差同样不得超过±0.5℃。

3. 透析液电导率的检测

检测透析液的电导率之前，先将 A、B 液吸管接至浓缩透析液，接着核查电导率，若发现电导率数值偏移超过允许的误差范围，则必须进行校正。检测时，需要等待血透机的电导率达到设定值并稳定之后，调节 IBP HDM97 至温度/电导率检测模式，将温度/电导率探头连接到透析机的旁路接头，调节透析液温度至36℃，透析液流量为 500mL/min，选取测量点 13.5~14.5mS/cm，待示数稳定后读取检测值。电导率最大允许误差为±0.3mS/cm，若透析液浓度值超过透析液电导率设定值±5%时，会发出声光报警。缓慢步进调节电导率上下限，观察电导率的指示值和设定值，以及报警动作状态。

4. 透析液 pH 值的检测

当血透机处于模拟患者透析状态下，先记录血透机状态栏中的 pH 值，再将 HDM97 的探头接至三通然后接入透析液管路，也可以从透析器的透析液入口处抽取新鲜的透析液直接在量杯中直接测量。待稳定后直接读取相应通道的 pH 值，连续测量三次，检测 pH 值标准范围 7.1～7.3，其示值误差应在 ±0.1。

5. 透析液流量的检测

当血透机处于模拟患者透析状态下，先记录血透机状态栏中的透析液流量值，再将 IBP HDM97 检测仪调至显示流量界面，按照流量探头上标记的箭头方向依次连接透析液流出端接头、流量探头和流入端接头，为减小误差应保持流量探头水平放置。设置透析液流量为 300mL/min、500mL/min、800mL/min 三个测量点，待检测仪数值稳定后记录下机器透析液流量和 IBP HDM97 的流量示值，其误差应该在标称值的 -5%～10%。

6. 动(静)脉压力的检测

在对静脉压进行检测前，先将 IBP HDM97 检测仪调到压力界面，在压力传感器与大气相通时，让检测仪进行一次 0 值校正。检测时需要用到三通接头，其中一个接头连接到机器动(静)脉压检测端口，另外一个接头连接 IBP HDM97 血透检测仪的压力检测端口，剩余的一个接头用 20mL 的注射器，持续打正压或者负压至稳定，耗时约 1 分钟。动脉压的测量点为 -200mmHg、-100mmHg、200mmHg，静脉压的测量点为 -50mmHg、100mmHg、200mmHg，调节注射器，使得透析机端的动(静)脉压达到检测点的值，夹闭注射器端的硅胶管，待检测仪端显示的压力数值平稳后记录两端的数值。取三个测量点中误差最大值作为测量结果，其最大允许误差为 ±10mmHg。

同时需要检测的是血透机的压力报警功能，预先在血透机控制面板上设置好动(静)脉压的报警阈值，用 20mL 的注射器提高或者降低压力，观察声光报警时动(静)脉压指示值与设置阈值以及报警动作状态，其误差同样不得超过 ±10mmHg。

7. 超滤量的检测

当血透机处于模拟患者透析状态下，先用 1000mL 量杯盛满 1000mL 的反渗水，然后将连接患者血管的两端放入该量杯，分别设置超滤率 500mL/h 和 1000mL/h，让血透机工作 1～2h，计算超滤量与量杯中减少的毫升数，两者误差应 ≤5%。

8. 肝素泵流速的检测

首先将冲满水的注射器安装到肝素泵上，排空与注射器相连管路中的空气，并将管路的另一端放入空的量杯中，开始运行并计时。设置肝素泵流量，选取1mL/h、5mL/h、10mL/h 三个点进行检测，让肝素泵工作 1 小时后，观察量杯读数与设定速率之间的误差，误差范围应在±0.2mL/hr 或读数的±5%之内，两者取绝对值较大者。

9. 血泵流量的检测

当血透机处于模拟患者透析状态下，将血泵管路的流入端放入一个盛水的杯子，另一端放入一个空的杯子，设置血流量为 250mL/min，等待一段时间，确认血路管路中的空气排净，再运转 3 分钟后即可计算出血泵流速正确与否，其误差范围是±10mL/min 或读数的±10%，两者取绝对值较大者。

10. 气泡探测器的检测

气泡探测器的作用是防止气泡进入血液管路。在血液管路设置血流量为200mL/min 的标准流量，用注射器在血液管路内注入体积为 200μL 的气泡，观察血透机气泡探测器的报警动作；同样在血液管路设置血流量为 200mL/min 的标准流量，用注射器向空气捕捉器内注入空气，观察空气捕捉器内液面下降情况，当液面低于探测器下端时，观察血透机气泡探测器的报警动作。

第四节　血液透析设备的维修维护

普通血透机的故障随机器类型的不同及检测方法的不同，具体的维修方法差别比较大。影响透析效果的主要因素有透析液配比、透析液温度、超滤量、血流量。

一、透析液配比

透析液的成分和浓度由医师依照临床需要设定。透析液成分和浓度的稳定性是患者达到充分透析的保证，任何偏离超出一定范围，将引起患者不适，引起并发症，并可能导致死亡。通常透析液配比系统由测试电导的电极、A 吸液泵和 B吸液泵组成。配比误差也集中于以下三个原因：一是浓缩液成分不对；二是 A 吸液泵或 B 吸液泵的堵塞泄漏引起的配比不全；三是化学物质对电极的腐蚀和沉淀造成浓度监测的不准确。

维护要点如下：

(1) 坚持每日每次透析完毕后，按照标准操作程序进行脱钙和消毒清洗过程，要保证脱钙液和消毒液的浓度，要保证清洗消毒的时间。

(2) 建议每月一次将配比完成的透析液送电解质检测。

(3) 若有误差，需调校修正。

二、透析液温度

透析液的温度保持恒定是维持血液在体外循环透析中充分透析的基本条件。温度过高或过低均造成患者的不适，温度超过 41℃ 会引起溶血损害。虽然目前的血透机内部设有精密的数字温度控制部分，但由于进水温度改变和透析液需输送到机外和透析器内的血液相交换，远端的温度受外界影响较大，不易控制，尤其在炎热的夏季和寒冷的冬季，由于室内外温度有很大的差别，将直接影响透析液温度的控制。

维护要点如下：

(1) 需经常对透析器进水温度用外接温度计进行检测。采样时需保证温度值相对稳定，建议血透机正常运行一段时间后采样。

(2) 当外界环境温度明显变化时，必须进行水温监测和调试。

三、除气装置

水和浓缩液中含有一定的气体，当水加温时有大量的气泡从水中溢出。一旦小气泡进入透析器，会依附在透析膜上。这些气泡虽小，但占据了大量空间，挤占了血液和透析液交换接触的面积，造成透析效果下降，因此除气装置是血透机的一个重要组成部分。

维护要点如下：

(1) 在透析过程中，仔细观察透析管路以及透析器中有没有存在微小气泡，寻找气泡的来源。

(2) 当气泡排除后很快又产生时，应怀疑除气装置效果不良，要及时进行排查。

(3) 参考维修手册，检查水路中各点的压力数值，有偏离的需要校正，校正不了的需及时更换。

四、超滤量

超滤量是指患者的脱水量，临床要求相当高，必须准确。一旦透析完成后，发现体重未达到预计目标，将导致该次脱水的失败，会直接影响治疗效果。

维护要点如下：

(1) 模拟透析治疗模式，观察设置的超滤量与实际透析的超滤量是否一致。

(2) 如果不一致，参考维修手册，观察超滤泵是否泄漏和检查超滤泵的性能，如果异常需及时更换。

五、血泵

血泵是维持血液体外循环的动力系统。血液和透析液在透析器中渗透交换的数量直接关系到透析效果。衡量的标准除血流量达标外,还需防止泵管过度挤压,造成对血球的破坏。

维护要点如下:建议使用标准管路,参照厂家维修手册调整血泵转子的空隙,定期给血泵添加润滑油防止血泵卡死,打滑或者性能下降的血泵建议更换。

六、漏血检测

在透析过程中,只允许血液中成分流向透析液,绝对禁止反方向流动。由于透析器的质量不可能保证每个优良,有缺陷存在容易造成破膜,形成水路与血路的直接沟通,这是相当危险的。漏血检测装置专为解决该问题而设。漏血检测装置通常由光电检测器串联于水路中组成。

维护要点如下:
(1) 定期检测漏血报警的灵敏度,以相对灵敏而不乱报警影响使用为恰当。
(2) 每隔半年清洗光电检测装置,消除沉积物,提高检查灵敏度。
(3) 清洁光电检测装置后按照厂家的说明书调校其灵敏度。
(4) 如果调校失败需立即更换。

七、血液透析系统流量低

1. 水过滤器出现堵塞

原因分析如下:
(1) 水源质量差,含钙、镁离子浓度高。
(2) 反渗水处理系统比较简陋。
(3) 未能定期清洁过滤器的堵塞。

处理方法如下:取出压力变换器的过滤屏障,在干净的软化水喷头下面进行加压冲洗,然后恢复工作。

2. 流量阀与流量泵之间的流量节流口堵塞

原因分析如下:
(1) 过滤器破损。
(2) 反过滤器位置颠倒。
(3) 维修检查过程中不慎有微小颗粒进入透析管道,堵塞节流口。
(4) 流量泵内齿轮系统出现打滑,即齿轮与泵的电机退耦。

处理方法如下：若发现节流口堵塞，首先检查过滤器，然后卸掉节流三通，用软化水高压冲洗，注意在冲洗过程中不要让小节流口顺水流入自然水管道，节流口与三通并非一体；若发生电机退耦现象，必须更换齿轮组泵的磁石，在更换过程中应注意要用固定扭力螺丝刀、定位器和小型的内六角扳手。

3. 流量泵电机速度不稳，时有停机现象

原因分析和处理方法如下：此时可能为流量泵电机的碳刷耗损，造成24V电压时而加不到绕组上，需要更换电机或碳刷。

4. 旁路阀不能完全关闭

原因分析和处理方法如下：此时透析液有部分通过旁路阀直接经漏血探测器和负压泵流出。将容量瓶接在排水口上，1min后观察其容量是否在 450～550mL，若透析液从旁路阀流走，则说明旁路阀关闭不严。用水推动电磁阀，重复开关。数次后，在开机状态下，若流量表指示正常，故障排除，反之，必须更换旁路阀。

第八章 物理治疗仪

第一节 概 述

物理治疗仪是医院康复科、理疗科以及相关中医、骨科等科室常见的治疗诊断设备。

当前物理疗法的仪器种类繁多，功能原理和实现方式多种多样，根据设备原理，可分为物理因子疗法与运动疗法。物理因子疗法包括水疗、冷热敷疗、低中频疗、高频疗、磁疗、光疗、中医疗、压力疗等大类，如表 8-1 所示；运动疗法包括站立、悬吊减重移动、连续被动活动(continuous passive motion, CPM)、牵引、上下肢训练、运动功能评定等大类，如表 8-2 所示。每一大类下面可再分小类，如电疗可分为直流电疗、低频电疗、中频电疗、高频电疗、静电疗等。

表 8-1 物理因子疗法分类

分类	疗法
电疗	直流电疗法
	低频电疗法
	中频电疗法
	高频电疗法
	静电疗法
冷热敷疗	石蜡
	沙
	冰敷
声(超声)	超声波
	短波
水疗	水疗法
磁疗	静磁场
	脉动磁场
	磁振荡
	交变磁场

续表

分类	疗法
光疗	红外线
	紫外线
	激光
中医疗法	针灸
	拔罐
	熏蒸
压力疗	气压疗法

表 8-2 运动疗法分类

分类	二级分类
站立	偏瘫站立架
	电动起立床
悬吊减重移动	三维减重移动训练系统
	悬吊训练系统
	减重跑台
	移位系统
CPM	肩关节 CPM 机
	肘关节 CPM 机
	膝关节 CPM 机
	踝关节 CPM 机
	手关节 CPM 机
上下肢训练	上下肢主被动训练器
	上肢康复机器人
	下肢康复机器人
牵引	电动牵引床
	肩颈牵引系统
	腰椎牵引系统
运动功能评定	关节功能评定装置
	肌力计
	等速训练测定仪

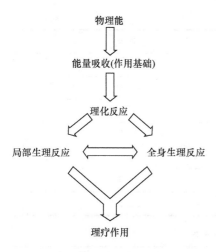

图 8-1　物理因子疗法原理图

从理疗作用所通过的人体介质来看，可分为直接作用、神经反射作用以及体液作用等介质。直接作用针对人体的组织器官，直接作用于病灶或者针对特定治病因子，如红外照射类；神经反射作用大多通过人体感知神经系统或者运动控制系统的刺激与反馈来实现，如电刺激；体液作用通过人体皮肤等介质将药物因子渗透进入人体体液循环，产生局部或者全身的生理效应，如中医熏蒸、水疗等疗法。外界物理能的共性作用体现在能够消炎止疼，能够改善体液(尤其血液)循环，能够影响神经肌肉的兴奋性。其作用于人体的原理如图 8-1 所示。

一、物理因子疗法设备

电疗是利用不同类型电流和电磁场治疗疾病的方法，它是物理因子疗法中最常用的方法之一。不同类型的电流对人体产生不同的生理作用。直流电是方向恒定的电流，可改变体内离子分布，调整机体功能；低、中频电流刺激神经肌肉收缩，降低痛阈，缓解粘连，常用于神经肌肉疾病，如损伤、炎症等；高频电以其对人体的热效应和热外效应促进循环，消退炎症和水肿，刺激组织再生，止痛，常用以治疗损伤、炎症疼痛症候群，大功率高频电可用于加温治疗；静电的主要作用是调节中枢神经和植物功能，常用于神经症、高血压早期、更年期症候群。电流脉冲频率划分如表 8-3 所示。

表 8-3　电流脉冲频率划分表

低频电	中频电	高频电
<1kHz	1～100kHz	100kHz～300GHz

本节仅列举部分常见物理因子疗法设备进行说明。

1. 中低频电疗设备

应用频率 1000Hz 以下的各种脉冲电流治疗疾病的方法统称低频电疗法。根据波形和频率，电流分为感应电流、新感应电流、断续直流电、间动电流、指数曲线型电流、阶梯波电流、锯齿波电流、单向脉冲电流、双向脉冲电流等。在康复治疗中起到较好治疗作用的低频电疗方法有神经肌肉电刺激疗法(neuromnscular electrical stimulation, NMES)、痉挛肌电刺激疗法(hufschmidt therapy)、功能性电刺激疗法(functional electrical stimulation, FES)、经皮神经电刺激疗法(transcuataneous electrical nerve stimulation, TENS)等。

低频电疗设备是指利用低频率($F < 1000Hz$)、小电流($I < 100mA$)、低电压($U < 100V$)电流进行治疗的物理治疗设备。

由于人体运动神经每次兴奋后绝对不应期为 1ms，神经兴奋能接收的最高频率不超过 1000Hz，这是划分低频、中频电疗法的电生理学依据。应用 $1\sim100kHz$ 的电流治疗疾病的方法称为中频电疗法。中频电流对人体的作用特点为无极性区别，无电解作用；中频电流的阻抗和容抗低于低频电流，作用较深；综合多个周期连续作用能引起神经肌肉的兴奋(综合效应)；频率 $6\sim8kHz$ 的电流作用时，肌肉收缩阈和疼痛阈有明显分离现象，即肌肉强烈收缩而不引起疼痛；能提高生物膜的通透性，可用于药物导入。

(1) 波形：常见波形有三角波、正弦波、矩形波(方波)、梯形波、锯齿波，如图 8-2 所示。

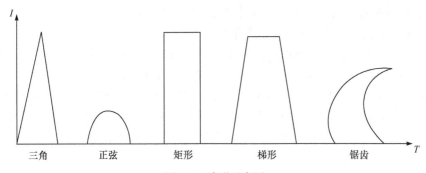

图 8-2　波形示意图

(2) 周期(T)：一个波形的起点到下一个波形的起点所需的时间，由脉冲波形的持续时间及间歇时间组成，如图 8-3 所示。

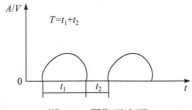

图 8-3　周期示意图

(3) 频率(F)：每一秒出现波形的个数，计算如下：

$$F = \frac{1}{T} \tag{8-1}$$

(4) 波宽(t)：每个脉冲出现的时间，以 t 表示，包括上升时间($t_{升}$) 和下降时间($t_{降}$)。
举例一款 TENS 中低频治疗仪来进行原理说明，如图 8-4 和图 8-5 所示。

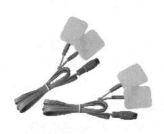
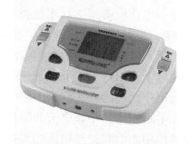

图 8-4　电极片　　　　　　　　　图 8-5　TENS 中低频治疗仪外观图

TENS 的原理是将特定的低频脉冲电流通过皮肤输入人体，能够镇痛。TENS
与神经电刺激疗法是有区别的：神经电刺激主要刺激运动神经系统，而 TENS 主
要刺激感觉神经系统。TENS 设备需要符合以下条件。

(1) 频率为 2～160Hz(属于低频范围)。

(2) 脉冲宽度为 9～400μs(属于短脉冲)。脉冲太宽时会激活传递疼痛信号的
神经纤维，但本身脂肪层较厚的使用者可设置较宽的脉冲。

(3) 电流形态多样，包括以下几种波形：①对称的双向方波；②对称的双向
脉冲；③单向方波；④不对称的双向脉冲；⑤被单向方波调制的中频或高频电流。

(4) 强度适宜。强度不至于刺激肌肉收缩，让使用者感觉舒适。

2. 高频电疗设备

高频电流的频率为 100kHz～300GHz。采用高频电流(大于 100kHz)治疗疾病
的方法称为高频电疗法，按照波长划分可包括长波疗法、中波疗法、短波疗法、
超短波疗法、微波疗法。作用于人体的高频电流，频率越高，容抗越小，电流越
均匀，因此超短波、分米波、厘米波产热均匀。高频电流的频率较低时热效应明
显，频率越高作用越弱。在长波、短波、超短波这一波段中，随波长缩短，作用
深度加大，因此超短波作用最深；微波随波长进一步缩短，作用深度变浅，因此
毫米波作用最浅。高频电疗的生物物理效应和治疗作用可分为热效应与非热效应。
近年来，长波、中波疗法应用逐渐减少，短波、超短波、微波疗法应用日趋广泛。

超短波治疗仪在使用时，将电极片放置于患者病灶位置，高频电磁波通过成
对的电容电极输出，受到高频磁场作用的组织分子、离子在与电机平行的位置快
速振荡，其振荡的频率与设备输出频率统一，分子摩擦迅速产生热效应。目前市

面上的超短波治疗仪设备普遍采用电子管作为高频振荡源，频率有 27MHz、40.68MHz，也有一部分采用其他振荡源。这里介绍一种使用固态源功放管 LDMOS 和单片机反馈控制的新型超短波治疗仪，其系统模块示意图如图 8-6 所示。

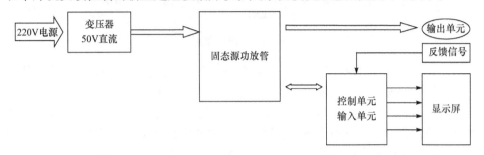

图 8-6　超短波治疗仪系统模块示意图

1) 射频功放模块

LDMOS (laterally diffused metal oxide semiconductor)称为横向扩散金属氧化物半导体，是高频大功率器件。阻抗匹配设计是 LDMOS 功放管的设计关键，即功放管的输入阻抗要与信号源的内阻实现共轭匹配；功放管的输出阻抗与负载阻抗要达到共轭匹配；前级功放管的输出阻抗与后级功放管的输入阻抗要能够共轭匹配。

2) 脉冲模式

脉冲可具备多种调制频率，如 20Hz、50Hz、100Hz、200Hz。常采用脉宽调制(PWM)进行脉冲调整。PWM 是一种电压调整的方法，通过控制直流电源开关(电压固定)的频率，间接改变负载两端的实际电压，实现控制要求。

一些短波治疗仪需要手动调谐，该设备的调谐系统由粗调和细调组成。调谐的电子元件包括可变电容、电感线圈，改变它们的转动圈数或者转动距离就能改变其电气特性。保护电路包括过温保护和过载保护两部分。

3. 光疗设备

光具有波粒二象性，光辐射的粒子称为光子或量子。光的频率越高，波长越短，光子能量越大。光疗设备主要有红外线疗法、紫外线疗法及激光疗法等。根据光的波长或频率，将各种光排列起来的图标称为光谱，光谱是整个电磁波谱的一部分，如图 8-7 所示，其波长介于无线电波和 X 线之间，波长为 180nm～1000μm。

红外线的波长为760nm～50μm，其中医用的红外短波波长为760nm～1.5μm，红外长波波长在 1.5～15μm。这里以红光治疗设备举例说明。红光治疗设备不靠热效应，也不是激光治疗，它具有照射均匀、光斑大、穿透深、对肌体无灼伤等特点。红光治疗设备按照光源可分为：①灯泡式，发光元件为红外灯泡；②电炉

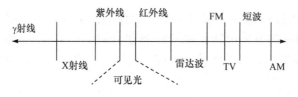

图 8-7　光谱分布图

丝式，发光元件为热阻丝制成的一种红外线光源。红光治疗设备按照治疗应用的人体部位可分为局部红光设备、躯体光疗设备、全身光疗设备。红光治疗设备是指预期使用波长在 600~760nm 的非相干光对患者体表(不包括自然腔道)进行照射治疗的设备。该设备由主机、辐射头及有效辐照面温度传感器(如有)组成。部分型号的红光灯头可以电动上下升降，光输出分为"强"和"弱"挡，且可以选择"手动红光"或"自动红光"。

　　以市面上销售的 SS-D 型红光治疗仪为例，仪器外观如图 8-8 所示。仪器主机由主控板、变压器、风扇和卤钨灯泡组成。卤钨灯泡发光后，经两层玻璃中的液体过滤，滤除其他颜色频段的光谱，让红色光谱(600~700nm)通过两片凸透镜聚焦后，形成红色的聚焦强光，照射患者的局部病变区域进行治疗。

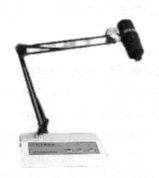

图 8-8　红光治疗仪外观图

　　该设备有两个变压器(简称为 B1、B2)，B1 变压器初级为 AC220V，次级为 AC15V，再进入主控板全桥整流滤波后，由 L7812 输出电压 DC12V，为主控板元器件和风扇提供电源；B2 变压器同样用 AC220V，但在初级一端串联一个 3kΩ 的大功率电阻 R，次级输出的 AC12V 直接连接到卤钨灯泡。

　　主控板主要分为 3 个功能模块：电源模块、开关模块、定时模块。仅按下电源开关时，设备电源导通，B1 变压器工作、主控板上电，风扇转动，但此时可控硅门极没有电压，AC220V 部分电压加在 3kΩ 的大功率电阻 R 上，B2 变压器不能正常工作，次级没有输出，卤钨灯泡不亮。再按下定时开关，此时连接可控硅门极的晶体管导通，VCC 直接加到可控硅门，B2 变压器正常工作，次级输出的

AC12V，卤钨灯泡亮起。当 RC 一阶电路充电完成时，晶体管截止，可控硅门极电平又变低，灯泡熄灭。在红光灯头附近装有有效辐射面温度传感器，用于检测有效辐照面的温度。

4. 磁疗设备

物理学家法拉第发现了电磁感应之后，对于电磁体以及电磁感应作用于人体效果的研究便逐渐增多。到了 20 世纪，各种利用磁场治疗疾病的器械相继问世，用于缓解伤痛、矫正畸形、制成磁性假牙等各种植入性假体等。

用于理疗的磁疗仪器可分为单一磁场设备与复合磁场设备。单一磁场包括低频交变磁场、脉冲磁场和脉动磁场。根据磁场强度来决定设备的使用场合，最高的磁场强度可达到数百毫特斯拉，适用于大中型医疗机构。不同型号的磁疗设备的磁头个数也不同，有单磁头的、双磁头的、4 个磁头的，甚至 10～20 个磁头的设备。同时，还能结合其他物理因子一同使用，如配合红外线使用的远红外磁疗设备、配合电疗使用的中频脉冲电流磁疗设备、配合热能使用的热磁振子治疗设备。

热磁振子治疗设备是一种包含热磁振子，利用热磁振子产生磁场、振动和传导热对患者进行治疗的医用电气设备。热磁振子是由绕组线圈和铁磁性材料构成的，当有脉冲或交变电流通过时，该部件会发热，同时产生磁场和振动。一般来说，交变脉冲磁场的作用深度要深于恒定磁场，治疗效果也有区别。这里介绍一款交变脉冲磁疗与热疗同时作用的热磁振子治疗设备。

设备控制系统主要部分有单片机系统、恒温模块(及温度测量电路)、加热装置、磁头等。该设备的磁疗部分共设计了 3 对磁头对应单片机定时器 Timer 三路输出 TA0、TA1、TA2，通过程序控制使 TA0、TA1、TA2 输出不同频率的方波，以控制治疗的频率和时间，如图 8-9 所示。

磁头部分以定制的硅钢片做磁芯，根据磁感应强度、硅钢片的磁导率、感应电流和感应电压可以计算磁芯缠绕匝数。此设备磁感应强度为 $2000G(1G=10^{-4}T)$，硅钢片的相对磁导率为 6000～8000，感应电压为 5V，感应电流为 20mA，计算得出缠绕匝数为 100 圈，如图 8-10 所示。

恒温模块部分包括温度的测量和温度的控制两部分。温度测量部分通过热敏电阻组成的电桥及单片机的 A/D 转换器来进行测量。根据温度测量部分得到的温度，当温度小于给定的温度时，通过单片机引脚输出高电平，三极管 NPN 导通工作在饱和区，继电器线圈通电并且吸合开关，加热丝通电进入加热状态；当温度达到给定的温度时，单片机引脚输出低电平，三极管 NPN 截止，继电器打开，加热丝电源关闭，停止加热。

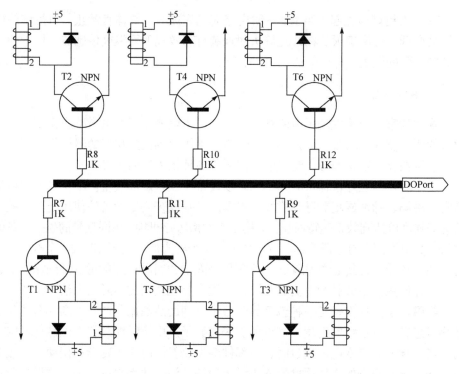

图 8-9 磁头设计原理图

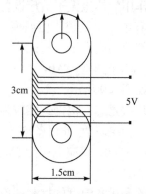

图 8-10 线圈设计原理图

二、运动疗法设备

这里介绍两款颈腰椎牵引治疗设备，一款是无源颈腰椎牵引治疗设备，另一款是电动颈腰椎牵引治疗设备。

1. 无源颈腰椎牵引治疗设备

无源颈腰椎牵引治疗设备由颈椎牵引机构、腰椎牵引机构和坐垫三部分顺次由合页连接组成。如图 8-11 所示，颈椎牵引机构包括牵引带 4、颈椎上横杆 1、颈椎下横杆 9 和两根颈椎滚珠滑轨。颈椎滚珠滑轨一段的滑杆 5 固定在颈椎上横杆 1 上，颈椎滚珠滑轨另一端的外滑框 3 固定在颈椎下横杆 9 上，以形成矩形框架结构。牵引带 4 上设置有钩环 4-4 挂在颈椎上横杆 1 的挂钩 2 上；两根颈椎滚珠滑轨上分别设置有升降机构。

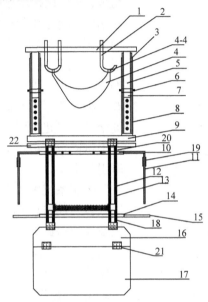

图 8-11　颈椎牵引机构

　　腰椎牵引机构如图 8-12 所示，它包括两根腰椎滚珠滑轨、腰椎上横杆 22 和安装在腰椎滚珠滑轨的滑杆的按摩牵引机构。腰椎滚珠滑块的外滑框的一端由合页固定在腰椎上横杆 22 上，另一端由合页固定在坐垫上；坐垫由尾椎坐垫 16 和臀部坐垫 17 通过合页 21 连接组成。

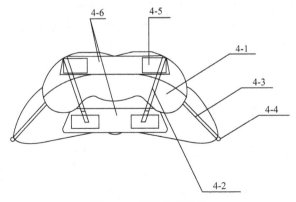

图 8-12　腰椎牵引机构

2. 电动颈腰椎牵引治疗设备

电动颈腰椎牵引治疗设备是指使用电力驱动通过牵引增加颈腰椎间隙以治疗颈腰椎疾病的设备。

电动颈腰牵引治疗设备由电气控制箱、牵引电机、牵引架、牵引绳和滑轮等

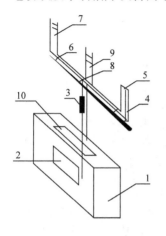

图 8-13　机械结构示意图

1-电气控制箱；2-牵引电机；3-牵引力传感器；
4-牵引架；5-滑轮Ⅰ；6-滑轮Ⅱ；7-牵引绳；
8-滑轮Ⅲ；9-牵引器；10-操作面板

组成，机械结构示意图如图 8-13 所示。颈椎牵引时，将牵引带固定到患者颈部，带牵引绳的牵引挂钩勾到牵引带上，牵引绳绕过牵引架上的滑轮Ⅰ和滑轮Ⅲ固定在牵引电机的皮带轮上。电机正转，牵引绳张紧，通过改变绳的张紧度来改变牵引力；电机反转，绳松弛，停止牵引。腰椎治疗时，同理，将牵引带固定住患者腰部，牵引绳的挂钩挂到牵引带上。

控制系统主要由牵引力传感器、单片机、输入设备(键盘和鼠标)、输出设备(显示屏)以及输出负载(牵引电机)组成。单片机将牵引力传感器采集到的牵引值与设定的牵引值比较，判断是否达到牵引力度。单片机输出经电机逻辑控制电路变换后形成电机控

制信号驱动电机运转。电机正转，牵引绳张紧，牵引力增加，当牵引力值达到预设值时，进入持续状态，电机停止转动，牵引力保持不变。如果选择间歇牵引模式，持续牵引一段时间后，电机反转，自动松弛一段时间，牵引时间和间歇时间可根据实际治疗的需求来设置。颈椎牵引和腰椎牵引在控制上的区别主要体现在牵引力大小的设置上。颈椎牵引牵引力较小，一般小于 350N；腰椎牵引牵引力较大，一般小于 1590N。牵引总时间默认在 20～30min。

电动颈腰椎牵引治疗设备可内置多种牵引模式，每个牵引模式通常包含以下几个阶段：

(1) 渐进期。

(2) 牵引相。

(3) 间歇相(包括间歇渐退期和间歇渐进期)。

(4) 渐退期。

连续牵引模式如图 8-14 所示，间歇牵引模式如图 8-15 所示。

设备的输出参数一般包括牵引力(包括波形示意图等形式)、牵引相时间、渐进期时间/速率、渐退期时间/速率和总治疗时间。

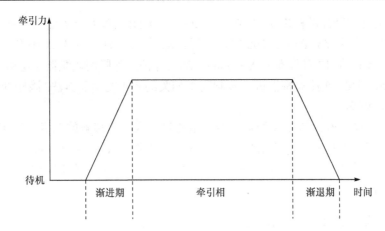

图 8-14　连续牵引模式

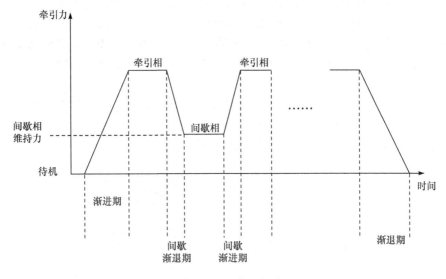

图 8-15　间歇牵引模式

第二节　物理治疗仪的检测

一、电疗设备的检测

从 2008 年 2 月 1 日起，YY 0607—2007《医用电气设备 第 2 部分：神经和肌肉刺激器安全专用要求》开始实施，该标准替代了之前的 YY 0016—1993《低频电子脉冲治疗仪》、YY 91093—1999《中频电疗机》、YY 91094—1999《音乐电疗机》。该标准规定了用于物理治疗时间的神经和肌肉刺激器的安全要求。2008

年10月又有解释性的标准YY/T 0696—2008《神经和肌肉刺激器输出特性的测量》发布，该标准为 YY 0607—2007 提供了具体的检测方法，并于 2010 年 1 月起正式实施。2011 年 12 月发布的 YY 0868—2011《神经和肌肉刺激器用电极》，对电极的阻抗、温度、连接等特性进一步制定了相关的要求与试验方法，该标准于 2013 年 6 月起实施。

YY 0607—2007 所定义的刺激器是指通过与人直接接触的电极，使用电流来给人神经肌肉的疾病诊断或治疗用的设备。大部分中低频电疗设备都需符合该标准的要求，除用于脑刺激的设备(如电痉挛治疗设备)，以及仅用于减轻疼痛的经皮神经和肌肉刺激器。

1. 设备参数的检测要求

(1) 对设备抗扰度，特别是辐射的射频(RF)磁场的要求：对射频辐射的电磁场，设备和(或)系统必须在 26MHz～1GHz 的频率内，在低于 3V/m 的抗扰度试验电平上，连续完成由制造商标称的预期功能；并且在 3～10V/m 的抗扰度试验电平上，连续完成由制造商标称的预期功能或者虽然失败但不会出现安全方面的危险。

该要求的试验方法需要所有相关电极在连接状态并应用到距离设备不大于 40mm、含有 1000mL 标准盐水体模中。这里所说的标准盐水是 0.9%(9g/L 或 0.154mol/L)的生理盐水。测试布局安排如图 8-16 所示。

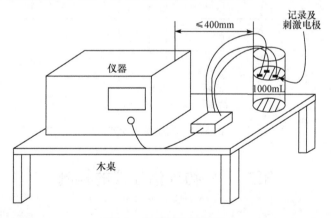

图 8-16　测试布局安排

(2) 连续使用要求：设备对每位使用者的使用时间通常在 15min 左右，甚至更久，并且可能立刻转为另一位使用者使用，因此设备应能保证长时间的连续使用。

(3) 超温要求：当设备在环境温度为 25℃的正常状态下运行时，设备部件及周围温度不应超过 GB 9706.1—2007 的温度标准。

(4) 容错能力要求：刺激器能够容许人为差错造成的电极开路或短路运行的情况。如果输出在电极开路或短路时被操作人员无意打开，即使是这种误操作，也应该保证刺激器的安全。刺激器的所有输出控制器都设定到最大值，并且使每一对输出端子开路运行 10min 后，再短路运行 5min，在此试验完成之后，设备应该能够完全符合所有检测标准。

(5) 数据准确性要求：需要有可靠的输出幅度控制器，使刺激器输出幅度从最小值到最大值连续可调，或者每一个增量不大于 1mA(或 1V)且连续调节。因为在实际使用的情况下，输出幅度的每一个微小的增量都可能对患者产生不均衡刺激，所以保证控制器能够让使用者以平缓或者以微小步进调节输出的幅度是设备安全特性的一项重要的要求。可设置的最小输出设定值不能超过最大设定值的2%。当使用随机文件中规定的负载电阻进行测量时，测量值对设备标识(或者随机文件中规定的)的脉冲宽度、脉冲重复频率和幅度(包括任何直流分量)的偏差不能大于±30%。

(6) 电源电压波动测试要求：电源电压波动±10%对刺激器的输出幅度、脉冲宽度或脉冲重复频率造成的影响必须小于±10%。

(7) 输出闭锁要求：如果是能够提供超过 10mA(r.m.s)或者 10V(r.m.s)输出的刺激器，其预设的输出幅度控制器建议在最小位置，若不在最小位置，输出端不能有能量输出。该要求的目的是使用过程中必须避免正常及电源断开并重新连接的情形下电流突然增大，避免对患者过分的刺激。注：r.m.s 指 root mean square(均方根)。

(8) 输出指示要求：在连接 1kΩ 的负载电阻的情况下，刺激器能够提供超过 10mA(r.m.s)或者 10V(r.m.s)输出，或者每个输出脉冲能量超过 10mJ，无论是在正常状态下还是在单一故障状态下，必须有输出指示(若有指示灯必须为黄色)。

(9) 输出参数的限制：长期的物理医学共识表明，指定输出限制足够保证已知的治疗(或诊断)顺利进行，并且大大超过实际所需要的值。刺激器在连接 500Ω 负载电阻的情况下，输出电流不应超过限值，如表 8-4 所示。

表 8-4　电流频率与输出限值关系表

频率/Hz	电流极限(r.m.s)/mA
(直流)	80
≤400	50
≤1500	80
>1500	100

　　需要注意的是，当输出同时具备直流和交流分量的情况下，这些分量需要分别测量并且与允许的限制比较。对于500Ω负载电阻，脉冲宽度小于0.1 s，每一脉冲的能量不能超过330mJ。对于较高的脉冲宽度，使用上述直流输出的限值。当在开路的条件下测量时，对外输出的峰值电压不能超过500V。当应用部分(刺激电极和所有与电极有导电连接的部分)由多个使用者电路同时激励时(如干扰治疗)，上述限值也适用于每一通道电路。

　　2. 设备参数的检测方法

　　1) 试验前的准备

　　测试环境温度要求(23±2)℃，温度变化率要求<3℃/h，相对湿度要求处于30%～75%，大气压力要求处于86～106kPa(相当于645～795mmHg)。为了减小供电网电源之间的相互干扰以及对实验设备的影响，测试设备与被测试仪器之间

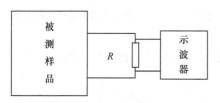

图8-17　测量负载示意图

需用独立的稳压电源供电，供电电源电压要求稳定在(220±22)V，频率为(50±1)Hz，且供电电源的电压波动率≤±3%，总谐波失真度≤5%。试验所用的负载电阻在应用部分输出端口串联模拟人体负载的电阻，且负载阻抗误差不超过±10%，如图8-17所示。根据要求，当电阻为500Ω时，可能出现的最大电流为0.1A，即功率为5W。如果实际功率大于负载电阻额定功率，可能会出现电阻升温阻值波动，影响试验准确性甚至损坏负载电阻。

　　示波器用于对数据采样并转存到计算机处理。示波器要求至少能对5s采样数据进行存储，且采样频率不低于500 kS/s，即采样周期不大于2ms。如果采样率过低，由于包络波形等因素不能进行有效测量。试验开始前，将仪器样品放在稳定的温度、湿度、气压环境中，静置2h，使其与环境保持一致。示波器预热15min并校正准确。

　　2) 关键参数的测量

　　测量的关键参数包括输出有效值(一般取5s平均有效值)、脉冲能量、脉冲宽度、脉冲重复频率、开路输出峰值电压、电流密度、直流分量等，下面描述其中四个参数的测量方法。

　　(1) 5s平均有效值的测量。

　　X_q是指对于n个量$(X_1, X_2, \cdots, X_n)$平方的均值的正平方根，如式(8-2)所示：

$$X_q = \left[\frac{1}{n}\left(X_1^2 + X_2^2 + \cdots + X_n^2\right)\right]^{\frac{1}{2}} \tag{8-2}$$

一般根据此公式得到"5s平均有效值"，作为比较的特征参数。测试方法

为：将示波器输入耦合方式设置为直流耦合，使用示波器观察并采集输出波形，观察输出波形数据，任意采集一段波形数据，进行 5s 平均有效值测量应在波形密集、幅度较大时采集，此处数据计算得出的均方根值为最大 5s 平均电压的有效值。

(2) 脉冲能量的测量。

脉冲能量的计算式(8-3)中，参数 U_p 代表电压脉冲峰值，单位为 V；I_p 为电流脉冲峰值，单位为 A；t_w 为脉冲宽度时间，单位为 ms；电阻 R 为得到该电压或电流的负载值，单位为 Ω；E 为单个脉冲能量，单位为 J。

$$E = I_p^2 R t_w \text{ 或 } E = \frac{U_p^2}{R} \cdot t_w \tag{8-3}$$

将示波器的采样频率设置为不低于 500 kS/s，输入耦合方式设定为交流耦合。根据检测设备的使用说明，选择相应的输出脉冲波形，测量脉冲峰值以及脉宽，以式(8-3)计算得出脉冲能量。

(3) 脉冲宽度、脉冲重复频率的测量。

将示波器的采样频率设置为不低于 500 kS/s，根据检测设备的使用说明，选择相应的输出脉冲波形，使用示波器自动测量或光标测量功能测量脉冲宽度以及脉冲重复频率。

(4) 开路输出峰值电压的测量。

在输出为空载时，示波器设置同上，采样频率不低于 500 kS/s，输入方式设定为交流耦合，选择相应输出脉冲模型，检测脉冲峰值。测量不规则波形时，应注意分别测量正、负脉冲的峰值电压，开路峰值电压一般较大，使用差分探头可以避免损坏示波器。

二、光疗设备的检测

本节仅以红光设备为例，介绍光疗设备的检测要求与检测方法。了解红光设备的仪器检测需要先了解以下基本概念。

(1) 有效辐照面。有效辐照面包括治疗的表面的面积与形状，与其相关的辐照距离、辐照角度的信息。

(2) 有效红光辐照度。有效红光辐照度是指有效辐照面上的红光辐照度，一般该辐照度等同于 600～760nm 内所评估的辐照度，如式(8-4)所示。

$$E = \int_{600nm}^{760nm} E_\lambda(\lambda) d\lambda \tag{8-4}$$

式中，$E_\lambda(\lambda)$ 为光谱辐照度，单位为 $W/(m^2 \cdot nm)$ 或者 $mW/(cm^2 \cdot nm)$；$d\lambda$ 为计算或测量时的波长间隔带宽，单位为 nm($d\lambda$ 不超过 5nm)。

(3) 有效红光辐照度的均匀性。有效红光辐照度的均匀性是其最小值和最大值的比例，如式(8-5)所示。

$$G = \frac{E_{\min}}{E_{\max}} \tag{8-5}$$

1. 设备参数的检测要求

1) 有效红光辐照度

设备的有效红光辐照度应该符合下列规定。

(1) 有效红光辐照度与制造商标称值的误差应不大于±25%，且不大于 200mW/cm² (2000W/m²)。

(2) 有效红光辐照度的均匀性应大于 0.4(对于有效辐照面积小于 25cm² 的不作要求)。

(3) 有效红光辐照度的不稳定度应不大于±10%。

2) 辐射光谱

600～760nm 内的辐照度的比值应不小于 0.8。

3) 红外辐射

有效辐照面上任意一点的红外辐射(波长为 600～1400nm)不得超过 10mW/cm² (100W/m²)。

4) 定时

设备的定时功能应符合以下规定。

(1) 设备应具有定时器，定时误差应不大于设定值的±2%。

(2) 设备应具有手动停止红光辐射输出的功能。

5) 温度检测与超温保护

设备如果具有对有效辐照面温度检测的功能，制造商会规定温度检测范围，温度准确度应不大于±3%。

设备如果具有超温保护功能，当有效辐照面的温度超过制造商规定的保护设置限值时，设备应能停止红光辐照输出且不可自动恢复。

2. 设备参数的检测方法

1) 检测前的准备

检测开始前，设备应在试验场所不通电的情况放置至少 24h，在各项检测开始前，能按照说明书的指示正常工作。测量过程中需要光谱辐照测试系统或者能够达到相同测量水平的仪器在有效辐照面上进行测量，常见的工具包括光谱仪、孔距合适的探测器、标准温度源等。

设备在最小输出设定、最大输出设定与厂商规定的输出设定下启动输出，测量至少 9 处均匀分布的点位有效红光辐照度值，取平均值后，计算和厂商标称值的误差，应符合辐照均匀度的要求；并且测量值中的最大值不得大于 200mW/cm²。

找出辐照度测量值中的最小值 E_{min} 与最大值 E_{max}，计算辐照度均匀性且应大于 0.4。

在设备最大输出的设定下启动输出，5min 后开始测量中心点的有效红光辐照度值，之后每隔 5min 测量一次，测量 5 次，按照式(8-6)计算不稳定度 S_t，应符合有效红光辐照度的不稳定度要求。

$$S_t = \pm \frac{E_{max} - E_{min}}{2 \times \sum_{i=1}^{n} \frac{E_i}{n}} \times 100\% \tag{8-6}$$

式中，S_t 为有效红光辐照度的不稳定度；n 为测量次数(n=5)；E_i 为第 i 次测量的值；E_{min}/E_{max} 为 E 的最小值与最大值。

2) 辐射光谱

在设备最大输出设定下启动输出，测量中心点处 600～760nm 内的辐照度 E_1 及在 200～1400nm 内的辐照度 E_2，E_1 与 E_2 的比值应符合辐照光谱的比例要求。

3) 红外辐射

在设备最大输出设定下启动输出，测量红外辐照的最大值 E_{max}，按照式(8-7)计算红外辐射的最大值，应符合红外辐射要求。

$$E_{max} = \sum_{760nm}^{1400nm} E_\lambda(\lambda) \cdot \Delta\lambda \tag{8-7}$$

4) 定时

按照设备标称的定时功能测量其定时器的最大设定值，定时误差结果应符合设备定时功能要求。

设备应具备明确的手动停止红光辐射输出装置、急停按钮或者开关等，在红光辐照过程中启动该装置，能在短时间内停止输出。

5) 温度检测与超温保护

检测方法如下。

(1) 标准温度源的温度分别设置如下：$T_{上限}$ 为−2℃、$T_{下限}$ 为 2℃、($T_{上限} + T_{下限}$)/2 或者厂商检测标准设定的 3 个数值，使用温度传感器测量上述标准温度的温度值，比较设备显示的温度值，该值与标准值之间的误差应符合温度准确值要求。

(2) 使用有效辐照面温度传感器测量温度值：将标准温度源的温度调整至 $T_{初始}$，在设备的最大输出设定下启动输出，慢慢升高温度源的温度值，当设备上显示的温度值超过了 $T_{保护}$ 时，设备应能够识别并停止红光辐照输出，并且不能自动恢复输出，符合超温保护的要求。

三、磁疗设备的检测

本小节以热磁振子设备为例介绍磁疗设备的检测内容、要求与基本检测方法。

1. 设备的基本参数与功能要求

1) 温度要求

设备工作一段时间后，应用部分的温度在某一固定值波动，该温度称为稳态温度。测量温度的关键时间点在设备的输出温度达到稳态温度的时刻或者从启动输出开始最长 30min 之后，应用部分的温度应不低于 37℃，最高温度不超过 60℃。带有温度设置功能的磁疗设备的设置温度值与实测温度值的误差应控制在±3%以内或者实测温度值在各个挡位标称的范围。

2) 超温保护装置要求

设备应该具有独立于恒温器的非自动复位超温保护装置，超温保护装置被触发时，应能停止输出，应用部分的温度应不高于 60℃。

3) 磁感应强度要求

磁感应强度是描述磁场强度和方向的物理量，是矢量，常用符号 B 表示，国际通用单位为特斯拉(符号为 T)。磁疗设备在有能量输出时，最大的磁感应强度应不大于标称值的±30%或±3mT，在这两个值中取大的值。设备在有输出时最大磁感应强度一般小于 200mT。如果设备装有永磁体，其最大磁感应强度的要求与线圈磁场相同。

4) 磁场空间安全范围

在磁感应强度限值的空间安全接线范围外，磁感应强度一般不大于 0.5T。

5) 振动频率要求

振动频率应不大于制造商标称的±2Hz。

6) 定时功能要求

设备的定时范围应该在 1~60min，定时误差允许范围为±10%。

2. 设备测试方法

试验前，应将待测磁疗设备不通电停放至少 24h，在展开实际的一系列试验之前，应该先按照说明书的要求启动设备并运转。

1) 温度测试

温度测试包含 4 个方面：最低温度测试、最高温度测试、温度控制性能测试、超温保护性能测试。

(1) 最低温度：测试时，室温环境应处于 23℃±2℃，湿度为 60%±15%，测量点风速小于 0.1m/s。用保温材料覆盖测量面(应大于实际治疗面)，把 5 个温度传感器放置在与发热体中心对应的治疗面上并贴合，不足 5 个发热体的设备测量每个发热体中心对应的治疗面温度。将温度调节成最低温，在设备达到稳态温度后，依次读取各个传感器所测温度，取最小值作为测量结果，测量结果应符合之前所述的温度要求。

(2) 最高温度：测试的环境条件和传感器放置与之前一致，将温度调节成最高温，在达到稳态温度后依次读取各传感器所测温度，其最大值应符合温度要求。

(3) 温度控制：测试的环境条件和传感器放置与之前一致，将温度设置在所需挡位，在达到需要的挡位的稳态温度之后，读取测量温度值，计算平均值，应符合设定值与实际温差小于±3%的要求。

(4) 超温保护：测试的环境条件和传感器放置与之前一致，模拟应用部分的温度超过60℃时的故障状态(作为唯一存在的故障)，应达到超温保护装置的要求。

2) 磁感应强度测试

使用特斯拉计测量磁感应强度，在生产厂商所标称的磁感强度安全范围之外任意的位置点进行测量，测试的结果应符合磁感应强度要求。

3) 振动频率测试

使用测振仪测量目标位置的振动频率。将测振仪垂直于应用部分(治疗垫等)表面的方向测量，结果应符合振动频率要求。

4) 生物相容性测试

通过生产厂商提供的评价资料或者按照国家标准所规定的进行检验。

四、运动疗法设备的检测

本小节以电动颈腰椎牵引治疗设备为例介绍运动疗法设备的检测内容、要求与基本的测试方法。

1. 牵引模式

电动颈腰椎牵引治疗设备的工作模式前面已经做过介绍，每个具体的牵引模式在实际训练过程中可分为多个阶段，包括渐进期、牵引相、间歇相、渐退期。牵引模式在设定阶段选择并确定，在治疗的过程中不能随意切换或更改，颈椎的牵引与腰椎的牵引需相互独立。

若设备提供自定义模式的功能，应注意每个自定义参数的限值(根据厂商说明书确定)，应采取措施避免出现同时设置长牵引相与最大牵引力的情况，如在说明书及设备明显部位张贴警示标志等。

2. 输出显示

设备在使用的过程中应能连续显示以下参数(包括但不限于)：选择的牵引模式、牵引力、牵引相的时间、间歇相的时间(如有)以及治疗总时长。操作者可随时设置选择不查看，但此时不应影响设备的正常运行。每个具体的牵引模式所对应的输出参数都应在说明书中找到并能一一对应。

3. 牵引力的检测

牵引力的检测分为牵引力设置检测与牵引力的输出检测。检测时使用测力计来模拟负载。设备的牵引模式和牵引力可以根据实际情况进行组合,但以下运行模式的情况至少要测试 1 次:

(1) 连续牵引模式。

(2) 间歇牵引模式,包含连续的 3 组牵引相和间歇相。

(3) 连续型渐进、连续型渐退、阶梯型渐进、阶梯型渐退、周期型渐进、周期型渐退。

如果有其他的运行模式也应测试。

4. 牵引力设置

牵引力应能在制造商标称的范围内连续调节,或者以每一增量不大于 10N 的幅度连续调节。

牵引力输出的准确性和稳定性要求如下:当牵引力不大于 200N 时,实际输出的力与预设值的偏差应不大于±10%或者±10N(两者取其大值);当牵引力大于 200N 时,实际输出的力与预设值的偏差应不大于±20%或者±50N(两者取其小值)。在正常状态下,整个治疗过程中牵引力应保持稳定或者均匀变化,不发生突变。外力作用使得患者端突然拉紧或者松弛时,设备应能自动恢复预设值,恢复的速率应与渐进期及渐退期的一致。能够提供多人牵引的设备的任意输出端牵引力变化时,应不引起其他输出端牵引力的漂移或突变。

测试使用牵引相牵引力的设置值至少应包含最大可设置值的 100%、50%、20%。

5. 牵引力的输出

牵引力的输出是有限值的。颈椎牵引的最大牵引力应不大于 260N(卧位)或者 350N(坐位),腰椎牵引的最大牵引力应不大于 1590N。牵引力的单位可以使用百分比体重或者千克力(kgf),但在任意可能设置的参数组合条件下,都应符合上述要求。

牵引力的变化速率也应是平稳的。在渐进期,无论是间歇渐进期,还是其他因素导致的牵引力渐进(如为配合患者身体移动需施加更多的力),都应做到在 1s 内(任意时间开始计算的 1s)的变化速度符合厂商的规定。同理,在渐退期,无论是间歇渐退期,还是其他因素导致的牵引力渐退(如触发紧急情况保护、意外故障),都应做到在 1s 内(任意时间开始计算的 1s)的变化速度符合厂商的规定。

当设备处于渐退期时,不会对使用患者产生负牵引,即产生压力。

当设备能提供 200N 以上的颈椎牵引力或者 1000N 以上的腰椎牵引力时，设备应能提供避免误操作引起的牵引力达到限定值以上的措施。例如：

(1) 为限定值以上的牵引力单独提供带保护牵引模式。

(2) 在设定牵引力为限定值以上时警告用户，要求再次确认。

在测试过程的渐进期及渐退期，应连续地记录输出牵引力，采样间隔不大于 1s。在任意时刻 t_0 牵引力为 F_0，在 $(t_0+\Delta t)$ 时刻牵引力为 F_1，按照式(8-8)计算牵引力的变化速率，应符合上述要求。Δt 应为 0.5～1s，在采样率较高的情况下，Δt 允许包含多个采样点。

$$牵引力变化率 = \frac{|F_1 - F_0|}{t} \tag{8-8}$$

6. 牵引角度的检测

具有角度牵引功能的设备，其角度与制造商标称的角度偏差应不大于 2%。

7. 治疗的时间

应根据厂商规定的时间来设置治疗的总时间与每个单独治疗阶段的时间。单个牵引相或者间歇相的最大偏差应小于(包括)30s。单个渐进期或者渐退期的最大偏差应小于(包括)2s。能够在治疗期间显示时间，且应明确表示是正计时还是倒计时。

在检测过程中，牵引相、间歇相、渐进期、渐退期各测试一次，测量最大可设置的时间。如果可设置的时间>3min，则总治疗时间测试 30min，否则按最大可设置时间进行测试。

8. 保护措施

牵引设备应具备紧急保护措施。在治疗过程中，为了保证患者使用的安全性，设备应在只进行一项操作的情况下就能改变牵引力，体现为以下两种中的一种。

(1) 牵引力停止变化，并为操作者提供措施，目的是将牵引力减小至安全值。

(2) 牵引力减小至安全值，但厂商应对这种方式进行风险评估。

在设备电源断开或者故障的情况下，应能让患者解除对肢体的绑定，如绑带、牵引绳等。

9. 结构与外观

外观表面应清洁、平整，涂层颜色均匀。接触表面没有明显划碰伤痕，没有锈蚀及涂层剥落等缺陷。机械结构灵活、可靠、无变形，紧固件无明显松动现象。

第三节　物理治疗仪的维护

理疗作为手术后康复和慢性病治疗的辅助手段，长期以来不被重视，理疗仪器设备的使用状况也不容乐观，受到设备的管理方法、使用环境、操作人员和维修保障等多个方面的影响，理疗设备维修数量多且故障返修率也较高。根据相关文献的描述，理疗设备的故障原因统计如表 8-5 所示，电源和自身质量占据近 50% 的比例。本节从预防性维护、外观与结构、电气安全、使用环境、机械部件的维护这些方面简述理疗设备的维护。

表 8-5　故障原因统计

故障原因	电源	接地	环境	人为	干扰	自身质量
所占比例/%	25	10	20	20	2	23

一、预防性维护

医疗设备的预防性维护是指在医疗设备发生故障之前对设备的性能、安全性能进行常态化的检查和维护。购买质量合格的理疗设备是确保设备安全有效运行的基础。由于理疗设备技术门槛较低，厂家众多，医院在招标时对厂商的资质需进行严格筛选，严格按照规定管理和使用是安全有效运行的保证，出现故障之后的维修是安全有效运行的补偿手段。如表 8-5 所示，电源、接地、环境以及人为原因可认为是外部的原因，都可以通过预防性维护来降低故障概率或者避免故障发生。

预防性维护的对象不仅是设备，还包括医学工程人员以及临床使用人员。例如，在医疗机构的康复理疗科室，大部分的设备操作人员应具有康复治疗技术专业证书，具备一定的设备操作基础知识。在特定的理疗设备进入科室开始正常使用之前，生产、销售厂商(或科室内部)需要对相关人员进行操作培训，掌握正确的使用方法。同样，医学工程人员在排除设备故障时，不仅要有专业的机械电子等排除故障的技术能力，还要具备一定的沟通能力，主动了解故障发生的原因，及时帮助解决问题，做好后续的跟踪，才能保证预防性维护工作的顺利开展。

应建立适用于医疗机构内部的操作流程规范(制度)。例如，选用一套理疗设备软件管理系统；为正常使用的理疗设备配备使用说明卡片、部门间流转使用记录卡片；为维护或者维修中的设备建立维护/维修卡片，记录其故障现象、故障原因、维修进展。完善理疗设备的责任人制度，指定理疗设备的周期维护计划等。

二、外观与结构

一般性日常保养主要通过外观与结构来保证。应注意外壳的清洁，设备表面不宜使用含汽油和苯类挥发性的溶剂，可以使用一般的中性清洁剂，使用软布清洁擦拭。如果仪器长期积累灰尘，特别是一些需要通风换气的设备，在未清洁的情况下，内部积灰会改变线路的阻抗特性，导致电容放电异常，影响设备性能。一些需要使用液体药剂的设备在使用时经常沾到残留的液体，如果不及时清洁，潮湿的水与气进入设备内部造成电路板腐蚀、设备短路等故障。

日常使用时注意观察设备表面是否光滑平整，有没有明显的划痕、破损、变形、尖锐的峰棱、毛刺等缺陷，如果有塑料部件，观察塑料部件是否有起泡、开裂、变形等缺陷。如果有电镀器件，有条件的最好定期打蜡保养。

三、电气安全

定期检查电源线、接地线的接触情况，检查是不是有接插件松动、线路断开、生锈等现象。理疗设备普遍采用集成电路与微控制处理器(MCU)，电路本身不易产生故障，比较稳定，主要是一些长期使用的大功率电子元件容易受损。例如，TDP治疗灯(又名神灯治疗仪)的加热板的电阻丝易烧断；红外线、紫外线照射灯等辐照设备的灯管、灯泡等容易损坏；激光治疗设备一般是激光功率管的衰竭；中频电疗仪的电极板在长时间工作的情况下容易损坏，各类具有导联线的设备导联线由于在使用过程中经常弯曲缠绕，容易拉断内部的铜丝，但被屏蔽线遮盖而不能直接观察到，此时需要通过各种工具辅助判断熔断器、导线、电极、开关旋钮这些部件之间是否接触良好。

电疗及所有属于神经肌肉刺激器类型的二类设备，在额定电流不超过3A的情况下，无论是厂商提供的电源电缆还是更换的电源电缆，其中导线的截面积不能小于$0.5mm^2$，并且柔韧性要好，以适应不同的使用场合。

对于有水路和气路的设备需对设备内部和外部的管路系统进行畅通性及密闭性的检查，根据设备的使用年限以及配件的老化程度，适时更换配件。

观察设备正常使用时的情况，如果出现明显的非正常工作现象，如设备报警、警告灯闪烁、显示错误码且不能手动修复，以及漏电等故障时，使用人员需要立即关机断电，通知检修人员，做好设备使用情况的记录。检修人员应检查内部线路，观察关键位置(电池、主板等)的情况，有无明显损坏、烧黑、断连等现象，在明确设备原理的前提下根据电路图排查问题。如果不能明确设备原理，应根据可掌握的现象缩小故障范围。

四、使用环境

应根据不同的物理因子原理将设备放置在不同的治疗室使用。例如，中医针灸熏蒸室、中低频电疗室、高频电疗室、磁疗室、物理治疗(手法)治疗室、运动及作业治疗室等。一些治疗室需要确认室内的温度和湿度，例如，中医熏蒸设备使用潮湿的中药材，不能和电疗设备一起使用，过高的空气湿度会加速电极损坏和腐蚀速度。凡输出功率大于 200W 的短波、超短波、微波治疗机，宜设置屏蔽室。凡有 4 台以上 50～80W 的小型机器，应专设治疗室，面积不小于 24m^2。

目前国内对高频电磁场的屏蔽防护措施主要有三种形式：局部屏蔽、整体屏蔽、远程操作。局部屏蔽是指对高频设备的主要辐射部件(高频馈线、感应线圈等)用铝板或铜网等屏蔽起来，并对屏蔽罩采取良好接地措施。整体屏蔽是指把整个高频设备或若干台高频设备放在一个简易的金属屏蔽室中，并对屏蔽室采取良好接地措施。工作时，工作人员一般不进入屏蔽室。远程操作是利用电磁场随距离的衰减特性，把控制台放在远离设备的低场强区域，通过远程控制进行操作，对高频设备本身只采取简单的屏蔽措施。

高频电疗设备的防护措施如下：高频电疗在治疗过程中存在高频辐射，由于高频电以电磁波形式存在，在空间内传播，电磁辐射(主要成分是电磁波和微粒子流)以辐射源为中心在空间内衰减，辐射包括电磁辐射和电离辐射。国际无线电干扰特别委员会(CISPR)为了限制和控制空间电波噪声，对科学研究、工业、医用的高频和微波设备所使用的频率进行了规定，如表 8-6 所示。

表 8-6　高频电频段规定

短波段	13.56 MHz +6.78 kHz	27.12MHz +162.78kHz	40.68kHz+ 20.3 kHz		
微波段	433 MHz	915 MHz	(2450+50)MHz	(5850+75)MHz	(22125+125)MHz

我国已提出了《微波辐射暂行卫生标准》，其中对工作人员操作部位的微波辐射容许强度主要有以下规定：①8h/d 连续辐射时，不应超过 38μW/cm^2；②短时间间断辐射时及超过 8h/d 辐射时，日剂量不超过 300μW · h/cm^2；③由于特殊情况，需要在大于 1mW/cm^2 的环境下工作时，必须使用个人防护用品，但日剂量不得超过 300μW · h/cm^2。一般不允许在超过 50mW/cm^2 辐射环境下工作。在使用机器治疗时，应将机器的输出调谐钮调节至调谐点。如果在失谐情况下工作，输出功率仅部分作用到患者，其余能量就可能散失。

五、机械部件的维护

操作按键和旋钮的失灵可能是由于一些操作人员用力按压按键或暴力旋转旋

钮，导致其滑扣机械结构的损坏，需要在使用时尽量避免这种情况。

　　一般运动康复设备的机械部分都包括传动机构和固定支撑装置，如各种活动关节、弹簧杆、支架、轴承、齿轮和滑轮等。任何设备长期使用都会造成机械部件的老化与磨损，出现传动不畅或支架松动无法固定等现象，导致性能下降，这是无法避免的。因此，一方面应定时清洁传动装置的活动摩擦面，添加关节润滑剂，以延缓磨损或减小磨损；另一方面平时应做好易损零件的储备，针对性地对磨损或者老化等性能下降的零件进行及时更换。观察设备使用时的情况，如果出现明显振动、噪声和异响、温度过高现象，检修人员应尽快判断并处理，保证设备的安全使用。

第九章　临床检验设备

第一节　概　　述

临床检验设备学在人类认识疾病、明确诊断、观察疗效、推测愈后和不断提高人类的生存质量的过程中逐步发展起来的一门新兴学科。近年来，各种类型的临床检验设备发展迅速，自动化程度更高，如项目录入条码化、分析自动化、结果标准格式化、操作检测智能化，分析项目更多，测定范围更广。

临床检验设备是集光、机、电于一体的仪器，使用部件种类繁多。尤其是随着仪器自动化、智能化的不断发展和增强，各种自动检测、自动控制功能的增加，临床检验设备结构更加复杂，这对仪器的日常维护和质量控制提出了更高的要求。

一般来说，临床检验设备有以下特点。

(1) 涉及的技术领域广。临床检验设备涉及光学、机械、电子、计算机、材料、传感器、生物化学、放射等多技术领域，是多学科技术相互渗透和结合的产物。

(2) 机械和电路结构复杂。高新技术的发展和应用使得临床检验设备基本实现了光、机、电、算一体化和智能化。电子技术、计算机技术不断发展和各种器件的功能完善，以及更多的新技术、新器件的推广应用，使得临床检验设备的结构更加复杂。

(3) 检测方法学和信息技术先进。临床检验设备始终处在各相关学科的前沿。电子技术的发展、计算机的应用、新材料和新器件的应用、新检验分析方法的提出等都在临床检验设备中体现。

(4) 测量精度高。临床检验设备用来检测某些组织、细胞的存在、组成、结构及特性并给出定性或定量的分析结果，所以要求精度非常高。

临床检验设备基本可以分为以下几种类型。

(1) 血液组分和成分分析系列：包括血细胞分析仪、凝血分析仪、血细胞形态分析仪、血型鉴定与输血设备等。

(2) 排泄物组分和成分分析系列：包括尿液干化学分析设备、尿液有形成分分析设备、粪便及其他体液检验设备等。

(3) 人体体液内激素、蛋白质等含量测定系列：包括流式细胞仪、电泳仪、色谱质谱分析设备、酶免疫分析仪、荧光免疫分析仪、生化分析仪、化学发光免疫分析仪、免疫比浊分析仪、PCR 仪等。

(4) 其他系列：基因测序仪、核酸提取仪、分子杂交仪及芯片设备、微生物鉴定药敏分析仪、血培养与分枝杆菌培养及药敏设备、临床微生物检验应用的其他设备、实验室自动化设备、实验室信息系统、生物显微镜和医用离心机、定量器具与温控设备、洁净设备与生物安全防护装备等。

本章主要介绍全自动化分析设备(血细胞分析仪、生化分析仪、化学发光免疫分析仪、凝血分析仪)的原理和维护。

第二节　临床检验设备的检测原理

一、血细胞分析仪的原理

血细胞分析仪是医院临床检验应用非常广泛的仪器之一，是指对一定体积内血细胞数量及异质性进行分析的仪器。20 世纪 90 年代以来，随着电子技术、流式细胞技术、激光技术、电子计算机技术和新荧光化学物质技术等各种高新技术在血细胞分析仪中的应用，血细胞分析仪的检测原理不断完善、测量参数不断增加、检测水平不断提高。尤其在白细胞五分类技术方面,已发展到利用多项技术(射频、细胞化学染色、流式细胞术和荧光染色等)联合同时检测一个白细胞；再用先进的计算机技术区分、辨别经上述方法处理后的各自细胞间的细胞差别；综合分析实验数据，得出较为准确的白细胞分类结果，为临床疾病的诊断、治疗提供了重要的实验室依据。近年来，可以对白细胞进行五分类计数的血细胞分析仪已经得到普遍使用。

1. 库尔特原理

库尔特原理，亦称电阻抗法、电脉冲法、电感应区技术。悬浮在电解液中的颗粒随电解液通过小孔管时，取代相同体积的电解液，在恒电流设计的电路中导致小孔管内外两电极间电阻发生瞬时变化，产生电位脉冲。脉冲信号的大小和数目与颗粒的大小和数目成正比。电阻抗法血细胞检测可用于血细胞计数，其检测原理如图 9-1 所示。

因其属于对颗粒个体的测量和三维的测量,不但能准确测量物料的粒径分布，更能进行粒子绝对数目和浓度的测量。其所测粒径更接近真实值，而且不像激光衍射散射原理受物料的颜色和浓度的影响。

库尔特原理被行业作为细胞计数金标准的技术，提供了一种对微小颗粒大小(体积)进行测量的方法，至今已在科学研究、工业生产等领域得到应用。仅美国就有 5 万多种库尔特计数器在使用，描述其应用和理论设计的刊物数以千计，相

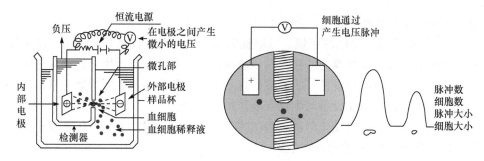

图 9-1　电阻抗法血细胞检测原理示意图

关的专利也有数百种。最新推出的库尔特 Z2 全自动细胞分析计数仪用于细胞、颗粒计数及粒度分析，通过了美国试验与材料协会(ASTM)F2149 关于自动化细胞检测的认证。

2. 流式细胞术

流式细胞术(flow cytometry，FCM)是一种综合应用光学、机械学、流体力学、电子计算机、细胞生物学、分子免疫学等学科技术，使被测溶液流经测量区域，并逐一检测其中每一个细胞的物理和化学特性，从而对高速流动的细胞或亚细胞进行快速定量测定和分析的方法。

首先，待测细胞经处理或染色后被压入流动室，与此同时，不含细胞的缓冲液在高压下从鞘液管喷出，鞘液管入口方向与待测样品流成一定角度，这样鞘液就能包绕着样品高速流动，组成一个圆形的流束，待测细胞在包绕下单行排列，依次通过检测区域，在激光束的照射下产生散射光和激发荧光。这两个光源信号分别反映了细胞体积和内部的信息，经光电倍增管接收后可转换为电信号，再通过 A/D 转换器，将连续的电信号转换为可被计算机识别的数字信号，经计算机处理，可将分析结果显示在屏幕上。

为了保证细胞单个排列地逐一通过检测区域，鞘流技术在流式细胞术中得到广泛应用。根据层流理论，由于两种液体的流速和压力不同，在一定条件下样品溶液与包裹它的鞘液在流动中可以保持相互分离并且同轴。同时鞘液流可以加速样品溶液中颗粒的流动并迫使它们的流动轨迹保持在液流的中轴线上，使细胞单个排列地逐一通过检测区域，这便是液流聚焦原理，如图 9-2 所示。

鞘流技术可应用于两种细胞：一种为电阻抗计数原理(库尔特原理)，鞘流通过小孔的敏感区进行细胞计数；另一种为激光计数原理，细胞液流室较长，与激光垂直相交，激光束对流经的每一个细胞照射后产生光散射，利用此原理进行细胞分类计数。

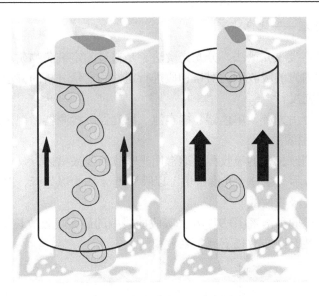

图 9-2 液流聚焦原理示意图

3.激光散射光/多角度偏振光散射检测技术

根据光散射理论，当激光照射到流动室内流过的每一个细胞时，由于细胞的物理特性，部分光线从细胞上经不同的角度散射。其中，前向小角度散射光的光强可以反映细胞体积；大角度散射光的光强可以反映细胞核、浆复杂度和细胞颗粒；而侧向散射光的光强可以反映细胞膜、核膜、细胞质的变化。因此，可以依据细胞表面光散射的特点对细胞进行分类。用激光光源产生的单色光束直接进入计数池的敏感区，在不同角度($10°\sim70°$)对每个细胞进行扫描分析，测定其散射光强度，从而提供细胞结构、形态的光散射信息。由于粗颗粒细胞的散射强度比细颗粒细胞更强，故光散射对细胞颗粒的构型和颗粒质量具有很好的区别能力。

二、生化分析仪的原理

生化分析仪又常称为生化仪，是各级医疗机构进行临床诊断所必需的仪器，是临床检验中经常使用的重要分析仪器之一。它采用光电比色原理来测量体液中某种特定化学成分(如转氨酶、血红蛋白、白蛋白、总蛋白等)各种生化指标。生化分析仪具有应用广、市场需求量大的特点，目前仪器主机及配套的耗材和试剂已基本国产化。

生化分析仪的原理如下：基于物质对光的选择性吸收，单色器将光源发出的复色光分成单色光，特定波长的单色光通过盛有样本溶液的比色池，光电转换器将透射光转换为电信号后送入信号处理系统进行分析。

1. 基本原理——比色法

比色法又称吸收光谱法、分光光度法，是通过测定被测物质在特定波长处或一定波长范围内光的吸收度，对该物质进行定性和定量分析的方法。最初的测量模型称为分光光度计。

分光光度计由光源、单色器、样本池、滤光器、检测器、记录装置等组成。

1) 光吸收曲线

溶液对不同波长光的吸收程度通常用光吸收曲线来描述。

如图9-3所示，在分光光度法中，以吸光度 A 作为纵坐标，以波长作为横坐标，作图可得光吸收曲线。

浓度不同的同种溶液(图9-3)在光吸收曲线中的最大吸收波长相同，相应的吸光度和浓度相关，同一波长下摩尔系数相同。

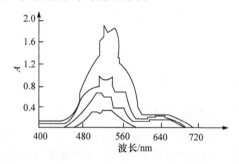

图 9-3　不同浓度 $KMnO_4$ 溶液的光吸收曲线

2) 朗伯-比尔(Lambert-Beer)定律

当一束平行单色光通过均匀的非散射样本时，样本对光的吸光度(A)与样本的浓度(c)及液层厚度(b)成正比，b 又称为光程长度，计算公式如式(9-1)所示。

$$A = K \cdot c \cdot b \tag{9-1}$$

式中，K 为吸光系数。

3) 吸光系数(K)

吸光系数定义为吸光物质在单位浓度及单位厚度时测得的吸光度。

K 值取决于吸光物质的性质、入射光波长、溶液温度和溶剂性质等，与溶液浓度和液层厚度无关。但 K 值因溶液浓度所采用的单位的不同而不同。

吸光系数常用的表示方法为摩尔吸光系数。摩尔吸光系数是指物质对某波长的光的吸收能力的量度，指一定波长时，溶液的浓度为 1mol/L、光程为 1cm 时的吸光度值，用 ε 或 EM 表示。ε 越大，表明该溶液吸收光的能力越强，相应的分光光度法测定的灵敏度就越高。在一定条件(单色光波长、溶剂、温度等)下，吸光系数是物质的特性常数，可作为物质定性的依据。

2. 定量分析方法

1) 标准曲线法

根据朗伯-比尔定律，选择固定的仪器和环境条件，确定 K 值。再配置标准梯度溶液系列，分别测定各梯度溶液的 A 值。此时，根据已有的 A 值和 c 值，可以绘制 c-A 曲线，作为标准曲线，如图 9-4 所示。然后测定被测样本的 $A_{样}$ 值，根据标准曲线计算该样本的 $c_{样}$ 值。

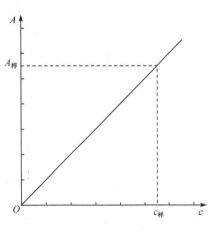

图 9-4 标准曲线

2) 标准溶液对比法

在相同的条件下，配置浓度为 c_S 的标准溶液和浓度为 c_X 的样本溶液，在最大吸收波长处，分别测定二者的吸光度值为 A_S、A_X，根据朗伯-比尔定律，可分别得

$$A_S = Kbc_S \tag{9-2}$$

$$A_X = Kbc_X \tag{9-3}$$

则

$$c_X = c_S \cdot \frac{A_X}{A_S} \tag{9-4}$$

3) 吸光系数法

吸光系数法又称绝对法，是直接利用朗伯-比尔定律的数学表达式 $A=Kbc$ 进行计算的定量分析方法。

根据待测物质在最大吸收波长处的吸光系数 K(标准数值)，并在相同条件下测量样品溶液的吸光度 A，则其浓度 c 的计算公式如式(9-5)所示。

$$c = \frac{A}{K \cdot b} \tag{9-5}$$

三、化学发光免疫分析仪的原理

化学发光是指由于化学反应(通常是氧化)底物从基态跃迁为激发态，激发态返回基态时，跃迁能量以光子形式释放的现象，如图 9-5 所示。

化学发光分析是指根据化学反应产生的辐射光的强度来确定物质含量的分析方法。

化学发光免疫分析是将化学发光系统与免疫反应相结合，用化学发光相关的物质标记抗原和抗体，与待测的抗体或抗原反应后，经过分离游离态的化学发光

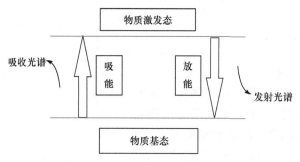

图 9-5　光谱产生过程的基本原理

标记物，加入化学发光系统的其他相关发光基质产生化学发光，进行抗原或抗体的定量或定性分析检测，其基本操作步骤如图 9-6 所示。化学发光免疫分析仪中核心探测器件为光电倍增管(PMT)，由单光子检测并传输至放大器，并加高压电流放大，放大器将模拟电流转化为数字电流，数字电流将发光信号由 R232 数据线传输给计算机并加以计算，得出临床结果。

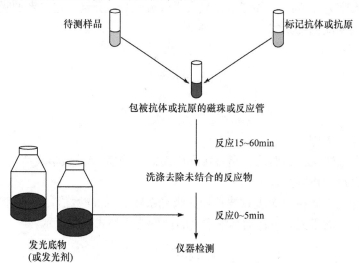

图 9-6　化学发光免疫分析的操作步骤

化学发光根据其化学反应类型分为以下三种。

1. 直接化学发光

以化学物质，如异鲁米诺、吖啶酯等直接标记抗原或者抗体，免疫反应后，直接引发化学发光反应进行检测，如图 9-7 所示。

2. 间接化学发光(酶促化学发光)

用参与发光反应的酶来标记抗原或抗体，免疫反应后，加入发光底物，测定发光体系的发光强度来进行抗原或者抗体的检测，如图 9-8 所示。

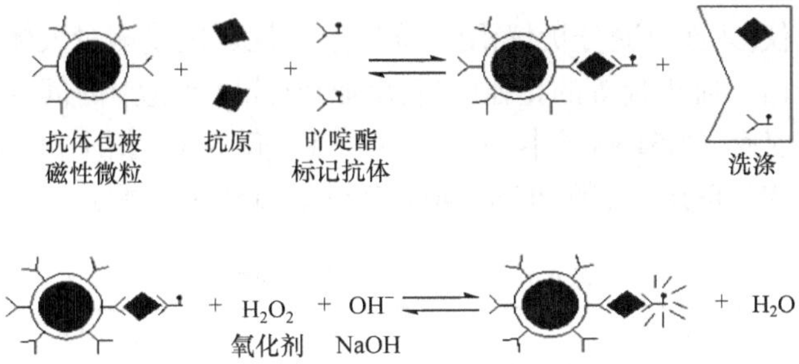

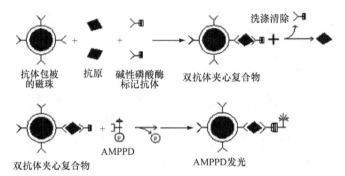

图 9-7 抗原和抗体结合后直接结合发光物质示意图

图 9-8 抗原抗体结合物通过酶促物质结合发光示意图(以碱性磷酸酶系统为例)

3. 电化学发光

在电极表面由电化学引发的特异性化学发光反应，直接由三联吡啶钌 $Ru(byp)_3^{2+}$ 标记抗体，反应时标记物直接发光，如图 9-9 所示。

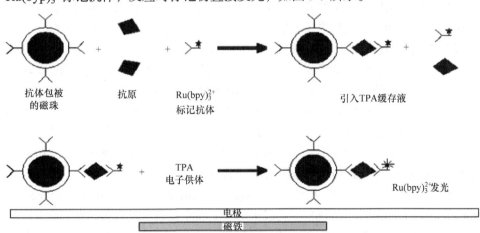

图 9-9 抗原抗体结合物通过电化学反应发光示意图

四、凝血分析仪的原理

凝血分析仪(又称血凝分析仪)用于临床上定性、定量测量人体血液中纤维蛋白原、纤维蛋白、血小板等的止血(抑制出血)成分以及止血时间的检测。市场上主流凝血分析仪有 CS5100(日本 Sysmex)、STA R Max(法国 Stago)、ACL TOP Family(西班牙 Werfen)、普朗 PUN-2408(中国)，如表 9-1 所示。

表 9-1　市场上主流凝血分析仪

仪器类型	分析原理
CS5100(日本 Sysmex)	浊度上升(光学法)
STA R Max (法国 Stago)	黏度增强(磁珠法)
ACL TOP Family(西班牙 Werfen)	浊度上升(光学法)
普朗 PUN-2408(中国)	浊度上升(光学法)

血液凝固是一系列凝血因子连锁性酶反应的结果。血液中的凝血因子以无活性酶原形式存在，当某一凝血因子被激活后，可使许多凝血因子按一定的次序先后被激活，彼此之间有复杂的催化作用，称为瀑布样学说。瀑布样学说产生的激变在血液的生物物理特性上表现为：电阻增大(电流法)、黏度增强(磁珠法)、浊度上升(光学法)。电流法测量可靠性差，因此为磁珠法和光学法所替代。

第三节　临床检验设备的质量控制

检验医学给临床医学的发展带来了很大的动力，并且让医学界对于疾病的认识范围更加广阔，检验和临床的联系是以质量保证和参考价值作为基础的，而检验过程中仪器的运行状态会直接影响检验结果。

中华人民共和国国家质量监督检验检疫总局(现称国家市场监督管理总局)与中国国家标准化管理委员会共同发布了 GB/T 12519—2010《分析仪器通用技术条件》，该标准于 2010 年修订并代替 GB/T 12519—1990。该标准适用于各种类型的分析仪器，包括临床检验分析仪器。该标准规定了分析仪器的要求，试验方法及标志、包装、运输、贮存等。该标准也适用于与仪器配用或形成独立产品的样品处理、制备、信号处理传输和辅助分析的装置等。

中国合格评定国家认可委员会(china national accreditation service for conformity assessment，CNAS)一直以来对于实验室设备、试剂和耗材都有着严格的要求。CNAS 规定：实验室设备、试剂和耗材应按国家法规要求对强检设备进行检定。应进行外部校准的设备，如果符合检测目的和要求，可按制造商校准程序进行；应至少对分析设备的加样系统、检验系统、温控系统进行校准(适用时)。分析设备和辅助设备的内部校准应符合 CNAS-CL31《内部校准要求》。

一、GB/T 12519—2010 中对于分析仪器的要求

1. 仪器的工作条件

分析仪器(以下简称仪器)的工作条件包括参比工作条件、正常工作条件、极限工作条件。

使用条件如下。

(1) 应根据仪器的设计使用条件，参照 GB/T 11606—2007 中表 1 给出的环境条件，选定所有对仪器质量特性产生不可忽略的影响量及其参比值或参比范围作为正常工作条件。当不能全部按照 GB/T 11606—2007 规定时，应在文件中指明与其不相同之处(根据表 9-2 给出的条件，仪器的工作环境应属于 I 组)。

表 9-2 环境条件分组

环境条件			组别				
试验项目	试验条件	单位	I	II	III		IV
温度	温度下限	℃	20	5	5	0	−10
	温度上限		25	35	40		55
	温度变化		—	—	5~40	0~40	−10~55
相对湿度	恒定湿热	%，℃	75,25	80,25	93,40		
	交变湿热		95,55		95,40		
振动	频率	Hz	—		10~55		
	振幅值(位移)	mm			0.15		
	扫频速率	oct/min	—		1		
	保持时间	min			10		
	振动方向				X、Y、Z		
电源电压及频率	电压	V			$220\pm22(\beta \leqslant 0.05)$		
	频率	Hz			50 ± 1 或 $60\pm1.2(\beta \leqslant 0.05)$		
运输、贮存	低温	℃			−40，−20		
	高温	℃			55，70		
	碰撞	$m/s^2(g_a)$			加速度，100(10)		

续表

试验项目	环境条件		单位	组别			
试验项目	试验条件		单位	Ⅰ	Ⅱ	Ⅲ	Ⅳ
运输、贮存	碰撞		ms，次/min	脉冲持续时间：16，脉冲重复频率：60～100			
运输、贮存	碰撞		次	碰撞次数：1000，脉冲波形：近似半正弦波			
运输、贮存	跌落	自由跌落	mm	包装件质量＜100kg时，跌落高度：250			
运输、贮存	跌落	倾斜跌落	(°)	包装件质量＞100kg且＜200kg时		底面棱边长度＜500mm时，倾角：30°	
运输、贮存	跌落	倾斜跌落	mm	包装件质量＞100kg且＜200kg时		底面棱边长度≥500mm时，底面离地面最高距离：250	

注：① 温度的极限值与额定值相同。

② Ⅲ组中温度又分两种，其中5～40℃主要参考电化学分析器中部分传感器的使用条件。

③ 恒定湿热Ⅰ、Ⅱ组给出的是此温度下的湿度。交变湿热Ⅰ、Ⅱ组给出的是贮运条件。

④ 运输贮存条件不按组别进行，同一组产品应根据不同的流通条件分别采取相适应的贮存包装。

⑤ 运输贮存条件中的低温(-20℃)挡不推荐使用，仅用于带液晶显示器类的仪器(当其贮存运输温度为-20℃时)。

(2) 当对仪器某些质量特性的评价需要排除环境因素的影响时，应给出参比工作条件(见 GB/T 11606—2007)如表 9-3 所示。

表 9-3　参比工作条件

影响量	参比值或范围	单位	允许误差	允许误差单位
环境温度	23	℃	±2	℃
相对湿度	45～75	%	—	—
大气压	86～106	kPa	—	—
空气流速	0～0.2	m/s	—	—
太阳辐射	避免直射	—	—	—
有害气体	忽略不计	—	—	—
尘埃	忽略不计	—	—	—
交流供电电压	额定值	V	±1	%
交流供电频率	额定值	Hz	±1	%
交流供电电源失真	$\beta=0$		$\beta=0.05$	

续表

影响量	参比值或范围	单位	允许误差	允许误差单位
外电磁场干扰	应避免	—	—	—
机械振动	忽略不计	—	—	—
工作位置	按产品标准规定	—	±1	(°)
通风	良好	—	—	—

注：① 相对湿度、大气压在此范围内取任一值。

② β 为失真因子，即交流供电电压的波形的失真应保持在 $(1+\beta)A\sin(wt)$ 与 $(1-\beta)A\sin(wt)$ 所形成的包络之间。

(3) 必要时，给出极限工作条件。

2. 外观

仪器的外观应满足如下要求：

(1) 仪器的外观规整清洁，表面涂、镀层无明显剥落、擦伤、露底及污垢。

(2) 所有铭牌及标志应耐久和清楚，内容符合相关法规、标准的要求。

(3) 所有紧固件不得松动、各种调节件灵活、功能正常。

(4) 零件表面不得锈蚀。

(5) 仪器可拆部分应能无障碍地拆装。

3. 功能

仪器测量、显示、记录或控制等功能要求在产品标准中规定。

4. 性能特性

仪器性能特性是指仪器实现其技术参数和功能量化的指标。仪器性能特性根据仪器类型按 GB/T 6592—2010、GB/T 18403.1—2001、GB/T 20245.1—2006 要求在产品标准中规定。若有其他特殊要求，可在产品标准中另行规定。

5. 接口、兼容性或相互配合

仪器实现其功能的输入和输出接口、兼容性或相互配合要求应在产品标准中规定。如果仪器的某部分的连接尺寸、接口部件是仪器使用的保证，则仪器的连接尺寸和接口部件应在产品标准中规定。

对于数字接口，有规定时，应提供一个或多个通用标准接口，并规定接口类型、功能及所传递的信息。

二、临床检验设备的质量控制构成

1. 仪器硬件校准

校准是指测定已知浓度校准品的反应度，根据浓度和反应度间的数学关系(即校准方法)，计算出关系式中的系数(即校准系数)，从而确定浓度和反应度间的具体数学表达式。普通样本则根据该系数已知的表达式及测得的反应度求出样本浓度。

该部分由制造商根据相关规定制定校准程序，授权专业人员定期(半年或者一年)进行校准，并提供原始校准数据记录和校准合格报告。仪器安装时必须由制造商进行校准并提供校准数据，否则不能用于临床标本的检测。仪器根据不同的临床需求，使用具有溯源性的校准物和标准物。若仪器发生重大故障或者年度保养之后，一定要进行校准。

校准方法分为两大类，即线性校准和非线性校准，其中线性校准又包括单点线性校准(K 因数法)、两点线性校准和多点(大于 2 点)线性校准，主要适用于比色法测定的项目；非线性校准主要包括 Logistic-Log 4P、Logistic-Log 5P、Exponential 5P、Polynomial 5P、Parabola 和 Spline，主要适用于比浊法测定的项目。

在本节所描述的公式中，R 为校准品最终的反应度；C 为校准品的浓度(非线性校准对应为内部转换浓度)；K、R_0、a、b、c、d 为校准参数。

下面以迈瑞 BS-2000M 生化仪为例，介绍线性校准和非线性校准。

1) 线性校准

(1) 单点线性校准。

单点线性校准的校准公式如式(9-6)所示。

$$C=K \cdot (R-R_0) \tag{9-6}$$

式中，K 为用户输入的 K 因数；R_0 为试剂空白(第一校准品)反应度，若没有运行试剂空白，则 $R_0=0$。

注意：此时的 R、R_0 要除以 10000。

(2) 两点线性校准。

两点线性校准的校准公式如式(9-7)所示。

$$C = K \cdot (R - R_0) \tag{9-7}$$

式中，$K = \dfrac{C_2 - C_1}{R_2 - R_1}$；$R_0 = R_1 - \dfrac{C_1}{K}$。

要求提供 2 个校准品，C_1、C_2 为校准品 1 和 2 的浓度，R_1、R_2 为校准品 1 和 2 的反应度。

(3) 多点线性校准。

多点线性校准的校准公式如式(9-8)所示。

$$C = K \cdot (R - R_0) \tag{9-8}$$

多点线性校准方式有 2 个校准参数, K 和 R_0。要求提供 $n(n \geqslant 3)$ 个校准品, 设 C_i 为校准品 i 的浓度, R_i 为校准品 i 的反应度。利用线性最小二乘法求解 K 和 R_0, 得式(9-9)和式(9-10)。

$$K = \frac{\sum_{i=1}^{n} C_i R_i - \left(\sum_{i=1}^{n} C_i\right)\left(\sum_{i=1}^{n} R_i\right)\Big/n}{\sum_{i-1}^{n} R_i^2 - \left(\sum_{i=1}^{n} R_i\right)^2\Big/n} \tag{9-9}$$

$$R_0 = \left(\sum_{i=1}^{n} R_i\right)\Big/n - \frac{\left(\sum_{i=1}^{n} C_i\right)\Big/n}{K} \tag{9-10}$$

2) 非线性校准

(1) Logistic-Log 4P。

校准公式如式(9-11)所示。

$$R = R_0 + K\frac{1}{1 + \exp\left[-(a + b \ln C)\right]} \tag{9-11}$$

此校准方式共有 4 个参数, 即 R_0、K、a 和 b。

要求提供至少 4 个校准品。利用 L-M 法求解 R_0、K、a 和 b。

适用于随着浓度的增加, 其反应度增加越来越小的校准曲线。

(2) Logistic-Log 5P。

校准公式如式(9-12)所示。

$$R = R_0 + K\frac{1}{1 + \exp\left[-(a + b \ln C + cC)\right]} \tag{9-12}$$

此校准方式共有 5 个参数, 即 R_0、K、a、b 和 c。要求提供至少 5 个校准品。利用 L-M 法求解参数 R_0、K、a、b 和 c。

适用范围同 Logistic-Log 4P, 只是曲线拟合程度更高。

(3) Exponential 5P。

校准公式如式(9-13)所示。

$$R = R_0 + K\exp\left[a \ln C + b(\ln C)^2 + c(\ln C)^3\right] \tag{9-13}$$

此校准方式共有 5 个参数, 即 R_0、K、a、b 和 c。要求提供至少 5 个校准品, 利用 L-M 法求解参数 R_0、K、a、b 和 c。

适用于浓度增加到一定程度后, 其反应度增加越来越大的校准曲线。

(4) Polynomial 5P。

校准公式如式(9-14)所示。

$$\ln C = a + b\left(\frac{R-R_0}{100}\right) + c\left(\frac{R-R_0}{100}\right)^2 + d\left(\frac{R-R_0}{100}\right)^3 \tag{9-14}$$

此校准方式共有 5 个参数，即 R_0、a、b、c 和 d。要求提供至少 5 个校准品，第 1 个标准品(内部转换浓度为零)对应的 R 就等于 R_0，因此 R_0 可作为已知参数。

令 $y = \ln C, x = \dfrac{R-R_0}{100}$，则 $y = a + bx + cx^2 + dx^3$ 为标准的 3 次多项式，可以利用多项式最小二乘法求解。

(5) Parabola。

校准公式如式(9-15)所示。

$$R = aC^2 + bC + R_0 \tag{9-15}$$

此校准方式共有 3 个参数，即 a、b 和 R_0。要求提供至少 3 个校准品。利用多项式最小二乘法求解。

(6) Spline。

校准公式如式(9-16)所示。

$$R = R_{0i} + a_i\left(C - C_i\right) + b_i\left(C - C_i\right)^2 + c_i\left(C - C_i\right)^3 \tag{9-16}$$

此校准方式要求提供 2~9 个校准品，设标准品个数为 n，则此校准方式共有 $4(n-1)$ 个参数，即 R_{0i}、a_i、b_i 和 c_i。由于是分段拟合，其拟合程度在所有校准类型中最高。

2. 室内质控品监测

质控测试是指由权威部门或试剂开发商提供处理后的样本，并提供样本中各种待测物质的浓度范围。将样本在仪器上测试得到的结果与给定的范围进行比较，以此判断仪器状态是否正常，测试结果是否可靠。

每执行完一次校准测试、更换试剂批次、执行维护和故障处理操作后，建议进行质控测试，确保仪器性能稳定。

美国 CLIA88 要求实验室必须按照制造商的要求进行每日质控品的检测，每次检测时至少两个不同浓度的水平。另外，若完全更换了试剂或进行了主要的预防性保养，或发生了影响仪器性能的重要环境变化，都必须在重新开始检测患者样本前进行质控品检测。

仪器在长期使用过程中可能会产生一定程度的误差。误差将可能导致错误或不可靠的分析结果。质控是使用各项参数已赋值的质控物对血细胞分析仪的性能进行日常监测。操作者将质控物按照与血样检测相同的方法在仪器上进行检测，把得出的结果与已知的质控物参考值按照特定的统计学方法进行比对。如果比对结果显示偏差较大，则需采取一定的措施。质控程序为检测可能存在的误差提供了一种有效的方法。操作者只有熟悉质控的理论并掌握实际操作方法，才能有效地排除误差对分析结果的影响。为保障样本分析结果的可靠性，建议操作者每日分别用低、中、高三个浓度水平的质控物对仪器各进行一次质控。当需使用新批号的质控物时，将新批号的质控物和现有质控物一起平行使用 5 天，每天运行两次，所得结果应在该质控物使用说明指定的参考范围之内。

实验室数据分析系统使用 Westgard 多规则对所有项目的质控结果进行判断，并且在结果超出设定的范围时提供实时报警和结果标记。每个项目可能设置一个质控品，也可能设置多个质控品。因此，实验室数据分析系统对单个质控品和多个质控品的情况分别采用不同的规则进行判断。对于剩余未能组成批的质控品将按照单个质控品的判断流程进行判断。

单个质控品的 Westgard 判断规则如表 9-4 所示。

表 9-4　单个质控品的 Westgard 判断规则

质控规则	描述	结果标记	失控符号
1_{2S}	表示质控品中有一个测试结果超过±2SD，但是小于±3SD	无	无
1_{3S}	表示质控品中有一个测试结果超过±3SD	1_{3S}	*
2_{2S}	表示质控品中有两个连续的测试结果超过+2SD 或者−2SD，如 X_n, X_{n-1}	2_{2S}	#
4_{1S}	表示质控品中有 4 个连续的测试结果超过+1SD 或−1SD，如 X_n, X_{n-1}, X_{n-2}, X_{n-3}	4_{1S}	#
10_x	表示质控品中有 10 个连续的测试结果(10 个数据)落在均值的同一侧，如 X_n, X_{n-1}, X_{n-2}, X_{n-3},…,X_{n-9}	10_x	#

注：*表示随机误差，可以不采取任何操作，但仍然不能忽视。

#表示系统误差，需要引起注意。

单个质控品的判断流程如图 9-10 所示。

下面就 Sysmex XN 系列血常规仪器的日常质控操作流程进行简单介绍。

1) 质控品(3 个浓度水平)

使用仪器原厂配套质控品或者由第三方认证机构认证产品。

选定非定值质控品作为室内质量控制品。较理想的质控品至少应具备以下一些特性：人血清基质，分布均匀；无传染性；添加剂和调制物的数量少；瓶间变异小；冻干品其复溶后稳定，2~8℃时≥24h，−20℃时不少于 20 天，某些不稳定成分在复溶后前 4h 的变异应小于 2%；到实验室后应有 1 年以上的有效期。

试剂品牌为 Sysmex(高、中、低值 3 个浓度水平 XN-CHECK)。

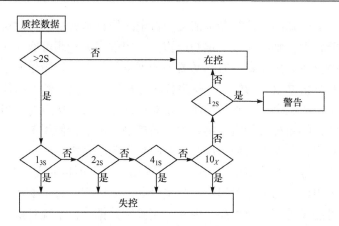

图 9-10　单个质控品的判断流程

储存温度为 2～8℃，有效期 93 天。

使用期限如下：XN-CHECK 质控开瓶后 2～8℃稳定 7 天。

质控品开启后应注明开启日期和失效期并签名。

质控频度如下：每天开机后在标本检测前进行一次质控品的分析(3 个浓度水平质控品均做)。

2) 检验方法

从冰箱中取出 XN-CHECK，使用前检查有效期及状况(如极度溶血或失效，应及时更换)，在室温环境下(15～30℃)静置 15min。如果要在手动模式分析中测量样本，或在自动进样模式分析中第一次进行测量(此瓶子在当天或数天内未进行过任何测量)，则颠倒瓶子以混匀，直到所有红细胞完全悬浮(颠倒约 20 次)。如果已在当天或数天内执行过 QC(quality control)分析，则无须手动颠倒混匀。

在仪器 QC 分析中分析 XN-CHECK，瓶盖上的可穿刺盖帽可以进行闭盖模式的分析。

样品分析后放回冰箱于 2～8℃储存。

3) 失控原因分析及其处理过程

失控信息的出现受多种因素的影响，包括操作上的人为失误，试剂不稳定或质控品的保存不当，仪器维护保养不良，以及采用的质控规则、控制限范围、一次测定的质控标本数不足等。质控要注意混匀的手法和均一性，解冻的质控血浆一定要先混匀再吸出至样品杯中，操作时长严格按作业指导书进行。因此，室内质量控制失控时，首先要尽快查明失控原因，对失控做出恰当的判断。当出现失控时，可依次采用如下步骤寻找原因。

(1) 立即重复测定同一质控品。此步骤主要用以查明人为误差，每一步都认真仔细操作，以查明质控的原因；另外，这一步骤还可以查出偶然误差，如果是偶然误差，则重测的结果应控。如果重测结果仍不在允许范围，则可以进行下一步操作。

(2) 重新选用一瓶质控品，重测失控项目。如果质控品结果正常，那么原来的质控品不能继续使用，必须报废。如果结果仍不在允许范围，则进行下一步。

(3) 进行仪器维护，重测失控项目。检查仪器状态，查明光源是否需要更换，管路是否需要清洗或更换，对仪器进行清洗等维护。

(4) 只有质控在控后，才能进行当天样本的检测。

4) 失控后对标本的回顾

当质控失控后，除对失控原因进行分析并纠正后，必要时要对前一分析批次的标本进行追溯。

三、血细胞分析仪的硬件校准(以迈瑞 BC-6800 为例)

1. 增益校准

增益校准主要包括血红蛋白(hemoglobin, HGB)本底电压、平均红细胞体积(mean corpuscular volume, MCV)增益校准和光学增益校准。增益校准的目的是保证细胞识别的能力是一致的。

HGB 测量主要根据比色法原理，因此必须有 HGB 本底电压值，而仪器上设定本底电压值主要与 HGB 本底电压报警相关，如一般设置为 4.5V 左右，当本底电压≤3.2V 时机器就会报警，有可能是池子中无稀液或传感器损坏等导致，可以有效提示机器故障。本底电压的绝对值实际上对最终检测结果影响并不大。

MCV 增益是指对通过小孔电压后的脉冲的放大倍数。如图 9-11 所示，假设有 3 台机器 A、B、C，机器不同，自然宝石孔尺寸、使用的板卡等会有略微差异，那么对于同一大小的粒子，在 MCV 增益校准前通过宝石孔后，仪器产生的脉冲大小是不一样的，有高有低，而 MCV 增益校准的目的就是调节放大倍数，使得同一大小的粒子通过不同机器后被检测到的脉冲大小一样，这样才能保证不同仪器上识别到的相同脉冲能够代表相同大小的细胞，即仪器细胞识别的功能保持一致。

光学增益同样是针对 V、C 和 S 的放大倍数。如图 9-12 所示，假设有 3 台机器 A、B、C，针对流式细胞通道(分类光学通道)而言，主要有 4 个细胞群，包括中性粒、淋巴、单核和嗜酸细胞。各细胞群由很多单个点组成，而单个点即代表一个通过流动室被识别到的细胞，在 V、C 和 S 方向上脉冲大小决定了该点在散点图上的各方向位置。因此本质上说，光学增益目的其实与 MCV 增益类似，就是通过调节放大倍数，使同一粒子通过不同仪器后在 V、C 和 S 识别到的脉冲大小是一样的，即同一粒子通过不同仪器后被识别到的点在散点图上在同一位置，保证识别细胞的功能一致。从散点图上形象地描述，可认为光学增益校准的目的就是保证各细胞群在不同仪器上落在同一位置。

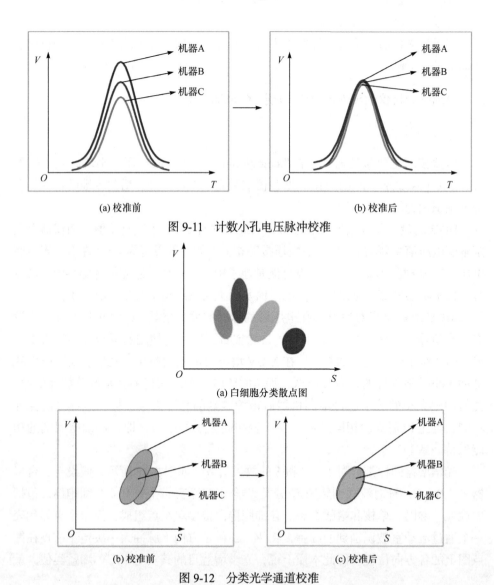

图 9-11　计数小孔电压脉冲校准

图 9-12　分类光学通道校准

2. 参数校准

参数校准的目的是保证不同仪器测试同一工作物质得到的结果是一样的，保证细胞计数结果是一致的。

例如，对于红细胞计数(RBC)参数，不同仪器之间的定量泵打液量、分血阀 RBC 孔的血样量、胶管长度等都有差异，这些差异会直接导致不同仪器在参数校准前测试的数值存在差异。为了消除这些偏差，需要通过校准系数进行修正，而传递系数就是为了消除不同血样模式间的偏差，保证结果一样。开放全血与自动全血模式间走的管路不一样、分血阀加血样孔不一样，这些差异同样导致参数结果偏差。

3. 校准策略

BC6800 产品校准可以分为生产校准和用户校准，其中用户校准是指针对客户端，用户按照自身追溯体系要求，纠正仪器结果和参考值偏差。生产校准总体上包括增益校准、传递系数和厂家校准系数。其中厂家校准系数是指生产部门按照公司追溯体系，纠正仪器测量值和参考值偏差。传递系数则用于纠正不同血样模式下参数偏差或者不同通道间同一参数值偏差。

四、化学发光免疫分析仪的硬件校准(以 Sysmex Hiscl 系列为例)

市场上使用的主要发光仪器都需要从五方面进行仪器校准。

(1) 工作环境检测。

(2) 仪器内部相关部件的温度检测。

(3) 仪器运行压力和相关供电电压检测。

(4) 发光底物光亮值和仪器暗技术检测。

(5) 重复性实验。

下面以日本 Sysmex 公司生产的 Hiscl 系列为例，详细介绍化学发光免疫分析仪的硬件校准的步骤。

1. 仪器工作环境的检测

仪器的工作环境中需要检测的项目包括实验室温度、实验室通风、实验室的供电性能、与仪器相连的电源线和信号线的性能、纯水供应和排废管路、与仪器相连的 PC 设备性能等诸多方面。如表 9-5 所示，使用外置温度计及湿度计对实验室使用环境进行测量，检查仪器外部状态，符合厂家标称的要求。

表 9-5　仪器工作环境的检测

检测部位	实验要求
环境温度/℃	15～30
环境相对湿度/%	30～85
电压要求/V	200～240
电线状况	完好
排风口及排废状况	排风及排废正常
键盘	正常
显示屏	正常
传输系统	正常

2. 仪器内部相关部件的温度检测

仪器内部的相关部件包括样本预处理部(sample module)、试剂存储部(reagent module)、样本反应和孵育部(reaction module)、光亮度测量部(measure module)等。使用外置温度计对仪器各个部分的温度进行检测，结果应符合厂家标称的要求。

Sysmex Hiscl5000 的温度检测要求和实际操作报告如表 9-6～表 9-10 所示。

表 9-6　检测要求　　　　　　　　（单位：℃）

检测部位	温度要求
反应部(Reaction Module)A\B\C\D	41.5～42.5
试剂放置部(Reagent Module)A(R123)	2～15
试剂放置部(Reagent Module)B(R45)	13～17
检测部(Measure Module)(黑盒子)	41.5～42.8

实际检测的原始结果需要现场拍照留档。

表 9-7　反应部　　　　　　　　（单位：℃）

项目		实测值	调整值(A/D)	表示补正值	显示值
反应部 A	左	41.8	42.5	−0.6	41.9
	中	41.8	42.5	−0.6	41.9
	右	41.8	42.5	−0.6	41.9

续表

项目		实测值	调整值(A/D)	表示补正值	显示值
反应部 B	后	42	42.2	−0.2	42
	中	42	42.2	−0.2	42
	前	42	42.2	−0.2	42
反应部 C	右	41.8	42.7	−0.7	42
	中	41.8	42.7	−0.7	42
	左	41.8	42.7	−0.7	42
反应部 D	前	42.3	42.4	−0.4	42
	中	42.3	42.4	−0.4	42
	后	42.3	42.4	−0.4	42

表 9-8 试剂放置部 A(R123) (单位：℃)

项目	温度值
位置 2	9.6
位置 8	9.6
位置 14	9.7
位置 20	9.3

表 9-9 试剂放置部 B(R45) (单位：℃)

项目	温度值
实测值	14.4
调整值(A/D)	−17
补正值	1.5
显示值	15.1

表 9-10 检测部 (单位：℃)

项目	温度值
实测值	42.2
调整值(A/D)	82
补正值	−0.9
显示值	42

3. 仪器运行压力和相关供电电压检测

仪器运行的需要压力包括正压(主要用于试剂的供应)和负压(主要用于排废)，部分厂家的仪器还需要正压和负压来驱动相关部件(气动活塞、薄膜泵等)，故压力值是否准确决定了仪器的性能。仪器内部的供电电压主要是由交流市电 220V转换而来的直流电，一般仪器都是 24V、12V 和 5V。

以表 9-11 和表 9-12 为例，说明 Sysmex Hiscl5000 机型压力和电压要求。

表 9-11　Sysmex Hiscl5000 机型压力要求　　　　(单位：MPa)

压力名称	压力要求
正压 0.25MPa	0.21～0.29
正压 0.06MPa	0.053～0.070
负压−0.053MPa	−0.051～−0.055
负压−0.033MPa	−0.031～−0.035

表 9-12　Sysmex Hiscl5000 机型电压要求　　　　(单位：V)

电压名称	电压要求
24.0V	22.8～25.2
12.0V	11.4～12.6
5.0V	4.794～5.406

实际检测原始结果需要现场拍照留档，如表 9-13 和表 9-14 所示。

表 9-13　压力部分　　　　(单位：MPa)

项目	初始值	表示补正值	最终值	靶值
正压 0.25MPa	0.247	0	0.247	0.25
正压 0.06MPa	0.06	0	0.06	0.06
负压−0.053MPa	0.056	0	0.056	−0.053
负压−0.033MPa	0.033	0	0.033	−0.033

表 9-14　电压部分　　　　(单位：V)

电压名称	电压要求	显示值
24.0V	22.8～25.2	24.2
12.0V	11.4～12.6	11.8
5.0V	4.794～5.406	5.1

4. 发光底物光亮值和仪器暗计数检测

仪器的发光底物值是指在不添加任何激发物质时，化学发光试剂本身所发出的光亮值，类似于初始值或原始值，每一种化学发光物质的原始值都不一样。

仪器暗计数检测(RB 测试)是指在仪器所有外壳封闭完好的情况下，检测部所检测到的仪器内部的光亮值，最佳情况就是完全黑暗，结果应为 0。每个厂家生产的仪器对于暗计数都有不同的要求。

下面以 Sysmex Hiscl5000 机型的要求为例，说明底物的发光值制定标准和暗计数检测，如表 9-15 和表 9-16 所示。

表 9-15　Sysmex Hiscl5000 机型发光底物光亮值

参数	底物的光亮值
判定标准≤	1500

实际检测原始结果需要现场拍照留档。

表 9-16　Sysmex Hiscl5000 机型暗计数检测

试验名称	RB 测试
试验方案说明	用空管进行 RB 测试 20 次，记录光亮指数
参数	RB
RB1	588
RB2	526
RB3	516
RB4	491
RB5	503
RB6	566
RB7	536
RB8	527
RB9	528
RB10	525
RB11	494
RB12	535
RB13	489
RB14	548
RB15	554
RB16	573

试验名称	RB 测试
RB17	488
RB18	538
RB19	459
RB20	503
均值	524.35

五、室内质控品监测(以血细胞分析仪为例)

血细胞分析仪在长期使用过程中可能产生一定程度的误差。误差的存在将可能导致错误或不可靠的分析结果。

质控是使用各项参数已赋值的质控物对血液细胞分析仪的性能进行日常监测。操作者将质控物按照与血样检测相同的方法，在血液细胞分析仪上进行检测，把得出的结果与已知的质控物参考值按照特定的统计学方法进行比对。如果比对结果显示偏差较大，则需采取一定的措施。

质控程序为检测可能存在的误差提供了一种有效的方法，操作者只有熟悉质控的理论并掌握实际操作方法，才能有效地排除误差对分析结果的影响。

为保障样本分析结果的可靠性，建议操作者每日分别用低、中、高三个水平的质控物对分析仪各进行一次质控。当需使用新批号的质控物时，将新批号的质控物和现有质控物一起平行使用 5 天，每天运行两次，所得结果应在该质控物使用说明指定的参考范围之内。

大部分血细胞分析仪都可以提供以下五种质控方法：L-J 质控、$\overline{X}$ 质控、$\overline{X}$-R 质控、X-B 浮动均值法质控和 X-M 浮动均值法质控。

X-B 浮动均值法质控是指通过对红细胞平均体积(MCV)、血红蛋白平均含量(MCH)、血红蛋白平均浓度(MCHC)等红细胞参数稳定性的监测，实现对血细胞分析仪性能的监控。它属于没有质控物的质控，与质控物质控同属血细胞分析仪的性能监控手段，可分别从不同侧面反映血细胞分析仪的分析性能，不能互相替代。当血细胞分析仪每日的样本量大于 100 个时，推荐使用 X-B 浮动均值法质控。这一质控方法要求使用随机样本，因此不适用于按病种分类后的样本。它由给定参考值和上下限构成一个参考范围，观察质控结果在参考范围上的变化趋势。

X-M 浮动均值法质控是指通过对血细胞计数(CBC)、白细胞分类(DIFF)、有核红细胞(NRBC)和网织红细胞(RET)等一些参数稳定性进行监测，实现对血细胞分析仪性能的监控。它属于没有质控物的质控，与质控物质控同属血细胞分析仪的性能监控手段，可分别从不同侧面反映血细胞分析仪的分析性能，不能互相替代。这一质控方法要求使用随机样本，因此不适用于按病种分类后的样本。它由给定参考值和上下限构成一个参考范围,观察质控结果在参考范围上的变化趋势。

下面列举血细胞分析仪的室内质量控制的方法(其他临床检验仪器的室内质量控制过程类似)。

血细胞分析包括白细胞(WBC)、RBC、血红蛋白(HGB)、红细胞压积(HCT)、MCV、MCH、MCHC、血小板(PLT)、中性粒细胞百分比(NE%)、淋巴细胞百分比(LY%)、单核细胞百分比(MO%)、嗜酸性粒细胞绝对值(EO)、血浆碱剩余百分比(BE%)、网织红细胞百分比(RET%)。上述项目需在检测患者标本前,进行室内质量控制测定,只有质控通过后才能进行常规标本检测。由于血液成分具有特殊性及稳定性,数据回顾和统计的分析项目暂定为 WBC、RBC、HGB、PLT。

1. 设定靶值和控制限

新批号的质控品应与当前使用的质控品一起进行测定。要求在 3 天内累积至少 10 个数据,计算出均值暂定靶值,变异系数(coefficient of variation, CV)值可以用相对固定值(上一批次的值或几个批次的平均值)。以此暂定靶值并根据科室能达到精密度要求(CV%)计算出标准差,并作 X-S 图;每周累积更新一次靶值,一个月后相对恒定,为下一个月质控图的靶值和控制限。其 CV 值不得超出 1/3 EQA(室间质评)允许总误差或生物学变异。

2. 更换质控品

拟更换新批号的质控品时,应在旧批号质控品使用结束前与旧批号质控品一起测定,重复过程 1,设立新的靶值和控制限。

3. 绘制质控图及记录质控结果

根据质控品的靶值和控制限,在实验室信息管理系统(laboratory information management system, LIS)软件上设置好靶值和标准差。软件会自动生成质控图,质控图应有 7 条控制限,包括 X 平均值、+1S、+2S、+3S、–1S、–2S 和–3S。原始质控结果将传输到质控图表上,并定期备份质控数据于指定的计算机上。

4. 质控规则

根据多规则质控法,该质控规则通常以符号 AL 表示,其中 A 为质控测定中超出质控限的测定值的个数,L 为控制限,通常用 X 平均值或 X 平均值±(1S~3S)来表示,常见表示方式的意义如下。

12S:1 个控制品测定值超过 X 平均值±2S 控制限,在临床检验工作中,常作为警告界限。

13S:1 个控制品测定值超过 X 平均值±3S 控制限,判定为失控。

22S：2个连续的控制品测定值同时超过 X 平均值+2S 或 X 平均值–2S 控制限，提示系统误差。

R4S：2个连续的控制品测定值超过两者差值 4S 控制限，提示随机误差。

5. 具体操作步骤

(1) 质控品：厂家原装质控(低、中、高值 3 个浓度水平，分别为 3mL/支)。

(2) 储存条件：2~8℃。

(3) 使用期限：开瓶后稳定 15 天，未开封稳定至标定的有效期(60 天左右)。

(4) 质控频率：每天至少一次。

(5) 失控判定规则：以 12S 为警告线，以 13S、22S、R4S 为失控线。

(6) 测定过程：从 2~8℃冰箱取出全血质控物质，使用前检查有效期及状况(如果极度溶血或失效，应及时更换)，在室温环境下(18~30℃)静置 30min，检测前保持瓶子直立状态在双掌中轻轻滚动 1min，将其颠倒后再滚动 1min，再将质控品上下颠倒 5~8 次至红细胞完全混合。室内质量控制每天在检测常规标本前测试质控品，待质控合格后开始检测样本。

第四节　临床检验设备的维护

随着高新技术的快速发展，以及自动化检测仪器和计算机网络技术在检验工作中的广泛应用，检验工作对仪器设备的依赖性越来越强。临床检验设备是集光、机、电于一体的仪器，元器件种类繁多，时代前行的过程中仪器的自动化程度提高，其功能也更强大，是临床诊断必不可少的设备。传统的人工检验模式已逐渐被自动化、智能化的检验技术所代替。因此，做好仪器的保养与维护尤为重要。良好的仪器保养与维护是保障仪器正常运行的前提条件，为了保证检验结果的准确性，必须对各种检验仪器进行认真的保养与维护。

临床检验设备的所有部件表面都有潜在的传染性，在操作和维修时应采取安全防护措施。确保按照各个厂家提供的仪器说明书进行维护操作，否则可能造成人身伤害或仪器故障。在进行仪器保养、检查和维护时，请确保戴好橡胶手套、使用专用的工具及配件。操作完成后，必须使用消毒液洗手。在设备维修、运输和处理过程中，要对仪器表面及采样针等具有生物风险的部件进行清洁和消毒，并提示相关人员仪器存在的风险。维护不当可能会损害仪器。操作者必须依照仪器说明书的指导进行维护。进行维护时，避免触碰采样针锋利的针尖。

下面将列举血细胞分析仪、生化分析仪和化学发光免疫分析仪的维护要点，其他检验设备的维护要求与这三类仪器非常接近，不再赘述。

一、血细胞分析仪的维护(以迈瑞 BC-5390 为例)

迈瑞 BC-5390 血细胞分析仪维护的时机和目的如表 9-17 所示。

表 9-17 仪器维护的时机和目的

程序	时机	目的
试剂更换	更换新的试剂后	替换管路内的旧试剂
试剂灌注	试剂被污染 仪器上报 WBC/RBC 通道内存在气泡	替换管路内的旧试剂; 去除 WBC/RBC 通道内的气泡
流动室除气泡	散点图分布异常	去除流动室内的气泡
清洗整机	各参数的本底结果均超出本底范围	清洗液路系统
流动室冲洗	散点图分布异常	清除流动室内的异物
探头清洁液维护(液路系统、流动室、分血阀和/或宝石孔)	根据需要确定维护时机	清洗并浸泡指定的部件
宝石孔排堵	仪器上报堵孔故障	清除宝石孔堵孔故障
打包	仪器较长时间(10 天以上)不使用	清除管路内的残余试剂

注意事项如下。

(1) 试剂会刺激眼睛、皮肤和黏膜。操作者在实验室接触试剂相关物品时,应遵守实验室安全操作规定,并穿戴好个人防护装备(实验室防护衣、手套等)。

(2) 试剂一旦接触皮肤,立即用大量水冲洗,如果有需要请接受医生治疗;试剂一旦接触眼睛,立即用大量水冲洗,并接受医生治疗。

仪器日常通过软件自动维护可按以下要点操作。

(1) 仪器外表保养,每周必须对仪器的表面污渍进行清洁,特别是对采样针周围可能残留的血液样本溅出物进行处理,防止蛋白质的沉淀、霉变和污染。

(2) 液路的保养,每周必须对仪器的检测液路用含氯溶液(5%)清洗一次,保证液路内没有蛋白质沉淀。

(3) 计数池和流动池保养,每周运行仪器内部程序,自动清洗计数池和流动池。

在以下情况下需要对相应部件进行清洗。

(1) 如果 WBC 和(或)HGB 本底/空白数结果超出本底/空白计数范围,可执行 WBC 池的清洗。如果效果不佳,可执行 WBC 探头液浸泡操作。

(2) 如果 RBC 和(或)PLT 结果超出本底空白计数范围,可执行 RBC 池的清洗。

如果效果不佳，可执行 RBC 探头液浸泡操作。

(3) 如果本底/空白计数结果的散点图中粒子较多，可执行 DIFF 池的清洗。如果效果不佳，可执行 DIFF 通道探头液浸泡操作。

(4) 如果本底/空白计数结果的散点图中粒子较多，或者 WBC 分类的效果不好，可执行流动室清洗或者流动室冲洗。如果效果不佳，可执行 DIFF 通道探头液浸泡操作。

仪器手动清洗则按表 9-18 进行操作。

表 9-18　仪器手动清洗程序

程序	时机	目的	可能需要的工具
清洗残液盘	根据需要确定维护时机	清除残液或结晶	蒸馏水、干抹布
清洗分血阀	分析仪每运行两个月左右	清除分血阀上的血样残留及其他残留物	蒸馏水、干抹布、注射器、干净的牙刷、干净的不掉毛的湿布
清洗开放进样拭子	根据需要确定维护时机	清除拭子中的血样残留及其他残留物	蒸馏水、干抹布
面壳消毒	根据需要确定维护时机	清除面壳上的污染物	消毒剂

推荐消毒剂种类为 70%乙醇、70%异丙醇、2% Cidex 戊二醛+激活剂。

不可用的消毒剂为 3%双氧水、Aerodesin 2000、Cidex 邻苯二甲醛。

二、生化分析仪的维护(以迈瑞 BS-2000M 为例)

1. 维护简介

生化维护可分为光学维护、液路维护、加样和搅拌系统维护三类。

(1) 光学维护：反应杯检测、光度计检测、更换光源灯、更换反应杯。

(2) 液路维护：强化清洗、针/搅拌杆强化清洗、针/搅拌杆清洗灌注、自动清洗灌注、清洗池灌注、过滤器和水桶维护。

(3) 加样和搅拌系统维护：系统复位、针/搅拌杆/清洗池维护、针内壁清洗检查、更换注射器、条码维护。

2. 定期维护

定期维护项目是根据仪器各部件的情况以及实际使用的情况定义的，需要由经过培训的人员根据所指定的周期严格执行，以确保仪器性能良好，减少不必要的电话服务。进行维护之前，请务必了解和熟悉维护步骤。

定期维护中多数项目可以通过软件提供的维护指令进行操作，部分维护项目则需要通过手动的方式进行。

维护项目以维护周期为单位，共分为七个周期。

(1) 每天：1 天。

(2) 每周：8 天。

(3) 每两周：15 天。

(4) 每月：31 天。

(5) 每三个月：91 天。

(6) 每六个月：181 天。

(7) 其他(不定期)。

仪器以每个维护项目的当前维护时间为起点，对维护周期进行倒计时，倒计时为零后，维护项目呈黄色高度显示。

对于不同的维护周期，维护要求和内容都不相同。

(1) 每天维护：检查样本/试剂针/搅拌杆、检查清洗池、检查样本/试剂注射器、检查更新样本强化清洗剂、检查去离子水连接、检查废液连接、检查浓缩化清洗剂余量、清洗电解质电极。

(2) 每周维护：清洗样本针/试剂针外壁/搅拌杆、强化清洗、反应杯检测、光度计检测——光度计能量测试、清洗电解质管路。

(3) 每月维护：清洁清洗池、清洁自动清洗机构、清洗过滤器滤芯、清洗防尘网、清洗电解质稀释杯/排液口、清洗外置气泵模块防尘网。

(4) 每三个月维护：更换样本针/试剂针注射器、清洗去离子水桶、更换过滤器滤芯。

(5) 每六个月维护：更换光源灯、更换进水过滤器。

(6) 其他(不定期)：清洁分析部面板、清洁样本盘/试剂盘仓、清洗样本针内壁、清洗试剂针内壁、更换样本针、更换试剂针、更换样本搅拌杆、更换试剂搅拌杆、清除注射器气泡、冲洗反应杯、更换反应杯、针/搅拌杆强化清洗、条码维护、光度计检测——光源灯波动测试、更换电解质电极、注水操作、电极离机存储、更换反应杯清洗导管转接管、更换浓缩清洗剂过滤器。

严格按照以上步骤执行维护，维护完成后需要进行校准和质控测试。

三、化学发光免疫分析仪的维护(以迈瑞 CL-1000i 为例)

1. 维护简介

免疫维护工作可分为加样系统维护、磁分离系统维护、液路系统维护以及其他系统维护。

(1) 加样系统维护：针内壁清洗检查、针外壁清洁、注射器维护、针清洗/

更换。

(2) 磁分离系统维护：磁分离针/管维护。

(3) 液路系统维护：传感器校准。

(4) 其他系统维护：系统复位、清洁混匀器、日常清洁、效应检测、自动清杯、液路灌注、清洁分离液桶盖。

2. 定期维护

定期维护的周期与生化分析仪一致，此处不再赘述。

化学发光免疫分析仪的维护内容与其仪器结构有着关联关系，详见如下。

(1) 每天维护：检查废液连接和废液桶连接、检查耗材状态、检查注射器、检查加样针、清洁加样针外壁、清洁磁分离吸液针外壁、执行"日常清洁"、执行"效应检测"。

(2) 每周维护：更换清洗磁分离吸液针。

(3) 每月维护：清洗防尘网、清洁清洗池、清洁混匀器孔、擦拭注液针/管。

(4) 每三个月维护：分离液气泡光耦校准。

(5) 其他(不定期)：清洁分析部面板、清洁试剂盘、更换注射器、清洗加样针内壁、更换加样针、去除注射器气泡、条码维护、执行"自动抛杯"、执行"液路灌注"、清洁分离液桶盖。

第十章　医用超声诊断设备

第一节　医用超声诊断设备的原理

超声诊断是以检测超声回波信号为基础的一种临床检测手段，具有安全、无创、可重复性好、价格低廉等优点，广泛应用于医学影像的各个领域，目前已经成为临床不可或缺的一种检查方式。

一、B 型超声成像的原理

B 型(B-mode)超声成像因采用亮度调制模式而得名，也称为二维灰阶成像或黑白成像。超声诊断仪基本电路由主控电路、发射电路、换能器、高频信号放大器、视频信号放大器、扫描发生器和显示器构成，如图 10-1 所示。

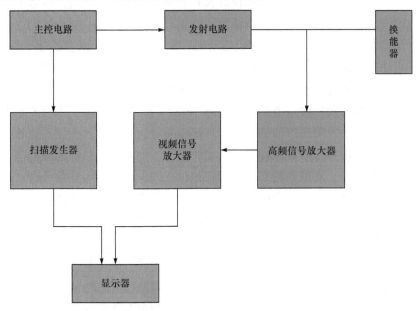

图 10-1　超声诊断仪基本电路组成

(1) 主控电路：即同步触发信号发生器，它周期性地产生同步触发脉冲信号，分别触发发射电路与扫描发生器中的时基扫描电路。

(2) 发射电路：产生高压电脉冲并激发换能器，发射一定频率和宽度的脉冲超声波。

(3) 换能器：发射或接收超声的器件。一般来说，医疗超声设备上的换能器既能产生超声，又可以接收超声，即可逆。换能器的核心是压电振子，基于正、负压电效应的原理，由它来完成机械能与电能之间的转换。

(4) 高频信号放大器：换能器发出脉冲波后，即接收其来自人体内的超声回波并将它转换为高频电信号，继而通过高频信号放大器放大。

(5) 视频信号放大器：回波电信号经高频放大后再作检波，检波后的视频包络信号频率较低，需经过视频信号放大器作适当的放大才可进行后续处理。

(6) 扫描发生器：产生扫描电压后加到显示器的偏转系统上，使电子束按一定的规律扫描。

(7) 显示器：从人体反射回来的超声信息最终是从显示器或记录仪上显示的图像中提取的。

二、多普勒超声成像的原理

多普勒效应是指声源与接收器在连续介质中存在相对运动时声波频率将发生改变的效应。也就是说，当声源与接收器做相对运动时，接收器接收的声波频率高于声源所发出频率；当两者做相反运动时，低于发出频率，两者的频率差(频移)与相对运动速度成正比。在医学检测领域，多普勒超声主要用于检测心血管内的血流方向、流速和湍流程度、横膈的活动以及胎儿的呼吸等。

医用超声多普勒成像设备的结构如图 10-2 所示。超声诊断仪主机的基本工作原理主要是：探头发射超声波后，声学界面反射和散射的信号由探头接收，根据接收信号的幅度按照二维成像程序进行实时显像。而从运动目标返回的信号先进入正交相位检波器，与原始振荡信号进行相位比较。检波后一路信号送入频谱多普勒信号处理通道进行频谱分析、显像，另一路信号经 A/D 转换器转换为数字信号后进入运动目标显示器。运动目标显示器的作用相当于壁滤波器，可分离出血流的运动信号，除掉低速的心肌和瓣膜的运动信号。经滤波后的信号再进行自相关处理，这是彩色血流成像中的关键步骤，自相关计算采用复数乘法对相位信息进行数据处理，并对频移信号进行平均，从而获得取样容积内的平均血流速度。自相关处理后的信号与另外 2 个通道的 B 型/M 型和多普勒频谱信号一起送入数字扫描转换器进行处理、合并,然后通过彩色转换器把血流信息转变为彩色信息，经过 D/A 转换器送入显示器。

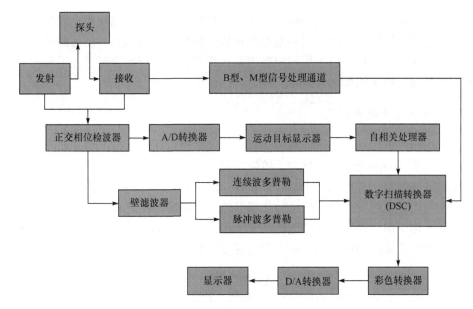

图 10-2　医用超声多普勒成像设备结构框图

第二节　医用超声诊断设备的质量控制

随着医疗卫生事业的发展,医用超声诊断设备在临床发挥的作用越来越明显,设备的运行质量随之受到社会的普遍关注。医用超声诊断仪目前已被各级医疗单位应用于对心脏、肝脏、妇科等各种疾病的诊断以及对孕妇胎儿发育情况的检查,其性能的优劣直接关系到诊断结果的准确与否。《中华人民共和国计量法》将医用超声诊断仪列入强制检定的计量设备,并对设备的检定方法、步骤进行了规范,制定了 JJG 639—1998《医用超声诊断仪超声源检定规程》、JJF 1438—2013《彩色多普勒超声诊断仪(血流测量部分)校准规范》作为检定与校准的依据,为各级计量质控部门实施医用超声诊断仪规范化检测提供参考,规程适用于新制造、使用中和修理后(包括更换探头)的脉冲发射式超声诊断仪的检测。根据《医疗器械监督管理条例》的要求,医院设备管理部门应安排好一年一度的超声诊断仪计量检定,发现问题及时维修。

一、医用超声诊断仪常规检定

1. 检定前的准备工作

在计量检定之前,要做好检定仪器的检查工作,重点检查漏电流测量仪、毫瓦级超声功率计是否处于正常的工作状态下。除此之外,还需要做好其他配套工作的检查工作：①仿真模块声窗是否干净、整洁，若发现气泡现象，需要通过注射器抽空内部气体；②检查仪器是否存在影响机械性能的损伤，前后面板上的文字标识是否清晰等；③通电后超声输出是否正常，详细查阅说明书，了解相关设备的配置及其技术指标。

2. 检定超声输出强度

医用超声诊断仪的超声源对输出有着十分严格的阈值标准：整个超声输出强度小于等于 10mW/cm²，一旦大于该限定值后，要及时在检定报告书中明确输出声强的具体数据，并标明"严禁孕妇检查"的字样。这是因为超声属于一种机械波，在与人体组织发生作用时会转化部分热能，随着输出达到一定量，这种能量会破坏人体组织，甚至增加染色体畸变概率，不利于胎儿后期生长。为进一步确定超声输出的实际强度，整个超声输出强度计算如式(10-1)所示：

$$I_{SAPA} = P/S \tag{10-1}$$

式中，I_{SAPA} 为输出声强，mW/cm²；S 为探头的实际辐射面积，cm²；P 为仪器的实际输出声功率，mW。

检定时，先预热被检仪器 30～40min，再将毫瓦级超声功率计放置平稳并调整水平泡至中心位置。随后接通被检仪器电源，将除气蒸馏水注入水槽中，直到水位线达到标定刻度。上述工作结束后，冻结被检仪器图像，并将靶位指示调零，确定毫瓦级超声功率计读数。一般在整个操作中，需要通过毫瓦级超声功率计对探头进行至少 3 次的声功率测量，并以诸多测量结果的平均值为最终测量结果。另外，考虑到毫瓦级超声功率计对精度、灵敏度的要求较高，在工作中应该重视对以下两方面的控制：

(1) 要避免因人员走动而引起振动或空调运行而导致气流流动而产生的干扰；

(2) 为保证超声波束能垂直作用于反射靶，在检定凸阵时可以考虑 IEC 60601-2-37 标出的"1cm 孔径有界输出功率"——通过专门制作的(中间设置一个 1cm 宽窗口)掩膜来辅助检定，避免测量误差。

毫瓦级超声功率计具体使用注意事项如下：

(1) 测量液体应使用除气蒸馏水(煮沸 15min)。

(2) 注水时必须使用漏斗，防止将水溅到靶的力矩杆上，产生水粘连。

(3) 若靶上有气泡，用软线轻轻驱赶，不可用硬物用力驱赶，以防靶矩杆损坏。

(4) 测试过程中避免机械振动、空气流动。

(5) 做完测试后，先锁定靶锁紧器再放水。

(6) 工作中不可移动毫瓦级超声功率计位置，防止水进入电路板中。

(7) 运输时要特别注意防振，不可倒置、侧放。

3. 漏电流检定

超声诊断仪漏电流的检定依据第二章所述进行。

4. 图像质量表征参数检测

仿组织超声体模(tissue mimicking ultrasound phantom，TM)是用于衡量仪器图像品质的测量装置，可以体现超声诊断仪的整机性能。一般采用直接比对法测量分辨力、示值误差等参数。仿组织超声体模将仪器的一些技术性能归一化为若干技术指标，通过工程方法进行测量。20 世纪 70 年代末英美等国相继研制出模拟生物组织的体模 TMP。中国科学院声学研究所研制出了 KS106BD/KS106BG/KS105(4MHz 以下低频)、KS107BD/KS107BG/KS107BS(扇角靶群)，如图 10-3 所示，设置了 8 群线靶系统，包括 A_1～A_5: 轴侧向分辨力靶群；B:盲区靶群；C:纵向靶群；D:横向靶群。同时，仿组织超声体模还设置了模拟病灶，其中 E:仿肿瘤；F:仿囊与结石；G:仿囊结构。仿组织超声体模可以检测的超声诊断仪的基本参数有：盲区、探测深度、轴向分辨力、侧向分辨力、几何位置示值误差、囊性病灶直径误差，更高的要求还包括声束片厚、对比度分辨力。

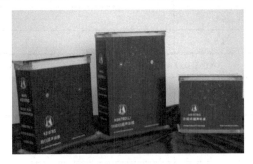

图 10-3　仿组织超声体模示意图

JJG 639—1998《医用超声诊断仪超声源检定规程》中一般按探头的标称频率(MHz)划分为四个频率段($f \leqslant 2.5MHz$；$2.5MHz{<}f \leqslant 4.0MHz$；$4.0MHz{<}f \leqslant 5.0MHz$；$5.0MHz{<}f \leqslant 7.5MHz$)分别检测评价，检测中应根据体模频率适应范围选择好对应探头检测使用的体模。例如，根据探头频率选择体模，4.5MHz 以下选用 KS107BD；4.5～7.5MHz 选用 KS107BG。

但是由于现在很多 B 型超声诊断仪配备了变频探头，检测中可以根据如下选取方法选取频率值。

(1) 对只有一种标称频率的探头，通常有标签贴在探头的外壳上，直接抄录。

(2) 对变频探头和宽频探头，其工作中心频率可借助操作面板上的专用按键予以选择或调整，最终选定值应与规程中分段对应。

1) 盲区

盲区是指 B 型超声诊断仪可以识别的最近回波目标深度。盲区小则有利于检查出接近体表的病灶。这一性能主要取决于放大器的特性。但是对加有水囊的换能器测试，其盲区无意义。

检测时将探头置于盲区靶群上方，调节被测仪器的总增益、TGC、对比度、亮度，并保持所对靶群图像清晰可见，对具有动态聚焦功能的机型，令其在近场聚焦，读取盲区靶群图像中可见的最小深度靶线所在深度，即该仪器配用该探头时的盲区。对近场视野小的探头，应将其横向平移，将盲区靶线陆续显示和判读。检测 B 型超声诊断仪盲区要求如表 10-1 所示。

表 10-1　B 型超声诊断仪盲区要求　　　　　　　　　（单位：mm）

标称频率	$f \leqslant 2.5\mathrm{MHz}$		$2.5\mathrm{MHz}{<}f \leqslant 4.0\mathrm{MHz}$	
探头类型	线阵 $R \geqslant 60\mathrm{mm}$ 凸阵	扇扫，相控阵 $R {<} 60\mathrm{mm}$ 凸阵	线阵 $R \geqslant 60\mathrm{mm}$ 凸阵	扇扫，相控阵 $R {<} 60\mathrm{mm}$ 凸阵
A 档	≤4	≤8	≤3	≤8
B 档	≤5	≤8	≤4	≤8
C 档	≤6	≤8	≤5	≤8
D 档	≤8	≤8	≤7	≤8
标称频率	$4.0\mathrm{MHz}{<}f \leqslant 5.0\mathrm{MHz}$		$5.0\mathrm{MHz}{<}f \leqslant 7.5\mathrm{MHz}$	
探头类型	线阵 $R \geqslant 60\mathrm{mm}$ 凸阵	扇扫，相控阵 $R {<} 60\mathrm{mm}$ 凸阵	线阵 $R \geqslant 60\mathrm{mm}$ 凸阵	扇扫，相控阵 $R {<} 60\mathrm{mm}$ 凸阵
A 档	≤3	≤7	≤2	≤7
B 档	≤3	≤7	≤3	≤7
C 档	≤3	≤8		
D 档	≤6	≤8		

2) 探测深度

B 型超声诊断仪在图像正常显示允许的最大灵敏度和亮度条件下所观测到回波目标的最大深度即探测深度。该值越大，越能在生物体内更大范围进行检查。

检测时，首先根据被检仪器配用探头的标称频率选用相应的 TM。将探头置于纵向线性靶群上方，对于机械扇扫和凸阵探头，应以探头顶端对准该靶群。再调节被测仪器的总增益、TGC(或近场、远场增益)、对比度、亮度适中，在屏幕上显示出由 TM 材料背向散射光点组成的声像图，且无光晕和散焦。对具有动态聚焦功能的机型，令其置远场聚焦状态，在屏幕上读取纵向线性靶群图像中可见

的最大深度靶线所在深度，即被检仪器配用探头时的探测深度。检测结果示意图
如图 10-4 所示，探测深度要求如表 10-2 所示。

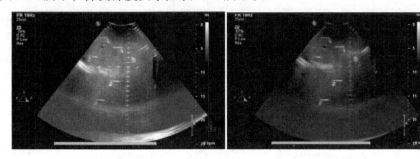

图 10-4 探测深度检测结果示意图

表 10-2 B 型超声诊断仪探测深度要求 　　　　　（单位：mm）

标称频率	$f \leqslant 2.5\text{MHz}$		$2.5\text{MHz} < f \leqslant 4.0\text{MHz}$	
探头类型	线阵 $R \geqslant 60\text{mm}$ 凸阵	扇扫，相控阵 $R < 60\text{mm}$ 凸阵	线阵 $R \geqslant 60\text{mm}$ 凸阵	扇扫，相控阵 $R < 60\text{mm}$ 凸阵
A 档	≥190	≥180	≥180	≥160
B 档	≥180	≥160	≥170	≥140
C 档	≥180	≥160	≥160	≥140
D 档	≥180	≥160	≥140	≥140
标称频率	$4.0\text{MHz} < f \leqslant 5.0\text{MHz}$		$5.0\text{MHz} < f \leqslant 7.5\text{MHz}$	
探头类型	线阵 $R \geqslant 60\text{mm}$ 凸阵	扇扫，相控阵 $R < 60\text{mm}$ 凸阵	线阵 $R \geqslant 60\text{mm}$ 凸阵	扇扫，相控阵 $R < 60\text{mm}$ 凸阵
A 档	≥120	≥80	≥80	≥60
B 档	≥120	≥80	≥80	≥60
C 档	≥100	≥80		
D 档	≥80	≥80		

3) 轴向分辨力(纵向分辨力)

轴向分辨力是指沿声束轴线方向，在 B 超图像显示中能够分辨的两个回波目
标间的最小距离。该值越小，声像图上纵向界面的层理越清晰。对于连续超声波，
可达到的理论分辨力等于半个波长。因此，频率越高，分辨力越好。

检测时，将探头置于某一纵向分辨力靶群上方，调节被测仪器的总增益、TGC、
对比度、亮度，并保持所对靶群图像清晰可见，在屏幕上读出可分辨的最小靶线
间距的毫米数，即该深度下的轴向分辨力。轴向分辨力要求如表 10-3 所示。

表 10-3　B 型超声诊断仪轴向分辨力要求 (单位：mm)

标称频率	$f \leqslant 2.5\text{MHz}$		$2.5\text{MHz} < f \leqslant 4.0\text{MHz}$	
探头类型	线阵 $R \geqslant 60\text{mm}$ 凸阵	扇扫，相控阵 $R < 60\text{mm}$ 凸阵	线阵 $R \geqslant 60\text{mm}$ 凸阵	扇扫，相控阵 $R < 60\text{mm}$ 凸阵
A 档	≤1(深度≤130) ≤2(130<深度≤170)	≤1(深度≤80) ≤2(80<深度≤170)	≤1(深度≤130) ≤2(130<深度≤170)	≤1(深度≤80) ≤2(80<深度≤130)
B 档	≤1(深度≤130) ≤2(130<深度≤170)	≤2(深度≤130)	≤1(深度≤130) ≤2(130<深度≤170)	≤2(深度≤80) ≤3(80<深度≤130)
C 档	≤2(深度≤130) ≤3(130<深度≤170)	≤3(深度≤80)	≤2(深度≤80) ≤3(80<深度≤170)	≤2(深度≤80)
D 档	≤2(深度在最佳处)			
标称频率	$4.0\text{MHz} < f \leqslant 5.0\text{MHz}$		$5.0\text{MHz} < f \leqslant 7.5\text{MHz}$	
探头类型	线阵 $R \geqslant 60\text{mm}$ 凸阵	扇扫，相控阵 $R < 60\text{mm}$ 凸阵	线阵 $R \geqslant 60\text{mm}$ 凸阵	扇扫，相控阵 $R < 60\text{mm}$ 凸阵
A 档	≤1(深度≤100)	≤1(深度≤80)	≤1(深度≤80)	≤1(深度≤40)
B 档	≤1(深度≤80)	≤1(深度≤80)	≤1(深度≤80)	≤1(深度≤40)
C 档	≤1(深度≤40) ≤2(40<深度≤80)	≤1(深度≤60)	≤1(深度≤80)	
D 档	≤1(深度在最佳处)			

4) 侧向分辨力(横向分辨力)

侧向分辨力是指在超声束的扫查平面内，垂直于声束轴线的方向上能够区分两个回波目标的最小距离。该值越小，声像图横向界面的层理越清晰。由此看来，声束越窄，侧向分辨力越好。

声束宽度与晶片直径和工作频率有关。但是换能器尺寸不可能做得很大，频率不能无限高。因此设计者采取透镜、可变孔径技术，分段动态聚集和连续动态聚焦从而提高侧向分辨力。同时侧向分辨力与媒质衰减系数和显示器亮度等都有关，所以在测量侧向分辨力时，一定要将设备的增益和亮度调到最佳状况。

检测时，将探头置于某一侧向分辨力靶群上方，调节被测仪器的总增益、TGC、对比度、亮度，并保持所对靶群图像清晰可见，对具有动态聚焦功能的机型，令其在所测深度或其附近聚焦，横向微动探头，并可小幅度俯仰。在屏幕上读出可分辨的最小靶线间距的毫米数，即该深度下的侧向分辨力。侧向分辨力要求如表 10-4 所示。

表 10-4 B型超声诊断仪侧向分辨力要求 (单位：mm)

标称频率	$f \leqslant 2.5$MHz		2.5MHz$< f \leqslant 4.0$MHz	
探头类型	线阵 $R \geqslant 60$mm 凸阵	扇扫，相控阵 $R < 60$mm 凸阵	线阵 $R \geqslant 60$mm 凸阵	扇扫，相控阵 $R < 60$mm 凸阵
A 档	≤3(深度≤130) ≤4(130<深度≤160)	≤3(深度≤80) ≤4(80<深度≤160)	≤2(深度≤130) ≤3(130<深度≤160)	≤2(深度≤80) ≤4(80<深度≤130)
B 档	≤3(深度≤130) ≤4(130<深度≤160)	≤3(深度≤80) ≤5(80<深度≤160)	≤3(深度≤130) ≤4(130<深度≤160)	≤3(深度≤80) ≤5(80<深度≤130)
C 档	≤3(深度≤80) ≤4(80<深度≤160)	≤3(深度≤80)	≤3(深度≤80) ≤4(80<深度≤130)	≤4(深度≤80) ≤5(80<深度≤130)
D 档	≤4(深度在最佳处)	≤4(深度在最佳处)	≤3(深度在最佳处)	≤4(深度在最佳处)
标称频率	4.0MHz$< f \leqslant 5.0$MHz		5.0MHz$< f \leqslant 7.5$MHz	
探头类型	线阵 $R \geqslant 60$mm 凸阵	扇扫，相控阵 $R < 60$mm 凸阵	线阵 $R \geqslant 60$mm 凸阵	扇扫，相控阵 $R < 60$mm 凸阵
A 档	≤2(深度≤80)	≤2(深度≤60)	≤1(深度≤80)	≤1(深度≤40)
B 档	≤2(深度≤80)	≤2(深度≤60)	≤1(深度≤60)	≤1(深度≤40)
C 档	≤2(深度≤40) ≤3(40<深度≤80)	≤3(深度≤60)		
D 档	≤2(深度在最佳处)	≤3(深度在最佳处)		

5) 几何位置示值误差

几何位置示值误差是指 B 型超声诊断仪显示和测量实际目标尺寸和距离的准确度。在实际应用中主要测量纵向几何位置示值误差和横向几何位置示值误差。

该技术参数指示了生物体内病灶尺寸的准确度，涉及诊断与治疗的一致性，影响因素为声速设定和扫描形式，扇扫比线阵扫描图像的几何位置示值误差大些。

将探头置于纵向(或横向)靶群上方，横向平移探头，使靶群处于图像中央位置；调节被检仪器总增益、TGC(或 STC)，亮度适中，适当调节焦点分布，使屏幕上显示清晰的纵向(或横向)线性靶群；将图像冻结，以每 20mm 为一段，用电子游标依次测量两靶线图像中心间距，按式(10-2)计算出测量值与实际值的相对误差。

$$轴向(侧向)几何位置示值误差 = \left| \frac{测量值 - 实际值}{实际值} \right| \times 100\% \qquad (10\text{-}2)$$

取其中最大者作为被检仪器配用该探头时的纵向(或横向)几何位置示值误差。

对没有电子游标测距功能的机型，应以有毫米刻度的直尺分别量取纵向(横向)靶线图像两格距离和仪器距离标志两格距离并作比较。几何位置示值误差要求如

表 10-5 所示。

表 10-5 B 型超声诊断仪几何位置示值误差要求 （单位：mm）

标称频率	$f \leqslant 2.5MHz$		$2.5MHz < f \leqslant 4.0MHz$	
探头类型	线阵 $R \geqslant 60mm$ 凸阵	扇扫，相控阵 $R < 60mm$ 凸阵	线阵 $R \geqslant 60mm$ 凸阵	扇扫，相控阵 $R < 60mm$ 凸阵
A 档	横向≤10 纵向≤10	横向≤15 纵向≤10	横向≤10 纵向≤5	横向≤10 纵向≤10
B 档	横向≤10 纵向≤10	横向≤15 纵向≤10	横向≤10 纵向≤5	横向≤10 纵向≤10
C 档	横向≤15 纵向≤10	横向≤20 纵向≤10	横向≤15 纵向≤10	横向≤20 纵向≤10
D 档	横向≤20，纵向≤10			
标称频率	$4.0MHz < f \leqslant 5.0MHz$		$5.0MHz < f \leqslant 7.5MHz$	
探头类型	线阵 $R \geqslant 60mm$ 凸阵	扇扫，相控阵 $R < 60mm$ 凸阵	线阵 $R \geqslant 60mm$ 凸阵	扇扫，相控阵 $R < 60mm$ 凸阵
A 档	横向≤10 纵向≤5	横向≤10 纵向≤10	横向≤5 纵向≤5	横向≤10 纵向≤5
B 档	横向≤10 纵向≤5	横向≤10 纵向≤10	横向≤5 纵向≤5	横向≤10 纵向≤5
C 档	横向≤10 纵向≤10	横向≤15 纵向≤10		
D 档	横向≤20，纵向≤10			

6) 囊性病灶直径误差

对准超声体模中部，用探头进行逐一扫描；调节被检仪器参数，以显示均匀声像图为标准。将探头转移到指定的囊性病灶上方，令其在囊性病灶所在位置进行聚焦。在这个过程中，不同聚焦频率的囊性病灶信息存在差异，具体如表 10-6 所示。

表 10-6 囊性病灶尺寸与聚焦频率统计表

囊性病灶直径/mm	10.0	6.0	4.0
频率/MHz	4	5	7.5

将探头置于囊性病灶上方；调节被检仪器总增益、TGC(或 STC)、对比度、亮度，使囊性病灶尽可能与背景底色分离出来，即黑色囊性病灶显示出来呈正圆

且边界清晰，对具有动态聚焦功能的仪器，令其在该囊所在深度附近聚集，对囊性病灶进行检测，如图 10-5 所示。

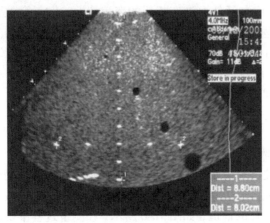

图 10-5　囊性病灶检测示意图

若可见表示囊性特征的无回波区，观察其形状有无偏离圆形的畸变；观察无回波区内有无可见的噪声干扰和充入(fill-in)现象；观察该囊图像后方有无增强现象。检测时测量囊性病灶的横向和纵向直径，按式(10-3)计算囊性病灶直径的相对误差：

$$囊性病灶直径误差 = \left| \frac{测量值 - 实际值}{实际值} \right| \times 100\% \tag{10-3}$$

在测量病灶时要保证纵向、横向误差小于等于 10.0%。为保证测量的质量，也可以通过电子光标外切于病灶。

二、彩色多普勒超声诊断仪(血流测量部分)校准

彩色多普勒超声诊断仪(血流测量部分)的校准依据 JJF 1438—2013《彩色多普勒超声诊断仪(血流测量部分)校准规范》，该规范适用于标称频率不高于 15MHz 的彩色多普勒超声诊断仪(血流测量部分)的校准。

1. 环境条件要求

(1) 环境温度：15～35℃。

(2) 相对湿度：30%～80%。

2. 校准设备

(1) 血流多普勒试件，其超声仿组织材料应满足：声速为(1540±15)m/s，衰减系数为(0.5±0.05)×10^{-4}dBm^{-1}Hz^{-1}。超声仿组织材料的声学特性不限于上述要求，

如果选用其他参数的超声仿组织材料，需注明并对血流探测深度进行适当修正。

(2) 流量计：准确度等级优于 2.5 级。

(3) 仿血液：应与活体血液有相似的声学特性，散射微粒数足够多，流动时应呈现牛顿液体的流变学特征，声速为(1570±30)m/s，密度为(1.05±0.04)g/cm³，黏度为(4±0.4)mPa·s。

(4) 驱动器：用以驱动仿血液在闭合的管路中循环流动，如蠕动泵，连同血流多普勒试件一起产生的血流速度应为 0～100cm/s。

3. 校准项目和校准方法

1) 多普勒血流速度

多普勒血流速度检测首先应检查血流多普勒试件各部件是否完好无损；然后在平整、固定的检查床上，将血流多普勒试件、驱动器、储液器、流量计等各部分连接形成一个闭合的通道，如图 10-6 所示，在测量过程中要确保这个闭合的通道内没有出现气泡。

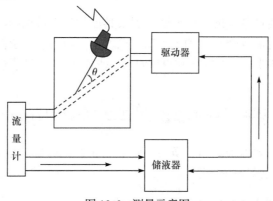

图 10-6　测量示意图

将探头置于涂有耦合剂的扫描平面上，调节被校仪器的总增益、对比度和亮度，使模拟血管在图像上清晰显示，将彩色多普勒超声诊断仪置于血流速度测量状态，在血管内选择适当的取样区，并使用多普勒角度校正功能，测量 3 次血流速度，取平均值按式(10-4)计算相对误差：

$$\Delta = \frac{\overline{v} - v}{v} \times 100\% \tag{10-4}$$

式中，Δ 为血流速度测量误差；v 为血流速度设置值，cm/s；$\overline{v}$ 为血流速度测量平均值，cm/s。在大于 20cm/s 时，多普勒血流速度的最大允许误差为±20%，实际测量一般选择 50cm/s 和 100cm/s 两个测量点，多普勒角一般选择小于 30°。

2) 血流方向识别能力

如图 10-6 所示，连接好血流多普勒试件，将探头置于涂有耦合剂的扫描平面上，调节被校仪器的总增益、对比度和亮度，模拟血管在图像上清晰显示。微动探头，在图像上观察是否能清晰显示两个距离为 2mm 的颜色不同的血流方向。改变相对于探头的血流方向，观察血流图是否变为另一种颜色(红变蓝或者蓝变红)。一般要求能分辨间隔 2mm 方向相反的并行血流。

3) 多普勒血流探测深度

在彩色血流模式下，将探头通过耦合剂或气水耦合于斜置管道的声窗表面，超声波束轴与声窗表面垂直，使彩超显示模拟血管的图像，调节彩超的相关控制键以获得清晰的血流图。测量时，将探头向较深的模拟血管移动，直到彩色信号消失，此后将探头回退到彩色消失前的位置，将图像冻结后以电子游标测量此时模拟血管内壁最远端的深度，即血流探测深度。在频谱多普勒模式下，测量方法一样，将探头向较深的模拟血管移动，直到频谱信号刚消失时，冻结以电子游标测量此时模拟血管内壁最远端的深度，即血流探测深度。血流多普勒试件也可用弦线式试件代替。弦线式试件如图 10-7 所示，试件中的仿血液由循环运动的弦线代替，弦线的直径一般不超过 0.5mm，其轻微粗糙的表面可模拟运动散射体的作用，产生的多普勒信号具有单一频率。在该试件中，将弦线架在数个滑轮上，并由可控电机驱动。测量时，将彩超探头通过夹持架固定在弦线的上方，探头的辐射面浸没于水面之下，超声束轴对准弦线。为防止水槽底面的反射波干扰测量，可铺以吸声材料。在弦线式试件的使用说明书或操作手册中，试件制造商应提供试件的相关技术参数。如果水槽中所充液体的声速不是(1540±15)m/s，还应提供速度修正的设置或计算公式。弦线的运动速度应为 0~100cm/s，速度最大相对误差为±5.0%。弦线运动速度的校准可以由电机转速和滑轮参数进行计算(必要时应考虑弦线与滑轮的摩擦系数)，校准时可以采用光电传感器测量弦线上节点的运动周期，然后根据节点间的弦线长度来计算线速度；还可以用激光测速等方法精确测量弦线的运动速度。此外，可以通过滑轮将运动的弦线模拟成两根并行的血管，用来进行血流方向识别能力的检测，此时并行弦线的距离设置为 2.0mm。

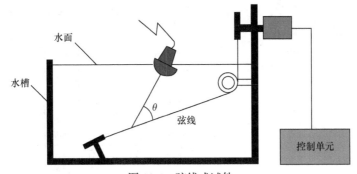

图 10-7　弦线式试件

多普勒血流探测深度一般应满足如表 10-7 所示的要求。

表 10-7　多普勒血流探测深度要求

标称频率/MHz	多普勒血流探测深度/mm	
	线阵 $R \geqslant 60mm$ 凸阵	扇扫，相控阵 $R<60mm$ 凸阵
$f<4.0$	$\geqslant 120$	$\geqslant 100$
$4.0 \leqslant f < 6.0$	$\geqslant 70$	$\geqslant 50$
$6.0 \leqslant f < 9.0$	$\geqslant 40$	$\geqslant 30$
$9.0 \leqslant f < 15.0$	$\geqslant 20$	$\geqslant 20$

三、检测结果评价

超声诊断仪检测后应根据国家计量检定规程 JJG 639—1998《医用超声诊断仪超声源检定规程》中原始记录进行记录与填写，如表 10-8 所示。

表 10-8　医用超声诊断仪常规检定记录表

医用超声仪器超声源(仿组织超声体模)检定原始记录

原始记录编号：_____

检送单位：_____
型号规格：_____
制 造 厂：_____
设备编号：_____
体模型号：KS107BD/KS107BG
体模编号：26045/2628
测量范围：轴向分辨力 1～4mm
　　　　　侧向分辨力 1～4mm
检测依据：JJG 639—1998《医用超声诊断
　　　　　仪超声源检定规程》
室　温：_____℃
相对湿度：_____%
大气压力：_____kPa
大气压力：□合格（□A □B □C □D)
　　　　　□不合格
检 定 员：_____
检 验 员：_____
检送单位：_____
检定日期：　　年　　月　　日

	探头 1(MHz)						探头 2(MHz)					
探头扫描方式												
探头编号												
探头尺寸												
输出声功率/mW												
输出声强 /(mW/cm²)												
患者漏电流/μA												
机壳漏电流/μA												
探测深度/mm												
盲区												
不同深度处	1	3	5	7	12	16	1	3	5	7	12	16
轴(纵)向分辨力												
侧(横)向分辨力												
轴(纵)向几何位置 示值/mm	误差 /%			误差 /%								
侧(横)向几何位置 示值/mm	误差 /%			误差 /%								
囊性病灶纵向直 径示值/mm	误差 /%			误差 /%								
囊性病灶侧向直 径示值/mm	误差 /%			误差 /%								
模拟病灶图像 评价	畸变	干扰 充入	后方 增强	畸变	干扰 充入	后方 增强						
	□有 □无	□有 □无	□有 □无	□有 □无	□有 □无	□有 □无						
档次评定	□A□B□C□D □不合格			□A□B□C□D □不合格								

根据仪器的构成和功能将超声诊断仪划分为 A、B、C、D 共 4 个档次进行评价，按 B 超配置和功能检测结果确定被检仪器所属档次。按检定规程所列相应档次仪器的性能要求，判定检定结果是否合格，合格者发给检定证书。检定规程中仅技术要求中第 3~8 条中不合格者，发给降至某档次使用的检定证书。低于 D 档者发给检定结果通知书。检定周期为一年。检定后为设备贴上合格证、准用证或停用证，标注检定日期、器具号、有效期、检定员、检定单位等信息。

在分档时应注意：

(1) 彩超即彩色多普勒血流成像系统为 A，但伪彩显示的 B 超仪器不属此类。

(2) 具有频谱多普勒功能，可检测血流黑白 B 超仪器为 B 档。

(3) 具有图像冻结和电子游标测距功能(区别于 D 档)，但不具有频谱多普勒功能(区别于 B 档)的便携和推车式 B 超仪器为 C 档。

(4) 不具有图像冻结和电子游标测距功能的最简单 B 超仪器为 D 档。

彩色多普勒超声诊断仪校准采用如表 10-9 所示记录表记录。彩色多普勒超声诊断仪的复校时间间隔建议为 1 年；调试、修理主要部件或更换超声探头后有可能会改变设备的计量特性，建议及时校准。复校时间间隔是由仪器的使用情况、使用者、仪器本身质量等诸因素所决定的。因此，设备使用单位也可根据实际使用情况来决定复校时间间隔并及时校准。

表 10-9 彩色多普勒超声诊断仪校准记录表

校准记录

委托方：_____ 联系人：_____ 校准日期：_____
地　址：_____ 电　话：_____ 邮　编：_____
器具名称：_____ 型号规格：_____ 设备编号：_____
制造厂：_____ 出厂编号：_____ 标准度等级：_____
校准地点：□实验室　□现场实验室　室温___℃ 相对湿度___% 其他_____
校准依据：□_____ □其他_____
使用校准装置：
探头型号：
标称频率：

序号	校准项目	测量数据
1	多普勒血流速度测量 /(cm/s)	
2	血液方向识别能力	
3	多普勒血流探测深度 /mm	

测量结果的不确定度
复校时间间隔：_____
　　校准：_____ 核验：_____ 批准：_____

四、现场检测的注意事项

超声在医疗工作中是极为广泛的，可以对人体进行检测，但是超声在使用的过程中是极为重要的，必须要进行计量检定，否则检测的结果就会不准确，患者也会对结果产生怀疑。这样的情况是不利于医患之间和谐关系的建立的，也会导致医疗纠纷，因此超声仪器在使用的过程中必须要进行检定，在检定中还有一些注意事项，具体如下。

(1) 医院每天的患者很多，正常上班时机器使用频繁，给检定工作造成一定困难。检定人员应尽快找到超声诊断仪所在地点，再根据现场情况进行检测，确保顺利完成检定工作。

(2) 检测用的人体仿真模块为较贵重的精密设备，切勿碰撞、突然倾倒或用力按压。在进行检测时，对于凸阵探头，要使用水耦合剂。同时对具有多挡输出的机型，应对各挡进行检定。

(3) 人体仿真模块内是专门的水性透声液。随着使用时间的延长，所含液体会缓慢蒸发，最终导致材料性能降低，模块失效。因此，应该适时注入专用保养液，保证标准的准确性。

(4) 在进行检测输出声强时，周围环境不能有干扰，将超声功率计平稳放好。具体测量方法是将超声的探头对准超声功率计锥形靶上，当超声启动时，探头发出信号传递到锥形靶上，从而在超声功率计上显示声功率数值。重复测量3次，取平均值再除以探头有效辐射面积就得到输出声强的数值。在用超声功率计进行检定时，超声功率计中锥形靶应处于静止状态，室内不能有走动，如果走动就会影响其准确度。

当前医学诊断中，许多疾病的检测都依赖超声诊断仪，医院对超声诊断仪的计量性能准确性要求越来越严格。各类医学检测仪的计量事关患者人身健康，医院、计量部门需要共同依照国家法律法规，确保医疗设备按规定受检。

第三节 超声诊断仪的预防性维护与保养

医院超声诊断仪系统由于没有易损部件，因此没有强制定期维护和保养要求。但是，现代医院超声诊断仪往往处于高负荷状态下运行，还是要求有严格的维护、保养及计量检测项目，从而保持超声诊断仪系统性能的质量。预防性维护(PM)是周期性地对设备采取的维护工作，包括进行系统的性能测试、电气安全性测试、内外清洁除尘、机械部件润滑及易损件更换。首先根据预防性维护周期制定预防性维护实施规范和维护工作实施计划，并进行规范化管理，包括设备名称、编号、使用部门、维护周期、时间安排和人员要求等。在预防性维护实施中，根据超声诊断仪的使用、运行与维护保养特点，及时调整维护时间间隔、维护内容，使之更加贴近实际需求。

1. 预防性维护周期

超声诊断仪是医院不可缺少的医疗设备之一，使用频率高、运行时间长，而医院超声诊断仪品牌规格较多，预防性维护可以避免意外故障出现，确保设备的正常使用，而确定适当的预防性维护周期对设备的安全可靠运行具有重要的意义。

预防性维护周期应考虑两种情况，一是维护周期太短，会产生不必要的人力物力投入，同时停机时间长影响设备使用效率，还可能造成设备内部插件、机械部件等的寿命缩短；二是维护周期太长，可能造成设备意外故障，维修成本升高。一般来说，医用超声诊断仪维护周期设为半年或者一年，使用频率特别高的维护周期为半年，其他为一年。如果遇到特殊情况，如供电故障或温湿度异常等，应及时对设备状况进行跟踪，做好预防性维护周期调整工作。

2. 预防性维护措施

1) 环境和温度

(1) 湿度。南方地区常年湿度较北方地区大，尤其回南天的潮湿天气，因此，南方地区设备故障率较高。空气湿度大，可能出现设备在早上开机时无法开机，要重启数次后才能开启成功；设备内部有灰尘，加上湿度大，开机往往出现短路，烧坏某些电路板，尤其电源模块等。因此需特别注意湿度的控制，超声诊断仪所在的环境相对湿度要求为在开机状态 30%～80%，在未开机状态 30%～93%。仪器一般不放置在底楼，最好配备除湿机，定期除湿。尽量不要用湿拖把拖地，机房内有水槽的一定要注意除湿。

(2) 温度。除了相对湿度，环境温度对设备使用质量影响也很大，环境温度过高会加速设备内部升温。长期温度过高不仅会引起机器卡顿、运行速度变慢，还会产生高温报警，加速设备老化，造成设备使用寿命缩短。因此，应保持医用超声诊断仪放置场所环境温度的稳定，且设备的放置空间应留出 15cm 的空隙，以为仪器提供良好的散热空间。通常，设备开机状态为 5～40℃，未开机状态为 −40～55℃，最佳工作温度为 25℃左右，要求最好配备空调设备。机房内应配备温湿度计，进行环境监测。

(3) 气压。通常超声诊断仪使用环境气压要求开机状态为 70～10^{6}kPa，未开机状态为 50～10^{6}kPa。

2) 供电情况

超声诊断仪的供电状况的预防性维护主要是检查供电电压是否符合要求、接地是否良好等。超声诊断仪的输入电源电压一般为 198～242V，最好配备专业高精度稳压电源，避免意外断电造成设备损坏，不要使用廉价的家用型稳压电源，确保瞬间响应时间、纹波系数、浪涌电压等各项指标满足设备使用的需求。仪器后盖铭牌上一般有设备的功率值，按这个数值的 1.5～2.5 倍配备稳压电源的功率。使用稳压电源应经常查看指示值，避免意外情况发生。

超声诊断仪使用时一定要接好地线。地线要和大地接触良好，不能简单地将其接在自来水管、暖气管或金属门窗等物体上面，否则可能不仅达不到保护的目的，反而会带来严重干扰。超声诊断仪接地电阻要接近 4Ω，为了减小接地电阻，地线的线径要粗，且不要过长，地线的安装要符合设备应用技术要求。超声技师或工程人员应经常检查超声诊断仪的接地情况，发现接触不良者应及时处理。

3) 抗干扰措施

超声诊断仪容易受干扰信号影响，当遇到电磁干扰时，超声诊断仪扫描区在调大增益时会有机械干扰条纹。电磁干扰一方面来自电源不稳定，另一方面来自附近电磁干扰源。为保证系统稳定运行，超声诊断仪操作室要选择远离干扰源的地方，要注意采取抗干扰措施，具体如下。

(1) 房间周围不要有大功率电子设备，如高频发射装置、射频治疗仪等。

(2) 楼顶不要有移动、联通等通信电线、基站等。

(3) 两台以上彩超放置间隔距离一般为 5m 以上。

(4) 超声诊断仪放置场所的电源进线最好不要同医院其他大型设备共线。

(5) 有条件时在装修阶段做好电磁屏蔽。

(6) 必要时铺设防静电垫子或喷洒防静电喷雾。

(7) 在超声诊断仪和检查床之间连接一根接地线。

4) 除尘

超声诊断仪由于检查量大，患者流动快，外来灰尘较多。同时由于工作方式等原因，需要用纸巾擦拭患者身体和探头，因此纸巾使用量较大。当使用纸屑大的纸巾时会产生大量的灰尘，造成设备凹凸处、电路板内部产生积尘及过滤网堵塞等问题。在这种情况下设备的进风量大大减少，造成散热不良，会导致机器运行速度慢、高温报警等，甚至电路板损坏。因此，做好除尘对维护好设备正常运行是很有必要的。除尘时，首先应清扫仪器外壳凹凸处的积尘，再打开机盖，清扫设备内部积尘。清扫时应使用小毛刷清扫，同时使用吸尘器的吸头跟随毛刷吸尘，必要时，应将部分电路插件卸下，以便清扫。定期进行过滤网的清洗。

5) 清洁与消毒

(1) 清洁探头。清洁探头时务必戴上无菌手套以防止传染，用清水或肥皂水冲洗探头除去所有异物，也可以使用氨甲基酸乙酯软海绵来擦拭探头。需要高水平消毒则采用 Cidex 戊二醛基消毒剂(或 Cidex OPA)对探头进行消毒处理，再将探头用大量的无菌水(大约 8L)冲洗至少 1min 以除去探头上残留的化学物质。禁止使用刷子刷洗探头，防止损坏探头。冲洗完毕后，使用无菌布或纱布擦去探头上的水分。禁止通过加热的方式烘干探头。

(2) 清洁探头电缆。使用柔软的干布擦除探头电缆的污渍。如果仍然难以去除污渍，可使用浸有温和清洁剂的软布擦掉污渍，然后风干。

(3) 清洁显示器。使用浸有玻璃清洁剂的软布擦拭显示器，然后风干。

(4) 清洁控制面板、外壳。应使用柔软的干布清洁机器表面，或用软布蘸中性清洁剂擦洗去除污渍，再用干软布擦干机器或风干。

(5) 清洁插座。每日用柔软的干布擦除探头插座上的污渍，如果难以去除污渍，可使用浸有温和清洁剂的软布擦掉污渍，然后风干。

(6) 清洁轨迹球。用双手按住轨迹球压圈上凸点，按顺时针方向转动约 45°，压圈随着旋转升起，此时即可取出压圈、轨迹球球体(小心轨迹球球体跌落造成破裂)。用干净柔软的干布或干纸清洁轨迹球内的两长轴和轴承，同时清洁球体。清洁后把轨迹球球体放进去，然后将压圈的卡扣对准轨迹球上盖的缺口放入，用双手压住压圈上凸点，逆时针转动压圈 45°左右，卡扣会被卡住，此时再旋转已转不动，压圈左右凸点处于水平位置，表示压圈已经安装到位。

6) 探头维护

探头维护对于超声诊断设备的运行具有重要意义。如果探头损坏，更换探头需要几十万元；如果只是更换一层探头声透镜，也要近万元。

常规的探头维护需从探头声透镜和电缆线两个方面进行。一是声透镜维护上，由于声透镜表面是橡皮材质，常有耦合剂残留，时间长了会被腐蚀；用粗糙的纸巾擦拭探头，会加快表皮磨损或脱落，可能导致漏电；由于每天残留的耦合剂比较难以擦干净，操作人员经常用纸巾大力擦拭探头表面，不久后就会使橡皮内的胶水脱胶，凸起数个气泡，引起图像浅表空腔。因此，要引导超声科医生使用较柔软、细腻的纸巾来擦拭探头表面，下班后用湿纸巾清洁残留耦合剂的探头。二是电缆线维护上，某些探头手柄根处的导连线外皮断裂，伴有纤细的数据线外露的现象。这既与厂家探头护套设计有关系，也与医生个人拿捏习惯有很大关系，还与设备材质老化有关系。因此，发现有超声手柄外皮老化断裂的现象要及时维修处理。在开机使用时，若暂停检查，探头应处于冻结状态。

7) 系统和数据备份

超声诊断仪的硬盘容易因长期使用或突然断电而损坏，为避免硬盘故障后造成内部数据丢失，引起系统瘫痪。一般每年进行一次系统参数备份、每季度进行一次图像备份，同时还应针对超声诊断仪的信息系统数据库进行必要的测试。

8) 计量与质控

超声诊断图像存在各种不准确的可能性,例如,按键不灵影响测量的灵敏度,探头接触面磨损会使图像产生不正常波纹从而影响成像质量,探头导线的破损会使图像局部缺失等，因此每年进行设备电气安全检测及探头质量检测至关重要。

9) 精细化维护管理

做好超声诊断仪维护不仅是医学工程师的工作，超声设备操作人员也具有非常重要的作用，两者缺一不可。设备操作人员必须熟知设备操作、使用、维护保养规定，做到"三好四会"，即管理好、操作好、养护好，会使用、会养护、会检查、会排除故障，详细交接设备有关情况，并做好记录。当发生故障时，记录故障时间及表现，必要时留存图片，并进行报修。医学工程师则应主动承担超声诊断仪的维修、保养工作，制订一年的维保计划和计量质控计划，不定期深入各科室沟通和巡查，检查科室设备台账清单、使用登记记录和日常清洁整理效果，定期组织规范使用培训，发现问题及时与科室沟通。建立日常和定期的维护和保养制度，按每日、每周、每月、每季度或每年详细列出维护保养项目，如每日探头擦拭、探头线整理；每周键盘与机身擦拭、电源线检查；每月探头质量检查、键盘旋钮按键功能检查；每季度轨迹球、过滤网清洁；每年至少保养一次、使用培训一次、计量检测一次等。将超声诊断仪的维护保养由被动性变为主动性，切实做好超声诊断仪的预防性维护工作，才能延长设备的服役期限，创造出更多的经济价值和社会价值。

3. 体模的维护和保养

1) 体模使用注意事项

(1) 体模可在 5～45℃的条件下存放，但最佳温度为 10～35℃。切勿在冰箱或自然环境下冷冻，也不可日晒或烘烤。

(2) 切勿摔碰、冲撞、突然倾倒或用力按压体模。

(3) 声窗为体模最薄弱部分，勿接触利器、棱角之类物品，以防划伤。体模闲置和携带、运输时，应在水槽内放入海绵垫，并盖好盖板。

(4) 测量时，应以探头自重置于声窗上，切勿用力按压探头，以免损坏声窗及其下的 TM 材料。

(5) 体模限定使用水性耦合剂或蒸馏水，不得使用油性耦合剂。

(6) 体模表面如果有脏污，只能使用水性清洗剂，不可使用汽油、丙酮、酒精等有机溶剂清洗。

2) 体模保养

体模内所填充 TM 材料系亲水性高分子凝胶基复合介质。随着时间的推移，所含液体会透过声窗、壳壁缓慢蒸发，最终导致 TM 材料收缩和性能变异，体模失效。为此必须适时注入保养液。注射保养液的时间间隔一般为半年。

体模保养时将体模上下倒置，并将海绵垫置于水槽边框内放好。旋下支护板处的两个螺母，取下支护板，即可见到底板上的两块封口橡皮膜，其下即 TM 材料，如图 10-8 所示。用注射器取保养液，驱除空气，将针头在 TM 材料开槽处扎入橡皮膜，进针 1～2mm 即可，缓慢注入保养液至橡皮膜平坦或稍有下陷状。如果过量应予抽出。拔出针头，未用完的保养液送回贮液瓶。安好支护板，旋好螺母。将体模恢复正常放置。

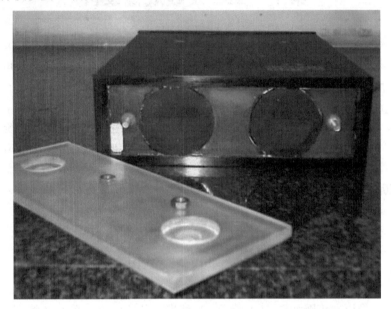

图 10-8　超声体模保养示意图

3) 体模气体的排除方法

若发现声窗下有气泡或气层，应先通过封口橡皮膜注入保养液 2～3mL，以使气体获得自由的移动(有时在注射保养液之后才呈现气泡)。将体模侧放，将印有英文、离纵向靶群较近的侧面朝下。用湿毛巾沿声窗表面自下而上轻轻搓动，使气体向上移动，进入上面侧壳板与 TM 材料的间隙中。将体模上下倒置(注意放入海绵垫以保护声窗)，静置半天，待气体进入底板与 TM 材料的间隙中(最好是封口橡皮膜下)再用注射器抽取气体。抽气时带出的液体应重新注入体模中。保养液的注入总量一般不超过 6mL。其原则是：注液后声窗与 TM 材料顶面之间不应有明显液囊，封口橡皮膜平坦或稍塌陷。

第十一章　X线成像设备

临床上常用的X线成像设备包括计算机X线摄影(computed radiography,CR)、数字X线摄影(digital radiography,DR)、数字减影血管造影X线(digital subtraction angiography，DSA)、医用X线乳腺摄影、X线计算机体层摄影(computed tomography，CT)等。其中，DR是一种直接数字化成像的X线摄影装置，具有超清晰度、图像优良等特点，对骨结构、关节软骨及软组织的显示优于传统的X线成像，因而在临床上广泛使用。CT可以对病变直接器官定位，可直接观察病变形态、密度及与周围脏器的关系，直接判定或采用人工增强对比方法对病变性质做出诊断。因而，本章主要针对DR和CT两种成像设备进行阐述。

第一节　X线成像设备的原理

一、DR 成像的原理

DR成像原理简图如图11-1所示，X线发生装置发出一系列X线束，透射过被检测物，经过准直器再射到探测器上，探测器采集入射光子信息，转换为电信号，从而在计算机上得到一幅二维数字辐射投影图像。可以使用计算机对其进行处理，得到人们想要的结果。下面介绍DR各组成部分及功能。

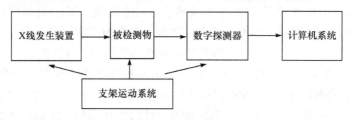

图 11-1　DR 成像原理简图

1.X 线发生装置产生 X 线

产生X线的步骤如下：接通电源，经过降压变压器，供X线管灯丝加热，产生自由电子并云集在阴极附近。当升压变压器向X线管两极提供高压电时，阴极与阳极间的电势差陡增，处于活跃状态的自由电子受强有力的吸引，使成束的电子以高速由阴极向阳极行进，撞击阳极钨靶原子结构，产生X线。

2. 数字探测器

数字探测器的主要作用是利用电子技术将X线信息转化为数字化的电子载体，形成衰减后的X线能量分布数字矩阵，从而得到数字图像。由于是一次直接成像，系统的成像速度一般比较快，而且图像质量比较高；根据探测器结构类型可以分为平板探测器和电荷耦合器件(charge coupled devices，CCD)探测器。

3. 支架运动系统

图 11-2 显示了支架运动系统，可对球管或探测器进行左右前后的平动、上升、下降以及旋转，从而确保被检测物能在被测范围内。此外，可以对支架运动系统加装电机，从而可以遥控球馆和探测器的运动。

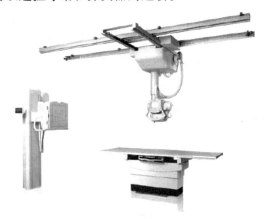

图 11-2　支架运动系统

4. 计算机系统

DR 配备的是通用计算机，硬件主要包括：①IDE 接口的 CDROM，主要完成系统软件和应用软件的安装以及患者数据的存储；②SCSI 接口硬盘，存储系统软件、应用软件、图像数据、校准数据等；③内存；④主板；⑤CPU；⑥高分辨率监视器；⑦光纤数据接口板，控制平板探测器的数据采集和传输，接收平板探测器的图像数据；⑧控制接口板，计算机通过控制接口板与 X 线机通信，将曝光参数发送到 X 线机，同时接收 X 线机反馈回来的信号。还可以通过计算机对图像进行相关处理，如窗宽窗位调整和预设、减影处理、多功能测量、缩放功能、图像旋转、图像反转、图像翻转、文字/图形标注、图像边缘增强、DICOM 存储和打印。

二、CT 成像的原理

CT 是用 X 线束从多个方向对人体检查部位具有一定厚度的层面进行扫描，

由探测器而不用胶片接收透过该层面的 X 线，转变为可见光后，由光电转换器转变为电信号，再经 A/D 转换器转为数字，输入计算机处理。图像处理时将选定层面分成若干个体积相同的立方体，称为体素(voxel)。扫描所得数据经计算而获得每个体素的 X 线衰减系数或称吸收系数，再排列成矩阵，即构成数字矩阵。数字矩阵中的每个数字经 D/A 转换器转为由黑到白不等灰度的小方块，称为像素(pixel)，并按原有矩阵顺序排列，即构成 CT 图像。因此，CT 图像是由一定数目像素组成的灰阶图像，是数字图像，是重建的断层图像。每个体素 X 线吸收系数可通过不同的数学方法算出。

CT 成像系统的结构框图如图 11-3 所示，主要由扫描机架、扫描床、计算机系统三大部分组成。

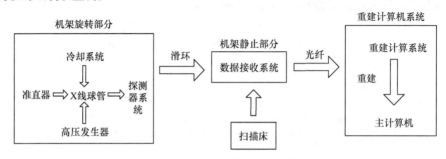

图 11-3　CT 结构框图

1. 扫描机架

机架内装有成像系统组件，包含高压发生器、X 线球管、冷却系统、准直器、探测器系统等。

1) 高压发生器

高压发生器主要用来在 CT 主控计算机程序控制下，产生稳定的具有足够功率的高频逆变后的直流高压供给 X 线球管，同时提供旋转阳极驱动电路电压。CT 对高压电源的稳定性要求很高，一般 CT 的高压系统中都采用高精度的稳压反馈措施。

2) X 线球管

现在螺旋 CT 使用的 X 线管由于要适应长时间的连续扫描，一般都采用大功率的 X 线管。目前螺旋 CT 的 X 线球管采用钛、锆、钼和石墨组成的复合材料靶体结构。

3) 冷却系统

CT 的冷却系统一般有水冷、气冷和水/气冷三种，水冷效果最好，但是装置复杂、结构庞大，需一定的安装空间和经常性维护；气冷效果最差，其他一些方面也正好与水冷相反；而水/气冷则介于两者，目前新型 CT 机多采用这种冷却方式。

4) 准直器

准直器的作用是减少患者的辐射剂量和改善 CT 图像的质量，准直器大小的调节还决定了 CT 扫描的层厚。CT 机中的准直器有两套：一套是 X 线管端的准直器(或称前准直器)；另一套是探测器端的准直器(或称后准直器)。

5) 探测器系统

(1) 探测器模块。探测器模块的作用是接收 X 线，并将其转换为可供记录的电信号。

(2) A/D 转换器、D/A 转换器。A/D 转换器的作用是将来自探测器的输出信号放大、积分后多路混合变为数字信号送入计算机处理。A/D 转换器由一个频率发生器和比较积分器组成，后者是一组固态电路，称为时钟，它的作用是把模拟信号通过比较积分后转变成数字信号。同样 D/A 转换器是上述的逆向运算，它的时钟电路根据输入的数字信号转换成相应的模拟信号。

2. 扫描床

扫描床的作用是准确地把患者送入预定或适当的位置上。根据 CT 检查的需要，扫描床有两个方面的要求：承重和床面材料。承重是确保特殊体型患者的检查需要；床面材料必须由易被 X 线穿透、能承重和易清洗的碳素纤维组成。

扫描床应能够上下运动，以方便患者上下床，同时扫描床还能够纵向移动，移动的范围应该能够进行头部至大腿的 CT，床纵向的移动要相当平滑，精度要求也很高，绝对误差不允许超过±0.5mm，一些高档 CT 机可达±0.25mm。

3. 计算机系统

1) 主计算机

CT 的计算机系统属于通用小型计算机，为适合 CT 机的工作要求，CT 的计算机系统一般都具有运算速度快和存储量大这两个特点。

CT 计算机的硬件通常包括输入/输出设备、CPU、重建计算机、接口装置、反投影处理器、储存设备和通信硬件。当然 CT 计算机还必须包括软件，并通过硬件执行指定的指令和任务。例如，软件操作程序可以通过设备输入指令进行扫描程序的启动、图像的显示、窗宽窗位的调节、图像的测量注解、图像的放大和图像的多平面显示等。

CT 计算机的作用主要是接收数据采集系统的数字信号，并将接收的数据处理重建成一幅横断面的图像。

2) 重建计算系统

CT 计算机中有一个很重要的部分，称为图像重建系统，重建系统一般与主计算机相连，其本身不能独立工作。

它的主要任务是在主计算机的控制下，进行图像重建等处理。图像重建时，重建计算器接收由数据采集系统或磁盘送来的数据,进行运算后再送给主计算机，然后在监视器上显示。它与主计算机是并行工作的，重建计算系统工作时，主计算机可执行自己的运算，而当重建计算系统把数据运算的结果送给主计算机时，主计算机暂停自己的运算，处理重建计算系统交给的工作。

第二节　X线成像设备的质量控制

一、DR 主要参数的检测方法

1. 管电压指示的偏离

质控要求：±5.0%或±5.0kV 内。

采用数字式高压测量仪器进行检测。检测时，按照高压测量仪说明书进行操作。应根据所检测设备的高压发生器类型、检测参数等对数字式高压测量仪进行相应设置。验收检测时，在允许最大 X 线管电流的 50%或多一些，加载时间约为 0.1s，分别在大、小焦点的条件下，至少应进行 60kV、80kV、100kV、120kV 或电压接近这些值的各挡测量。状态检测时测量大焦点下 80kV 和临床常用其他管电压挡。依据式(11-1)进行计算：

$$E_V = \frac{\bar{V}_1 - V_0}{V_0} \times 100\% \tag{11-1}$$

式中，E_V 为管电压测量相对偏差；$\bar{V}_1$ 为管电压测量的平均值，kV；V_0 为管电压预设值，kV。

加载因素的选择应考虑被检设备的实况和临床应用情况，以便充分检测 X 线管电压、加载时间和管电流的相互关系，确定设备和技术条件与用户需要的一致性。

2. 输出量重复性

质控要求：测量五次重复性≤10%。

调节焦点到探测器的距离为 100cm，巨小型便携机及透视实时摄影(点片)系统可采用实际 SID(放射源与影像探测器的距离)，诊断床上设置照射野为 10cm×10cm，中心线束与台面垂直，照射野内放置一块铅板。将探测器放在诊断床上照射野中心的铅板上，在 80kV、无附加滤过的条件下，以适当的管电流时间积照射 5 次，计算每管电流时间积的输出量，并以式(11-2)计算输出量的重复性：

$$CV=\frac{1}{\bar{K}}\sqrt{\frac{\sum(K_i-\bar{K})^2}{n-1}}\times100\% \tag{11-2}$$

式中，CV 为变异系数；$\bar{K}$ 为 n 次输出量测量值的平均值，mGy/(mA·s)；K_i 为每次输出量的测量值，mGy/(mA·s)；n 为输出量的测量总次数。

3. 有用线束半值层

质控要求：80kV 的半值层 ≥2.3 。

检测半值层应采用纯度不低于 99.9% 的标准铝吸收片。分别将不同厚度(0mm、1~5mm)的铝吸收片放在诊断床上方 50cm(或 1/2SID)处，用同样的条件进行照射，依次测量并记录空气比释动能，并求得 80kV 的半值层。也可用直读式剂量仪直接读取半值层的测量值，当对结果有异议时应重新测量。

4. 曝光时间指示的偏离

质控要求：$t\geqslant100$ms 时，±10% 内；$t<100$ms 时，±2ms 内或±15% 内。

采用数字式曝光计时仪器测量曝光时间，具体条件按仪器操作说明书进行。下面以 RaySafeX2 系统为例，选择 R/F 传感器并与主机相连，然后将传感器放置在光野中心位置，如图 11-4 所示，打开主机后主机会自动检测到 R/F 传感器并进入检测界面，如图 11-5 所示。然后按照要求设置曝光条件后曝光，观察读取主机屏幕上的曝光时间，如图 11-6 所示。时间测量应重点检测临床常用时间挡。

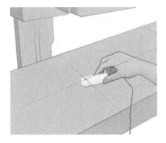
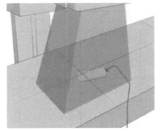
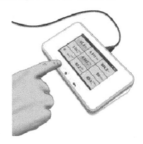

图 11-4　传感器放置位置　　　图 11-5　检测界面　　　图 11-6　读取曝光时间

5. 几何特性检测

1) 有用线束垂直度偏离

质控要求：使用准直度检测板(简称检测板)和线束垂直度测试筒(简称检测筒)，结果≤3°。

2) 光野与照射野四边的偏离

质控要求：1mSID，任一边±1.0cm 内。

检测筒和检测板如图 11-7 和图 11-8 所示。

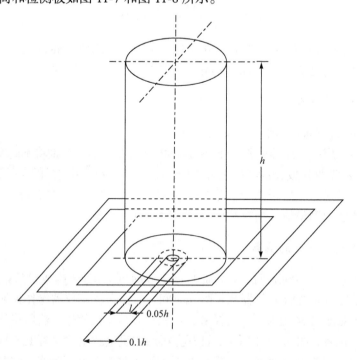

图 11-7　检测筒

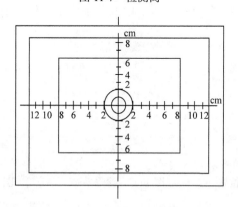

图 11-8　检测板

　　将检测板放在影像探测器上，然后将检测筒放在检测板上，检测筒的圆心与检测板的中心对准。调节焦片距为 100cm(或常用焦片距)，用手动方式将光野中心与检测板上的中心对准；然后将光野边界与检测板上 18cm×21cm 的长方框刻线重合，如果重合不了，则记下光野与检测板刻线的距离。将光野放大到 21cm×30cm，其他条件不变，再用同样的条件照射一次后冲洗胶片。按以下方法进行数据处理。

(1) 有用线束垂直度偏离检测：观察检测筒上、下两钢珠影像间的位置。当检测板上中心小圆直径为 0.05 倍检测筒高度、大圆直径为 0.10 倍检测筒高度时，检测筒上表面中心钢珠的影像落在小圆影像内时，垂直度偏差小于 1.5°，落在大圆影像内时，垂直度偏差小于 3°。

(2) 光野与照射野四边的偏离检测：实际检测图像如图 11-9 所示，实线框为照射野，虚线框为光野。测量横轴上的偏离 a_1、a_2，纵轴上的偏离 b_1、b_2。

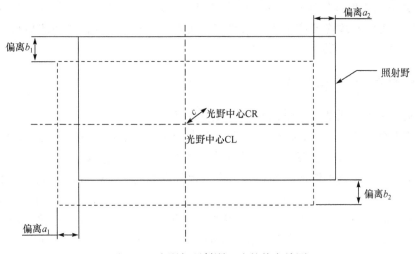

图 11-9　光野与照射野四边的偏离检测

6. 暗噪声

质控要求：像素值或探测器剂量指示(detector dose indicator，DDI)在规定值内或基线值±50.0%，影像均匀无伪影。

如果有可能，取出滤线栅关闭遮线器，用一块面积 15cm×15cm、厚 2mm 的铅板完全覆盖在遮线器出线口，设置最低管电流或最低管电流时间积和最低管电压进行手动曝光并获取一幅空白影像。在预处理影像中央选取面积约 10cm×10cm 感兴趣区(ROI)，读取平均像素值，或者记录 DDI 值。适当调整窗宽和窗位，目视检查影像均匀，不应看到伪影。所获得像素值或 DDI 值应在生产厂家规定范围内。如果生产厂家没有提供规定值，则以测量的像素值或记录的 DDI 值建立基线值。

7. DDI

质控要求：基线值±20.0%。

如果有可能，取出滤线栅。设置 SID 为 180cm，如果达不到则调节 SID 为最大值。调整照射野完全覆盖影像探测器，用 1.0mm 铜滤过板挡住遮线器出线口，设置 70kV，对影像探测器入射空气比释动能选取参考剂量约 10μGy 进行曝光，记录 DDI 值。在上述相同的条件下重复曝光 3 次，记录 DDI 值，计算平均值。如果 DR 系统没有 DDI 的指示，就获取每一幅预处理影像中央面积约 10cm×10cm ROI 像素值，并计算三幅影像平均像素值。根据生产厂家提供的 DDI 公式进行验证，记录的 DDI 平均值应与公式提供的在参考剂量约 10μGy 入射空气比释动能能够计算出的 DDI 值±20%内一致。验收检测中获得 DDI 平均值作为基线值，状态检测和稳定性检测的值与基线值比较应在±20.0%内一致。如果生产厂家未能提供 DDI 值与入射空气比释动能计算公式，则应该以之前使用曝光条件下获得影像 ROI 所计算的平均像素值去建立基线值，状态检测或稳定性检测的值与基线值比较应在±20.0%内一致。

8. 信号传递特性(STP)

质控要求：线性相关系数的平方 $R^2 \geqslant 0.95$。

如果有可能，取出滤线栅。设置 SID 为 180cm，如果达不到则调节 SID 为最大值。调整照射野完全覆盖影像探测器。用 1.0mm 铜滤过板盖住遮线器出线口，设置 70kV，分别选取影像探测器入射空气比释动能约 1μGy、5μGy、10μGy、20μGy 和 30μGy 进行曝光，获取每一幅预处理影像。在每一幅影像中央选取面积约 10cm×10cm ROI，获取每幅影像 ROI 的平均像素值。对于线性响应的 DR 系统，以平均像素值为纵坐标、影像探测器表面入射空气比释动能为横坐标作图拟合直线(如 $P=aK+b$)，计算线性相关系数的平方(R^2)。对于非线性响应的 DR 系统(如对数相关)，应参考厂家提供的信息进行直线拟合。

9. 响应均匀性

质控要求：变异系数 CV ≤ 5.0%。

从信号传递特性的检测中，选取任一幅预处理影像，使用分析软件在影像中选取 5 个面积约 4cm×4cm ROI，分别获取像素值，要求 ROI 分别从影像中央区和 4 个象限中央区各取 1 个，记录每个选点实测像素值 V_i。按式(11-3)得到像素值的变异系数：

$$CV = \frac{1}{\bar{V}} \sqrt{\frac{1}{(5-1)} \sum_{i=1}^{5} (V_i - \bar{V})^2} \times 100\% \qquad (11-3)$$

式中，CV 为变异系数；$\bar{V}$ 为 5 个 ROI 的平均像素值；V_i 为第 i 个测量 ROI 的像素值。

10. 测距误差

质控要求：±2.0%内。

设置 SID 为 180cm，如果达不到则调节 SID 为最大值。选用两个带有米制刻度的铅尺，相互交叉垂直放置在影像探测器表面中央，在 50kV 和约 10mA·s 的条件下进行曝光，获取一幅影像。用测量软件对水平和垂直两个方向上的铅尺刻度不低于 10cm 的影像测量距离(D_m)与真实长度(D_o)进行比较。如果铅尺不能放置在影像探测器表面，应把铅尺放置在患者床面中央，获得影像应做距离校正。按式(11-4)计算偏差(E)，垂直和水平方向偏差应在±2.0%以内。

$$E=[(D_m-D_o)/D_o]\times100\%\qquad\qquad(11\text{-}4)$$

式中，E 为偏差；D_m 为影像测量距离，cm；D_o 为真实长度，cm。

11. 残影

质控要求：不存在残影或有残影而像素值误差 ≤ 5.0%。

如果有可能，取出滤线栅。设置 SID 为 180cm，如果达不到则调节 SID 为最大值。关闭遮线器，再用一块面积 15cm×15cm、厚 2mm 的铅板完全挡住遮线器出线口，设置最低管电压和最低管电流进行第一次曝光，获取一幅空白影像。打开遮线器，取走铅板，在探测器表面中央部位放置一块面积 4cm×4cm、厚 4mm 的铅块。以 70kVp 和探测器入射面约 5μGy 空气比释动能进行第二次曝光。关闭遮线器，再用一块面积 15cm×15cm、厚 2mm 的铅板完全挡住遮线器出线口，设置最低管电压和最低管电流进行第三次曝光，再获得一幅空白影像，这次曝光应在第二次曝光后 1.5min 内完成。调整窗宽和窗位，在工作站监视器上目视观察第三次曝光后的空白影像中不应存在第二次曝光影像中残影(一部分或全部)。若发现残影，则利用分析软件在残影区和非残影区各取相同的 ROI 面积获取平均像素值，残影区中平均像素值的误差 ≤ 5.0%。

12. 伪影

质控要求：无伪影。

设置 SID 为 180cm，如果达不到则调节 SID 为最大值。将 X 线摄影密着检测板放在影像探测器上面，在 60kV 和约 10mA·s 的条件下进行曝光，获取一幅预处理影像。在工作站监视器上观察影像，适当调整窗宽和窗位，通过目视检查影像探测器的影像不应存在伪影。如果发现伪影，检查伪影随影像移动或摆动情况。伪影随影像移动或摆动表示其来自影像探测器；不移动则表示其来自监视器。应记录和描述所观察到的伪影情况。

13. 极限空间分辨力

质控要求：≥90.0%基线值。

　　如果有可能，取出滤线栅。设置 SID 为 180cm，如果达不到则调节 SID 为最大值。取两块分辨力测试卡(最大线对数不低于 5LP/mm，LP 指线对数)，分别放置在影像探测器表面，并与其面呈水平和垂直方向。按生产厂家给出条件进行曝光。如果生产厂家未给出条件，选用适当曝光条件(如 60kV 和约 3mA·s)进行曝光。调整窗宽和窗位，使其分辨力最优化。从监视器上观察出最大线对数。在垂直和水平方向上分别与生产厂家保证的极限空间分辨力的规定值比较，应大于90.0%。如果得不到规定值，应与 $f_{Nyquist}$ 进行比较并大于 80.0%。验收检测的结果作为基线值，状态检测与基线进行比较(大于 90.0%基线值)。

　　14. 低对比度细节检测

　　质控要求：与基线值进行比较，不得超过基线值的两个细节变化。

　　选择任一种低对比度细节检测模体，放置在影像探测器上面，根据模体说明书要求，选择适当的管电压、滤过和 SID，照射野完全覆盖影像探测器，通常对影像探测器入射空气比释动能选择三个剂量水平。在一个以上量级(如约 1μGy、5μGy 和 10μGy)进行三次曝光获取影像。根据在临床上对影像最常使用的评价方式观察影像，应调节窗宽和窗位使每一细节尺寸最低化，在监视器上观察影像细节，并进行记录。

　　15. 自动曝光控制(AEC)灵敏度

　　质控要求：基线值在±25.0%内。

　　选择一个特定器官曝光程序(如胸部)，设置电压为 70 kV，用 1mm 铜滤过板挡住遮线器出线口，照射野应覆盖影像探测器，在 AEC 下曝光，记录 mA、s 或mA·s(按 AEC 方式不同而定)，或者记录 DDI 值。在验收检测中建立基线值(mA、s 或 mA·s，或 DDI 值)，状态检测应与基线值在±25.0%内一致。

　　16. 自动曝光控制(AEC)电离室之间一致性

　　质控要求：±15.0%内。

　　选 70kV，用 1mm 铜滤过板挡住遮线器出线口，关闭其他电离室，选择一个电离室，在 AEC 下曝光。曝光后记录机器显示记录 mA、s 或 mA·s(按 AEC 方式不同而定)，或 DDI 值。然后分别选择其他任一电离室按上述相同条件下进行曝光，记录机器显示记录 mA、s 或 mA·s 或 DDI 值。将每一个电离室的测量值(如mA、s 或 mA·s，或 DDI 值)进行相互比较，计算平均值最大偏差。验收检测时平均值最大偏差在±10.0%内一致，状态检测时平均值最大偏差在±15.0%内一致。

　　17. 自动曝光控制(AEC)管电压变化一致性

　　质控要求：±25.0%内。

照射野应覆盖影像探测器,用1mm铜滤过板挡住遮线器出线口,如果可能,在无滤线栅和无床面衰减条件下,分别设置电压为70kV、80kV、90kV和100kV,在 AEC 下曝光,分别测量 4 个电压挡的影像探测器表面入射空气比释动能,记录剂量值或 DDI 值,并计算总平均值,验收检测时将影像探测器在 4 个电压挡计算的剂量总平均值或 DDI 总平均值作为基线值,状态检测时剂量总平均值或 DDI 总平均值与基线值的最大偏差在±25.0%内。

二、CT 图像质量参数的检测方法

1. 剂量指数

1) CTDl_{100}:CT 剂量指数(CT dose index)

沿着标准横断面中心轴线从-50mm 到+50mm 对剂量剖面曲线的积分,除以标称层厚与单次扫描产生断层数 N 的乘积,计算公式如下:

$$\mathrm{CTDl}_{100} = \int_{-50}^{+50} \frac{D(z)}{N \times T} \mathrm{d}z \tag{11-5}$$

式中,T 为标称层厚;N 为单次扫描所产生的断层数;$D(z)$ 为沿着标准横断面中心轴线的剂量剖面曲线。

2) CTDl_{w}:加权 CT 剂量指数(weighted CT dose index)

将模体中心点采集的 CTDl_{100} 与外围各点采集的 CTDl_{100} 的平均值进行加权求和,计算公式如下:

$$\mathrm{CTDl}_{w} = \frac{1}{3}\mathrm{CTDl}_{100.c} + \frac{2}{3}\mathrm{CTDl}_{100.p} \tag{11-6}$$

式中, $\mathrm{CTDl}_{100.c}$ 为模体中心点采集的 CTDl_{100} ; $\mathrm{CTDl}_{100.p}$ 为模体外围各点采集的 CTDl_{100} 的平均值,如图 11-10 所示。

3) CTDl_{vol}:容积 CT 剂量指数(volume CT does index)

单位扫描长度(1cm)的平均 CT 剂量指数。

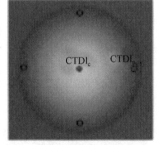

图 11-10　CTDl

断层扫描 $\mathrm{CTDl}_{vol} = \mathrm{CTDl}_{vol} = \dfrac{N \times T(\mathrm{cm})}{\text{Table Increment}} \times \mathrm{CTDl}_{w}$

螺旋扫描 $\mathrm{CTDl}_{vol} = \dfrac{\mathrm{CTDl}_{w}}{\text{Pitch}}$

注:table increment 为床移动增量;pitch 为螺距。

注意:去除重叠、间隔、螺旋等扫描方式对单位长度计量值有影响,图 11-11 表示 CTDl_{vol} 与 CTDl_{w} 的关系。

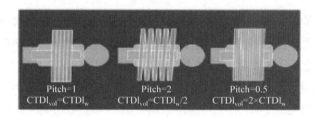

图 11-11　$CTDI_{vol}$ 与 $CTDI_w$ 的关系

4) DLP：剂量的长度乘积(does length product)

它是评估 CT 检查对患者造成辐射风险的重要指标。因此，$CTDI_{vol}$ 和 DLP 必须在 CT 控制面板和 DICOM 输出时有明确显示。DLP 为容积 CT 剂量指数与扫描长度的乘积，计算公式如下：

$$DLP = CTDI_{vol} \times L(cm) \tag{11-7}$$

式中，L 是 CT 球管从开始发出射线到结束床运动的长度，cm；DLP 的单位是 $mGy \cdot cm$。

$CTDI_{100}$ 是指扫描横切面中一个 1cm 标称厚度的点的剂量；

$CTDI_w$ 是指扫描横切面中一个 1cm 标称厚度的面的平均剂量；

$CTDI_{vol}$ 是指扫描序列中 1cm 标称厚度的容积的平均剂量；

DLP 是指扫描序列长度(cm)与容积剂量的乘积，定义如图 11-12 所示。它们之间的关系如图 11-13 所示。

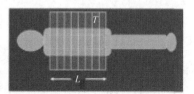

图 11-12　DLP 的定义

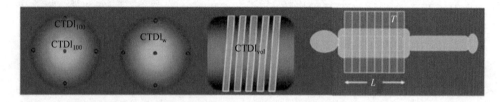

图 11-13　DTDI 与 DLP 的关系

5) 有效剂量(effective dose，ED)

有效剂量是考虑人体各组织或器官有不同的辐射效应特性，为了评估人体各组织或器官实际接收了多少可能会造成疾病风险的射线剂量，引入各组织和器官患病风险的权重因子得到的指标，单位是西弗(Sv)。

有效剂量=吸收剂量×各组织和器官患病风险的权重因子，计算公式如下：

$$ED=DLP(mGy\cdot cm)\times k(mSv/(mGy\cdot cm)) \tag{11-8}$$

各组织器官患病风险的权重因子 k 如图 11-14 所示。

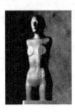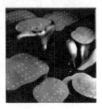

解剖补位	k
头	0.0023
颈	0.0054
胸部	0.017
腹部	0.015
盆骨	0.019

图 11-14　各器官权重因子

有效剂量的检测方法如下：剂量测试工具为 Unifors X2，如图 11-15 所示，Unifors X2 使用 CT 探头，可以在 CTDI 或 DLP 两种模式下工作，CT 探头有效长度为 10.0cm，因此 DLP 读数将始终比剂量读数高整 10 倍。头模：直径 16cm，厚度 14cm，在中心和边沿的相当于时钟 3、6、9、12 点位置有 5 个贯穿的孔，一般是 Acrylic 材料；模体：直径 32cm，厚度 14cm，在中心和边沿的相当于时钟 3、6、9、12 点位置有 5 个贯穿的孔，一般是由丙烯酸材料的小棒填满孔。

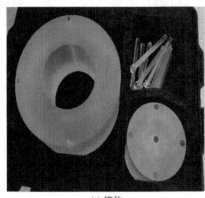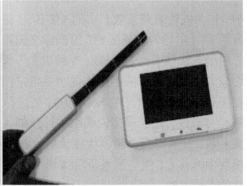

(a) 模体　　　　　　　　　　　　　(b) 探头和显示器

图 11-15　Unifors X2 的模体、探头和显示器

测量时剂量模体要摆放正确，内定位定位光一定要对准模体的中心标志线，探头完全放入探测位置的孔中，剩余的孔全部放入与模体相同材料的小棒，如图 11-16 所示。

质控要求：与厂家说明书指标相差 15%内。

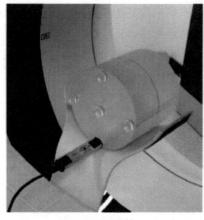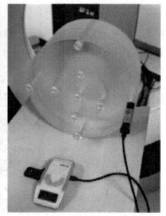

(a) 头模的摆放　　　　　　　　(b) 体模的摆放

图 11-16　有效剂量测试过程

2. CT 值

CT 值是指与 CT 影像每个像素对应区域的 X 射线衰减平均值。

某物质的 CT 值等于该物质的衰减系数与水的衰减系数之差，再与水的衰减系数之比后乘以 1000，计算公式如下：

$$CT 值 = (\mu_{物质} - \mu_{水})/\mu_{水} \times 1000 \tag{11-9}$$

式中，μ 为线性衰减系数。水的 CT 值为 0HU，空气的 CT 值为 –1000HU。其大小可用 ROI 中均匀物质的 CT 值的标准偏差表示。

检测方法如下：采用嵌有 3 种以上不同 CT 值模块的模体，且模块 CT 值之差均应大于 100HU，采用模体说明书指定扫描条件或分别使用临床常用头部和体部扫描条件分别扫描，在不同模块中心选取直径约为模块直径 80% 的 ROI，测量其平均 CT 值。按照模体说明书中标注的各种衰减模块在相应射线线质条件下的衰减系数，计算得到各种模块在该射线线质条件下的标称 CT 值；然后计算各 CT 值模块中标称 CT 值与测量所得该模块的平均 CT 值之差，差值最大者记为 CT 值线性的评价参数。

空气的 CT 值为 1000HU，低密度聚乙烯的 CT 值为 100HU，丙烯酸的 CT 值为 120HU，特氟隆的 CT 值为 950HU。

质控要求：CT 值场均匀性要求最大中心 CT 值 ≤ ±4HU。

3. 噪声

噪声指均匀性物质的影像中给定区域 CT 值对其平均值的变异，通常可以用 ROI 中均匀物质 CT 值的标准差(SD)表示，与扫描剂量有关。要求 $H \leqslant 0.5\%$，H

表示噪声水平。

检测方法如下：将均值圆柱形模体(一般是水模，图 11-17)，放于扫描野中，使模体圆柱轴线与扫描的层面垂直并处于扫描野中心，选用厂家说明书中给定的头部或体部条件进行扫描，对此模体中心位置的扫描层进行取值(对多层)，在图像中心区域取一个大于 100 像素点并小于图像 10%面积(如 1cm²)的区域，再测出此区域的 CT 值和噪声值；依次在相当于时钟 3、6、9、12 点位置，距模体边沿 1cm 处取 4 个如上的区域，分别测出 4 个区域的 CT 值，其中，与中心区域 CT 值的最大差值用来表示图像的均匀性。

质控要求：CT 噪声值≤0.35HU。

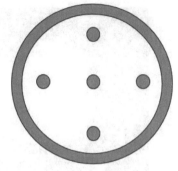

图 11-17 水模

4. CT 层厚

CT 扫描野中心沿着垂直于扫描平面的直线上用位置的函数来表示 CT 系统相对灵敏度的曲线称为灵敏分布曲线，此曲线的半高宽(FWHM)被定义为断层厚度。现有模体 CTP500 测量 CT 层厚的方法是扫描 CAT401 模体中一斜置的金属丝，利用几何投影原理，金属丝在扫描影像上的长度(CT 值分布曲线的半高宽)乘以金属丝与扫描平面夹角α的正切值($\tan\alpha = 0.42$)，即 CT 层厚的测量，检查目的是确定层厚设定值与实际扫描断层的一致性。

检测工具为 CTP500 模体，如图 11-18 所示。

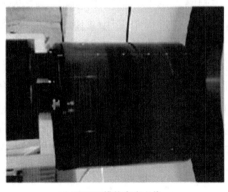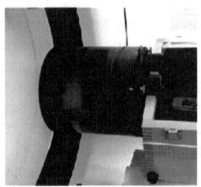

(a) CTP500模体定中心位   (b) CTP500模体定扫描范围

图 11-18 CTP500 模体的摆放

检测步骤如下：将窗宽调最小，逐渐调高窗位，分别记录斜线消失与背景出现的窗位，再把图像窗位调至前面 2 个窗位的中间值，测量此时斜线的投影长度，乘以 0.42，等于实际的层厚值，如图 11-19 所示。

质控要求：层厚 ≥ 8mm，误差为 10%；8mm > 层厚 > 2mm，误差为 25%；层厚 ≤ 2mm，误差为 40%。

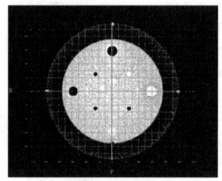
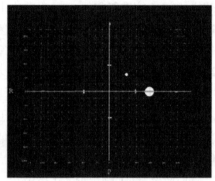

(a) 扫描层厚图像位置　　　　　　　　　　　　(b) 测量斜线投影长度

图 11-19　模体的摆放和定位光验证功能

5. 空间分辨率

空间分辨率(spatial resolution)又称为高对比度分辨率(high contrast resolution)，是在高对比度情况下($\Delta CT > 100HU$)区分相邻最小物体的能力，它是测试一幅图像质量的量化指标，其结果通常以毫米(mm)为单位或每厘米的线对数(LP/cm)表示。

空间分辨率受两大因素的影响，它们是成像几何因素和图像重建的算法。其中，成像几何因素是指成像过程中与数据采集有关的元器件和参数的设置，它们包括球管焦点的尺寸、探测器孔径、扫描层厚、焦点扫描野中心和探测器距离以及采样距离；图像重建的算法主要是指图像重建过程中采用的不同算法，如平滑(软组织)算法、边缘增强(高分辨率)算法。

空间分辨率通常采用两种方法来测试和表示。一是采用成对排列、黑白相间的分辨率测试体模或由大到小排列的圆孔测试体模测试表示；二是采用调制传递函数(modulation transfer function，MTF)测试表示。采用黑白线条体模测试以线对数(LP/cm)表示，而用圆孔体模测试则以毫米线径数(mm)表示。当不同物体间衰减系数的差异与背景噪声相比足够大时(通常认为至少 100HU)，表现为 CT 图像中分辨不同物体的能力，如图 11-20 所示。

检测方法如下。

(1) 检测高对比度分辨率使用适合直接进行图像视觉评价的检测模体或者使用适合测定 MTF 的检测模体。

(2) 用来直接进行图像视觉评价的检测模体必须具有周期性结构，这种周期性结构之间的平均间距要相当于单个周期性结构自身宽度的 2 倍，周期性结构的有效衰减系数与均质背景的有效衰减系数差异导致的 CT 值之差应大于 100HU。

(3) 将模体置于扫描野中心，并使圆柱轴线垂直于扫描层面。

(4) 按照临床常用头部条件，设置层厚，标准的重建模式，进行轴向扫描，每次扫描时，模体中心位置处辐射剂量应不大于 50 mGy。

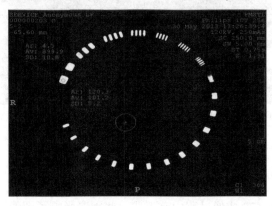

图 11-20　高对比度分辨率测试图像

(5) 调整观察图像的条件，使各种周期结构物图像达到最清晰状态，但窗位不得大于细节 CT 值和背景 CT 值之差。计数能分辨的最小周期性细节的尺寸或 MTF 曲线 10%对应的空间频率值。

质控要求：常规为 6LP/cm(加权剂量不大于 50mGy)；特殊为 11LP/cm(加权剂量不大于 50mGy)。

6. 密度分辨率

密度分辨率(density resolution)又称低对比度分辨率(contrast resolution)，是在低对比度情况下(中心 CT 值<10HU)分辨物体微小差别的能力。密度分辨率常以百分单位毫米数表示(%/mm)，或以毫米百分单位表示(mm/%)。通常 CT 机密度分辨率为 0.25%～0.5%/1.5～3mm，大多数 CT 机在头颅扫描时能分辨 0.5%/2mm 的密度差，密度分辨率往往还与测量时所采用的剂量有关。

检测方法如下：模体采用细节直径通常在 2～10mm，与背景所成对比度在 0.3%～2%，且最小直径不得大于 2.5mm，最小对比度不得大于 0.6%。将模体置于扫描野中心，并使其轴线垂直于扫描层面。按照临床常用头部轴向扫描条件，标准的重建模式，设置层厚为 10mm，达不到 10mm 时选择最接近 10mm 的层厚，每次扫描模体中心位置处的辐射剂量应不大于 50mGy，尽量接近 50mGy，如图 11-21 所示。

质控要求：小于 2.5%/3mm(归一到 0.5%噪声水平)。

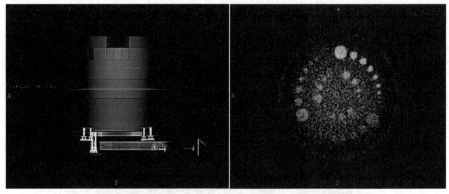

(a) CTP500模体定位相　　　　　　　　　(b) CTP500密度分辨率图像

图 11-21　密度分辨率测试图

7. 影响 CT 图像质量的因素

具体地说，在 CT 成像过程中有下述一些因素影响了图像的质量，它们是 X 线的剂量、几何因素、重建算法、扫描层厚、滤波函数、重建矩阵。

1) X 线的剂量

CT 采用 X 线源，同所有采用 X 线源的设备一样，X 线的产生和成像质量也受到量子起伏的影响。在常规 X 线摄影中，经 X 线照射后由某一介质记录，产生一幅图像。这一记录介质可以是胶片、荧光屏，或可通过转换成电子影像再几经转换而被记录。X 线发射量子或荧光屏吸收量子，这一过程都是随机性的，可以给出图像中单位面积上量子的平均值，而不能给出准确的数值，这就是量子的自然起伏。统计学分析指出，如果有 N 个量子，则自然平均起伏是 $\sqrt{N}$。假定胶片曝光时间是 t，单位面积内吸收了 N 个量子，那么，

N=100 个量子，　　　平均起伏 $\sqrt{N}$=10，　　　即 N 的 10%；

N=10000 个量子，　　平均起伏 $\sqrt{N}$=100，　　即 N 的 1%。

要获得对比度细微的差别，原则上应使初级的接收获得尽可能多的光子，而可观察的最小对比度则直接依赖于光子数量。CT 成像过程中光子数和量子的自然起伏会影响最终图像质量。

在 CT 成像过程中，影响 CT 图像质量还有诸多方面的因素，有人为因素和设备因素，其中设备因素中，CT 成像过程中的任何一个环节都可造成最终图像质量的变化，即除了 CT 机本身外，其他如照相机、胶片和冲洗机等都可影响图像的质量。在与 CT 机有关的因素中，有一些由机器本身决定，一般很难选择和调整，而有一些与操作使用有关，需要了解并尽可能在扫描中避免。

2) 几何因素

几何因素也是影响图像质量的一个重要方面,包括射线束宽度、焦点的尺寸、探测器孔径和采样间距等。从球管焦点发出的 X 线束到达探测器,根据探测器的数量被分解成相对独立的射线束,因而空间分辨率不仅与球管焦点有关,还与探测器的孔径有关。当被检物体小于探测器孔径时,该物体不能被分辨。在扫描野中心射线束的宽度又称为有效射线束宽度(Web),其决定了空间分辨率。而有效射线束宽度则与 5 个系统参数密切相关,它们是焦点尺寸、探测器孔径、一次投影射线束通过的路径、焦点至探测器的距离和焦外辐射至探测器距离的比值。采样频率是指数据传送和读取的间隔,一般采样频率越高,空间分辨率越高,图像的重建也越精确。图像的清晰度受矩阵中的像素点数的影响,因而像素决定了显示分辨率。目前,CT 机的矩阵通常有 256 像素×256 像素、512 像素×512 像素和 1024 像素×1024 像素。但是,增加像素并不增加原始数据,重建分辨率也不改善。一个相对像素来说较大的物体,可由增加像素而有所增强;相反,较小的物体,则可能无法准确地重现。扫描层厚也影响空间分辨率,如果被扫描的物体为 4mm,采用 10mm 层厚扫描,那么该 4mm 的物体被分散在 10mm 的层厚中显示,CT 值的测量也会不准确;若扫描层厚改为 5mm,图像会更清晰,空间分辨率就会提高。

3) 重建算法

重建算法也影响图像的空间分辨率,如表 11-1 所示。在图像的重建过程中,涉及两步重建算法卷积和反投影,如果未经校正即进行反投影,有可能使成像模糊。为使图像的边缘锐利,需采用高通滤过加权卷积处理,使反投影后的图像边缘锐利、清晰。根据卷积的不同算法,有三种常用的加权方法,即标准算法、边缘增强算法和平滑算法,卷积算法或称卷积核决定了图像的清晰程度,由计算机程序设定的卷积算法常与解剖部位相关;平滑或软组织算法常用于显示脊柱、胰腺、肾上腺、肺结节或其他软组织部位;边缘增强或骨算法常用于内耳、致密骨或肺部的高分辨率显示,采用边缘增强算法有可能使图像的噪声增加,有时较肥胖的患者图像的噪声也会增加,适当地调节窗宽窗位和增加扫描条件可改善图像的质量。重建算法也可影响 CT 的密度分辨率。如果将高分辨率重建算法改为平滑算法,则可减少噪声,使图像的密度分辨率提高。

表 11-1 采用不同的图像重建算法对空间分辨率的影响 (单位: LP/cm)

卷积核	内耳	颅脑	腹部	腹部
(%MTF)	超高分辨率	标准	标准	软组织
50%MTF	8.8	0.3	4.2	2.8
10%MTF	12.1	6.9	7.2	4.5
2%MTF	14.0	8.4	9.0	5.4
0%MTF	15.0	9.5	10.0	6.0

4) 扫描层厚

一般认为, 层厚越薄, 空间分辨率越高, 密度分辨率越低; 反之, 层厚越厚, 空间分辨率越低, 密度分辨率越高。层厚对于空间分辨率和密度分辨率的影响是矛盾的, 因为增加层厚, 在扫描条件不变的情况下, X 线的光通量增加, 探测器接收的光子数增加, 结果改善了密度分辨率。扫描层厚可影响噪声的量以及图像的空间分辨率。这是一对相互制约的因素, 即增加扫描层厚, 降低噪声, 但空间分辨率也相应下降; 减小层厚, 空间分辨率上升但噪声也增加。层厚直接决定了光子的数量。一般来说, 大的层厚图像较细致, 小的层厚则分辨率较高, 另外小的层厚有利于多平面和三维重组。

5) 滤波函数

改变图像的滤波函数可影响空间分辨率。例如, 采用高分辨率算法, 其分辨率高于标准和软组织算法, 但同时噪声增加。一般各部位所用的不同算法互相不能通用。另外, 改变算法以提高分辨率受机器本身的固有分辨率限制, 并不能超过机器本身的固有分辨率。

6) 重建矩阵

通常矩阵有显示矩阵和重建矩阵之分。一般地说, 矩阵越大, 图像的分辨率越高, 但并不是矩阵越大, 图像的质量越好, 这是因为矩阵增大, 像素减小, 同时每个像素所得的光子数减少, 使像素噪声增加, 并且使密度分辨率降低。例如, 使用 320 像素×320 像素矩阵不能区分脑的灰质和白质, 但改用 160 像素×160 像素矩阵却能将两者明确区分。一般在高对比的部位, 如头部的五官、肺和骨骼等, 采用大的矩阵效果较好。

第三节　X 线成像设备的维护与保养

一、DR 成像设备的维护与保养

1. 工作环境的维护

(1) 确保机房的温湿度, DR 成像设备对使用环境的要求十分严格, 环境湿度为 30%~70%, 温度为 10~35℃, 最适宜的工作温度是 20~25℃。因此, 机房需配备空调与除湿机, 保证机器全天的温湿度环境。有效的温湿度可以保证机器电子线路板的正常运行, 还有助于球管的冷却。过高或过低的温度会影响探测器各像素输出的稳定性, 从而影响图像的可观察性。

(2) 定期检查机器的供电情况, 并记录下三相电各相电压。由于电压突然变化太大会导致机器内空开跳闸甚至会烧毁电路板, 最好为机器配备稳压电源。

2. 设备的保养

对设备进行定期的保养可保证设备的稳定并降低故障发生的概率。定期给设备除尘，检查设备线路及外观有无破损、固定螺丝有无松动、各连接线是否牢固，并检查轨道有无偏离、限位开关是否正常工作、各指示灯是否正常。定期给各个运动部件和轴承添加润滑油，定期更换光野灯泡，定期检查发生器油箱的油液是否降低到标准以下(如果降低到标准以下需立即添加油液)。定期给球管的高压电缆头添加硅脂，预防高压电缆打火。定期给主机进行系统及数据的备份，当机器出现系统故障时可以快速地使用备份数据恢复机器的正常使用，备份完后可以适当删除一些旧数据，提高计算机的运行速度。禁止在机器上使用私人U盘和上网，以避免计算机主机中毒。

3. 设备的检测与校准

定期对平板探测器进行增益校准和像素校准，对球管进行适应性校准。检测机器曝光的实际电压、电流、时间和剂量与设定值有无偏差。

4. 设备的使用与维修记录

每天对设备的使用情况进行记录，如设备是否正常运行、有无更换备件。如果机器出现故障时记录故障现象及原因，后期维修后恢复正常时记录维修内容。每天的记录有助于发现设备问题，了解设备现状以及对机器进行追溯。

二、CT 成像设备的维护

CT 机是各级医院使用的重要的放射影像类设备。近年来，随着科学技术的发展，大量高新科技在 CT 机上使用，促进了 CT 机的发展，使 CT 机成为集多学科知识和综合性科技于一体的复杂贵重的医疗设备。而如何最大限度地提高 CT 机的使用价值则是医院医学工程部门的重要任务。实践证明，保养和定期维护是保障 CT 机使用性能的主要方面，也是减少 CT 机故障、提高开机率的重要保障。为了更好地保证设备正常运转，提高使用效率，延长设备使用寿命，保障医疗质量，应该做到保养和定期维护。

1. 安全使用注意事项

1) 对于技术人员的基本要求

(1) 操作 CT 机的人员都必须持有大型设备上岗证，然后根据 CT 机的品牌、机型进行培训，要求掌握 CT 机的功能、特点及操作方法，考试合格后方能上机操作。

(2) 在操作过程中要懂得判断 CT 机运转是否正常，发现问题及时反映给维修人员。

(3) 操作人员遵守操作规程，不能因违反操作规程而出现设备故障。

(4) 科室要定期对操作人员进行培训，从而提高专业素质，保证 CT 机正常操作。

2) 环境对 CT 机的影响

(1) 温度和湿度。

要保证机房恒温、恒湿，机房温度要控制在 18～20℃，湿度要保持在 60% 左右。

① 温度过高。加上 CT 机运转产生的大量的热，会使 CT 机内部处于高温状态，从而影响元件工作的稳定性，还会导致元件的过早老化甚至损坏。

② 温度过低。会影响 CPU 薄板上晶振的频率和波形，还可能导致 CT 机系统启动异常，甚至会使球管因受热不均而报废。

③ 湿度过低。会导致一些材料形态结构和性能的变化。

④ 湿度过高。空气中的水分会凝结并附着于电气元件上，导致电气性能改变，甚至引起 X 线高压放电或击穿。

因此，工作人员一定要正确、合理地控制温度、湿度。机房内要有温度、湿度表，安装空调及除湿机，随时观察温度、湿度的变化并及时调整到规定的范围内。

(2) 灰尘。

沉积的灰尘会在电子元件与空气之间形成绝缘层，阻碍元件产生的热量散发到空气中，使元件的温度上升，加快元件的老化，甚至烧毁元件。

① 灰尘堆积过多还会使元器件之间产生打火、短路等现象。

② 灰尘在探测器的进风口堵塞，会造成探测器温度过高，从而影响图像质量。

③ 探测器表面的灰尘还会造成 CT 值的误差，从而产生图像伪影。

④ 香烟的烟雾会使电路的接脚及接头急速被氧化，产生接触不良，引起间歇性的数据存取错误，因此在 CT 机房禁止抽烟。

最好每天对 CT 机房进行清洁，定期对 CT 机内部进行除尘，定期清洁进风口的灰尘过滤网。做清洁工作时要采用湿法清洁，避免灰尘飞扬。

3) 电源对 CT 机的影响

稳定的电源是 CT 机正常工作的首要条件。

(1) CT 机必须单独供电，要有专线、专用变压器，避免其他负载对机器产生影响。

(2) 如果电压波动较大，必须配备自动稳压系统，保证电源电压的稳定。

(3) 扫描过程中如果电源不稳定，采集到的数据就会受影响，进而影响临床诊断。

(4) 为了避免突然停电对机器造成的损害，应加强 CT 室与配电室之间的联系，确保停电提前通知。

4) 定期的保养与维护

定期的保养与维护是延长 CT 机使用寿命的关键，日常工作中要坚持写机器运行日记，包括开关机时间、扫描人次、出现故障时的现象、故障代码、维修方法以及停机的时间等，这些都是机器的运行档案。

每周进行一次一级保养，主要是清洁除尘，观察设备运转情况、机械某些部位是否缺润滑油等。

每 3 个月进行一次维护性保养，包括系统维护、操作台维护、扫描机架及扫描床的维护、电源的维护等，并做好保养记录。

5) 球管

球管是 CT 整机中成本最高、最易损坏的核心部件。定期做好球管的维护和保养，可以延长球管的使用寿命，提高医院的经济效益。

(1) 球管预热。

预热是为了使球管灯丝逐步加热到工作温度，防止冷球管突然加压扫描而损坏。当停止扫描 2h 后再次曝光时就应进行球管预热。现在的高端 CT 机都装有球管预热软件，当球管温度低于工作温度时，就会提醒工作人员进行球管预热。

(2) 曝光参数设置。

根据患者的实际情况选择适当的曝光参数，在满足诊断图像质量的前提下尽量选择小的曝光条件来曝光，这样既降低了患者的辐射剂量，也降低了球管的损耗，延长了球管的使用寿命。

6) 软件

CT 机是一套复杂的电子计算机系统。软件是构成 CT 机系统的重要部分，软件能使扫描获取的原始数据进行多种后处理，使医生能多角度分析被检查部位的图像，提高诊断正确率。因此，软件的维护尤为重要。软件的维护包括操作人员按正确的操作方法操作，维修管理员对软件及系统的维护等。如果软件损坏则所有的工作都将停止。

2. 维护与保养内容

设备的维修管理工作是保证医疗设备质量的关键。CT 机在日常工作中会出现磨损、消耗和性能减退等情况，认真做好 CT 机的保养和维护可降低 CT 机的故障率，提高 CT 机的使用率，延长 CT 机的使用寿命，为医院带来良好的经济效益。

预防性维护是为了使系统处于安全最佳状态而制定的常规的、周期性的维护工作。其目的是减少设备的故障次数和提高使用寿命，保证医疗质量。该工作由医院医学工程部门临床工程人员完成。根据 CT 机保养的部位和目的，将保养工作分为以下几个方面。

1) 电气安全和剂量检查

电气安全检查是确保 CT 机的操作者、护理人员、患者人身安全；保证设备安全，工作在正常状态，减少故障次数的重要手段之一。按照以上的两个目的，电气安全性的测试包含两个方面：①保障人身安全方面，如漏电流测试、保护接地、机壳接地、安全开关、急停开关等；②保障设备使用安全方面，如接入电阻、接入电压值、波动幅度、相间压差、接地电阻等。随着人们生活水平的提高和法制的健全，国家相关检测部门和患者本身都对放射检查的剂量问题越来越关心，而 CT 检查的患者射线吸收剂量更是普通 X 线检查的 20 倍左右；另外，剂量也是 CT 成像质量的影响因素之一，过高过低的剂量都将阻碍诊断工作的进行。因此，每次的维护工作中剂量准确性的检查也是一项重要内容。剂量的检查项目包括球管工作状态(温度、阳极旋转声音、打火等)、电压、电流的准确性，高压发生器的输出功率等。

2) 机架内部件检查、调节及润滑

CT 机的运动部件影响患者的定位精确度和检查结果的准确性，运动部件特别是旋转部件其本身及附件的脱落也是威胁患者安全的因素之一，因此保养、定期维护中运动部件的检查也是一个重要方面。

用10%的酒精混合90%的水擦洗机架外壳。机架滤网的清洗如图 11-22 所示。打开机架前盖，拆下两个滤网，可用吸尘器或者水洗的方式清洁，晾干后装回。检查机架内部线缆，如球管以及油冷的接线，检查机架内风扇以及皮带的工作情况。检查球管准直器中补偿器是否有裂痕，如图 11-23 所示。

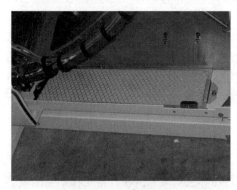 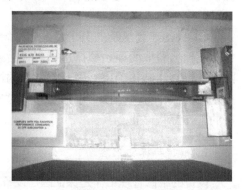

图 11-22　机架滤网　　　　　　　　　图 11-23　准直器

3) 滑环的检查及润滑

滑环是螺旋 CT 机中最具革命的技术，滑环的使用情况直接影响 CT 机的寿命，所以日常的维护保养工作也不可或缺。滑环检查时，需要打开机架后盖，安装好滑环清洁刷的固定架，再将毛刷安装好，顺时针转动旋转部分来清洁滑环，清洁完后加上滑环油，如图 11-24 和图 11-25 所示。

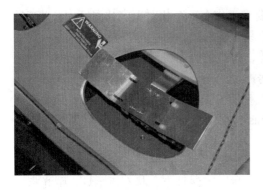 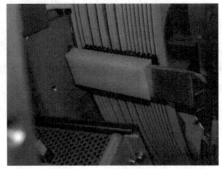

图 11-24　电刷清洁架　　　　　　　　　图 11-25　电刷清洁刷

　　关于电源刷和信号刷的清洁，目前主流的刷子分为电刷和碳刷，注意拆装时候要小心，避免电丝以及碳刷受到不必要的损坏，电刷用99%浓度的无水酒精擦洗，碳刷用吸尘器除灰，并要注意碳刷磨损是否在安全限内，否则需要更换。

　　4）轴承的检查及润滑

　　机架的轴承由于长时间转动，需要定期加油，加油量不应多，避免过多的润滑油导致打滑。

　　5）机架光路检查

　　机架光路是数据传输的重要部分，光路的质量直接影响数据传输的连续性和准确性，所以需要定期清洁光路光头、光路传输通路、激光发射盒，如图 11-26 所示，从激光接收盒端测量光强是否大于交流 120mV，图像质量是影响医疗诊断、医疗质量的最重要的指标，病灶的漏检、错检极易造成医疗事故，加重患者的痛苦。图像质量的检测主要包括空间分辨率(平面内径向分辨率、轴向分辨率)、低密度分辨率、时间分辨率、各向均匀性、CT 值的准确度和噪声、伪影、胶片图像质量等检查。

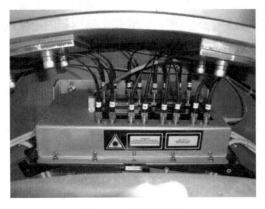

图 11-26　激光发射盒

CT 机内的许多部件(如探测器)都要求工作在一个相对恒定的温度内，过高过低的温度都会导致放大倍数的变化，容易出现伪影；有些部件要求工作在一定的温度范围内，如球管、图像重建系统等，过高的温度将导致系统工作异常、禁止扫描等。散热系统的检查主要包括机房温度的检查，如球管、探测器采集部分、高压散热风扇、滤网、进风口。另外，对某些使用特殊温度调控的 CT 机要对其温度控制系统作相应的检查，如 Siemens 公司生产的 Sensation 系列 CT 机的水冷系统等。

6) 操作台保养

操作台保养包括心电门控、鼠标、键盘、错误日志、状态指示灯、曝光指示灯等的检查保养。

7) 扫描床保养

扫描床保养主要检查床内部的接线是否有松动或者破损的情况，检查限位开关工作是否正常，检查各驱动皮带是否老化破损，检查剪刀叉壁刻度线是否有偏转。

另外就是扫描床水平导轨和垂直丝杠的润滑加油，如图 11-27 所示。

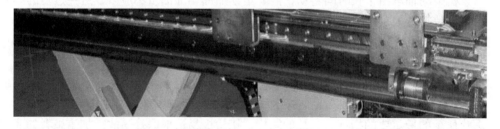

图 11-27　扫描床水平导轨

3. 结果的记录

做好保养工作的同时，做好各项记录工作也是一项非常重要的工作，也是保养和定期维护工作不可忽视的一环。保养和定期维护的记录内容应包括：①设备名称；②时间；③参与人员；④检查内容；⑤检查结果；⑥参数；⑦保养人员签名等。

认真做好记录并归档，便于其他维护人员在以后的保养工作中有据可查，也便于安排下一步的工作。

第十二章 磁共振成像设备

第一节 磁共振成像的原理

磁共振成像(magnetic resonance imaging，MRI)已经成为目前临床必不可少的检查方法，它可以提供形态学结构信息，在各系统疾病的诊断中起到越来越重要的作用。

图 12-1 为磁共振成像原理的框图。磁共振成像系统主要由主磁场、梯度线圈、射频线圈、计算机等构成。自旋质子在主磁场的作用下进动；利用选层梯度线圈配合选层射频脉冲确定扫描层面；射频线圈发射射频脉冲，激发低能级质子跃迁至高能级，即磁共振现象；射频脉冲关闭后，质子发生弛豫，质子群弛豫过程中产生的宏观横向磁化矢量旋转切割磁感线产生电信号；几乎同时梯度线圈对所选层面进行相位编码；频率编码是在射频接收线圈接收信号时同步完成的；载有空间编码信息的磁共振信号被填充到 K 空间；经过计算机复杂的运算，最终以磁共振成像图像的形式展现。

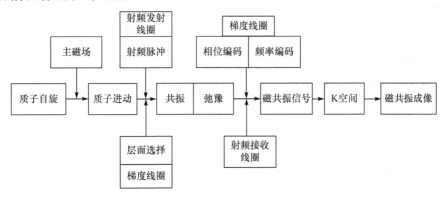

图 12-1　磁共振成像原理框图

一、磁共振成像的物理基础

1. 原子的核磁物理

原子由原子核及位于其周围轨道中的电子构成。原子核中有两种粒子，即中子和质子，中子不带电荷，质子带有正电荷，周围电子带有负电荷。

如果原子核内的质子和中子数均为偶数，则该种原子核无自旋及核磁，称为非磁性原子核。反之，有自旋和核磁的原子核称为磁性原子核。任何磁性原子核都以一定频率绕自身轴进行高速旋转，称为自旋(spin)。

2. 人体内质子的核磁状态

人体内含有不计其数的质子，每个质子自旋均能产生一个小磁场，这种小磁场的排列处于杂乱无章状态，因此人体在自然状态下并无磁性。当人体位于主磁场中时，体内质子受到主磁场的作用，主要有两种排列方式：一种是与主磁场方向平行，另一种是与主磁场方向相反。与主磁场平行同向的质子处于低能级，其磁化矢量方向与主磁场一致；与主磁场平行反向的质子处于高能级，其磁化矢量方向与主磁场相反。低能级质子略多，人体产生一个与主磁场方向一致的宏观纵向磁化矢量。

3. 进动和进动频率

实际上人体进入主磁场后，高能级和低能级的质子的磁化矢量并非完全与主磁场方向平行，而是与主磁场有一定角度，绕主磁场轴线进行旋转摆动。该运动方式称为进动(precession)。

进动是质子自旋产生的小磁场与主磁场相互作用的结果，而进动频率(又称为Larmor 频率)明显低于自旋频率。进动频率的计算公式为

$$\omega = \gamma \cdot B \tag{12-1}$$

式中，ω 为进动频率；γ 为磁旋比(γ 对于某种磁性原子核是一个常数，质子的 γ 为 42.5MHz/T)；B 为主磁场的磁场强度(T)。从式(12-1)中可见，质子的进动频率与主磁场的磁场强度成正比。

4. 磁共振现象

如果给位于主磁场中的人体组织施加射频脉冲,其频率与质子进动频率相同,射频脉冲的能量就传递给处于低能级的质子，使之获得能量后跃迁至高能级，这种现象就是核磁共振(nuclear magnetic resonance，NMR)现象，简称磁共振(MR)现象。从微观角度看，核磁共振是低能级质子获得能量跃至高能级；而从宏观角度看，核磁共振是使宏观纵向磁化矢量发生偏转，射频脉冲的能量越大，偏转角度越大。

5. 90°射频脉冲的微观和宏观效应

由于接收线圈仅能接收旋转的宏观横向磁化矢量,在 MRI 中必须产生宏观横向磁化矢量。在各种角度的射频脉冲中，最常用的射频脉冲之一就是 90°射频脉

冲(简称 90°脉冲),其产生的宏观横向磁化矢量最大。

一方面,90°脉冲使部分低能级质子进入高能级状态,并使低能级和高能级的质子数目完全相同,进而二者产生的纵向磁化矢量相互抵消,导致宏观纵向磁化矢量为零;另一方面,90°脉冲使随机分散的质子横向磁化矢量聚集在相同相位上,从而产生了旋转的宏观横向磁化矢量。

90°脉冲激发所产生的宏观横向磁化矢量的大小与激发前(即平衡状态下)宏观纵向磁化矢量的大小正相关。宏观纵向磁化矢量越大,90°脉冲激发后产生的宏观横向磁化矢量越大,磁共振信号就越强;反之亦然。平衡状态下宏观纵向磁化矢量的大小与组织中的质子含量(即质子密度)正相关,90°脉冲使宏观纵向磁化矢量偏转至 XY 平面,产生旋转的宏观横向磁化矢量,就使 MRI 能区分质子密度不同的人体组织。

6. 核磁弛豫

当 90°脉冲关闭后,组织的宏观横向及纵向磁化矢量会逐渐回到平衡状态,该过程称为核磁弛豫。核磁弛豫又可分解成相对独立的横向弛豫和纵向弛豫。横向磁化矢量逐渐减小至消失,称为横向弛豫;纵向磁化矢量逐渐恢复直至最大(平衡状态),称为纵向弛豫。

1) 自由感应衰减和横向弛豫

受上述两个方面磁场不均匀的影响,实际上 90°脉冲关闭后,宏观横向磁化矢量将呈指数式衰减,称为自由感应衰减(free induction decay, FID),或 T2 弛豫。利用 180°相位重聚脉冲可以剔除主磁场不均匀性的影响,仅由质子群周围磁场微环境随机波动引起的宏观横向磁化矢量衰减才是真正的横向弛豫,即 T2 弛豫,也称自旋-自旋弛豫,组织横向弛豫的速度用 T2 值来描述。T2 值是指 90°脉冲后,某组织宏观横向磁化矢量达到最大值后,T2 弛豫造成横向磁化矢量从最大值衰减到最大值的 37%的时间间隔。

2) 纵向弛豫

如前所述,MRI 使低能级质子从射频脉冲获得能量跃迁至高能级,根据射频脉冲的能量,宏观纵向磁化矢量发生不同的变化。无论激发角度是多少,一旦射频脉冲关闭,在磁场作用下,宏观纵向磁化矢量将逐渐恢复到平衡状态,这一过程称为纵向弛豫,即 T1 弛豫。

T1 值用来衡量组织的纵向弛豫速度。在射频脉冲关闭后,某组织纵向磁化矢量恢复至平衡状态最大值的 63%的时间间隔即该组织的 T1 值。

二、磁共振信号的产生

磁共振接收线圈只能采集到旋转的宏观横向磁化矢量,宏观横向磁化矢量切割接收线圈而产生的电信号实际上就是原始的磁共振信号。本节介绍宏观横向磁化矢量的几种基本记录方式或称采集方式，不同的采集方式采集到不同类型的磁共振信号。

1. 自由感应衰减信号

组织接受 90°脉冲的激发，将产生宏观横向磁化矢量，射频脉冲关闭后组织中的宏观横向磁化矢量由于受 T2 弛豫和主磁场不均匀双重因素的影响而以指数形式较快衰减，即自由感应衰减。如果利用磁共振接收线圈直接记录横向磁化矢量的这种自由感应衰减，得到的磁共振信号就是自由感应衰减信号。

2. 自旋回波信号

射频脉冲关闭后，组织中的宏观横向磁化矢量开始发生自由感应衰减，其机制是同相位进动的质子逐渐失去相位一致性。而质子失相位的原因有两个：一个是 T2 弛豫，另一个为主磁场的不均匀性。只有把主磁场不均匀造成的质子失相位效应剔除，采集到的宏观横向磁化矢量衰减信息才真正反映组织的 T2 弛豫。剔除主磁场不均匀造成质子失相位所采用的办法是 180°相位重聚(复相)脉冲。

3. 梯度回波信号

梯度回波(gradient recalled echo，GRE)是利用读出梯度场的切换产生的回波，如图 12-2 所示。射频脉冲激发后，在读出方向(即频率编码方向)上先施加一个梯度场，这个梯度场与主磁场叠加后将造成频率编码方向上的磁场强度差异，该方向上质子的进动频率也随之出现差异，从而加快了质子群的失相位，质子群失相位的速度比自由感应衰减更快，组织的宏观横向磁化矢量很快衰减到零，这一梯度场称为离相位梯度场。这时立刻在频率编码方向施加一个强度相同、方向相反的梯度场，原来在离相位梯度场作用下进动频率慢的质子进动频率加快，原进动频率快的质子进动频率减慢，这样由于离相位梯度场造成的质子失相位将逐渐得到纠正，组织的宏观横向磁化矢量逐渐恢复。经过与离相位梯度场作用相同的时间后，因离相位梯度场引起的质子失相位得到纠正，组织的宏观横向磁化矢量逐渐恢复直到信号幅度的峰值，这一梯度场称为聚相位梯度场。从此时间点后，聚相位梯度场实际上又成为另一个方向的离位相梯度场，质子又发生相位的离散，组织的宏观横向磁化矢量又开始衰减直至零。这样组织中的宏观横向磁化矢量就经历了从零到最大又到零的过程，利用接收线圈记录宏观横向磁化矢量的变化过程，将得到一个回波信号。这种回波仅利用读出梯度场切换产生，称为梯度回波。

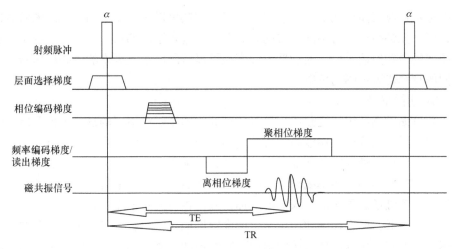

图 12-2 常规梯度回波结构图

TE—回波时间；TR—重复时间

三、磁共振信号的空间定位

1. 二维磁共振成像的空间定位

二维磁共振信号的空间定位包括层面选择、频率编码、相位编码。磁共振信号的空间定位编码是由梯度磁场来完成的。

1) 层面的选择和层厚的决定

通过控制层面选择梯度磁场和射频脉冲来完成磁共振图像层面和层厚的选择。以 1.5T 磁共振仪为例，在 1.5T 的磁场强度下，质子的进动频率约为 64MHz。要进行层面的选择，必须在上下方向(即 Z 轴方向)上施加一个梯度磁场，Z 轴梯度线圈中点位置(G_0)由于磁场强度仍为 1.5T，该水平质子的进动频率保持在 64MHz。从 G_0 向头侧磁场强度逐渐降低，因而质子进动频率逐渐变慢；从 G_0 向足侧磁场强度逐渐增高，则质子进动频率逐渐加快。单位长度内质子进动频率的差别与施加的梯度磁场强度有关，施加梯度磁场强度越大，质子进动频率的差别越大。假设施加的梯度磁场强度造成质子进动频率的差别为 1MHz/cm，而所用的射频脉冲的频率为 63.5～64.5MHz，那么被激发的层面的位置(层中心)就在 Z 轴梯度线圈中点(G_0)，层厚为 1cm，即层厚包括 Z 轴梯度线圈中点上、下各 0.5cm 的范围。

检查部位与层面选择梯度线圈的相对位置保持不变的前提下，梯度磁场强度不变，射频脉冲的中心频率增加，则层面中心的位置向梯度磁场强度高的一侧移动；梯度磁场强度不变，射频脉冲的带宽增加，则层厚增厚；射频脉冲的带宽不变，梯度磁场场强增加，则层厚变薄。

2) 频率编码

频率编码利用某一方向梯度磁场沿该方向对组织体素的进动频率不同，以频率差标定各像素体积元的空间位置。傅里叶变换可以区分出不同频率的磁共振信号，但首先必须让来自不同位置的磁共振信号包含不同的频率，采集到混杂有不同频率的磁共振信号后，通过傅里叶变换可以解码出不同频率的磁共振信号，而不同的频率代表不同的位置。

3) 相位编码

相位编码也使用梯度磁场，但与频率编码梯度磁场不同的是：①梯度磁场施加方向不同。相位编码梯度磁场应该施加在频率编码梯度磁场的垂直方向上，如果频率编码梯度磁场施加在前后方向，则相位编码梯度磁场施加在左右方向上。②施加的时刻不同。频率编码梯度磁场必须在磁共振信号采集的同时施加，而相位编码梯度磁场必须在信号采集前施加，假设相位编码梯度磁场施加于左右方向上且左高右低，那么在施加相位编码梯度磁场期间，左右方向上不同位置的质子将感受到不同强度的磁场，从而出现不同的进动频率，越靠近左侧频率越高，越近右侧频率越低；由于进动频率的不同，过一段时间后，左右方向各个位置上的质子进动的相位将出现差别；这时关闭左右方向的相位编码梯度磁场，左右方向的磁场强度的差别消失，各个位置的质子进动频率又恢复一致，但前面曾施加过一段时间梯度磁场造成质子进动相位的差别被保留下来，这时采集到的磁共振信号中就带有相位编码信息，通过傅里叶转换可区分出不同相位的磁共振信号，而不同的相位则代表左右方向上的不同位置。

2. 三维采集的空间编码

三维磁共振成像的激发和采集不是针对层，而是针对整个成像容积进行的。由于脉冲的激发和采集是针对整个容积范围进行的，为了获得薄层的图像，必须在层面方向上进行空间编码。三维采集技术的层面方向空间编码也采用相位编码。例如，将一个容积分为 20 层，每层图像的矩阵像素为 128×128，需要进行 20 个步级的层面方向的相位编码，而层面内的相位编码步级为 128 个，实际上总的相位编码步级为 2560(128×20)个。

第二节　磁共振成像设备的质量控制

磁共振成像设备涉及强磁场、射频场、梯度场、低温超导环境、制冷系统及计算机系统等，其构造、成像技术及其成像原理较复杂，运行过程中不仅存在很多不安全的因素，还容易产生各种图像质量问题，进而影响诊断的准确性与可靠性，甚至造成误诊与漏诊。由此，磁共振设备的可靠性、安全性、有效性不仅取决于设备本身的质量，还取决于设备在运行过程中各个环节的质量控制和管理。

因此，需要定期规范化的质量控制测试来确保设备处于良好的运行状态。磁共振质量保证(quality assurance，QA)和质量控制(quality control，QC)指的是在磁共振设备的选购、安装、调试、运行的整个过程中，严格按照行业要求进行规范化作业，使设备各项指标和参数符合规定标准的技术要求，处于安全、准确、有效的工作状态，最优化地发挥设备的各种性能，为诊断疾病提供优质图像的系统措施。

一、磁共振成像设备质量控制相关标准

美国医学物理学会(American association of physicists in medicine，AAPM)和美国放射学院(American college of radiology，ACR)提出了 QA/QC 基本的一系列标准，列出信噪比、均匀度、空间分辨率、几何畸变率等成像参数的测试方法、工具和测试标准。AAPM 制定的 *quality assurance methods and phantom for magnetic resonance imaging* 规定了医用磁共振成像设备的医学计量规范；ACR也在 1998 年提出对磁共振成像系统进行以图像质量测试为主的 QA/QC，应采用测试模具和相应测试方法结合的方式。1988～1992 年，代表设备制造商的美国电气制造商协会(national electrical manufacturers association，NEMA)先后发布了有关磁共振成像系统的信噪比、均匀性、二维图像的几何性能和层厚测定有关标准。

我国对磁共振成像的 QA/QC 研究起步也较早。20 世纪 80 年代起，国内多位教授和他们的学术团队对磁共振常用成像参数和系统性能的测试进行了研究。2002 年，北京市计量科学研究所起草了 JJF(京)30—2002《医用磁共振成像系统(MRI)检测规范》，对新安装、使用中和重要部件维修后的医用磁共振成像系统的检测方法做出了规定；2006 年，中华人民共和国卫生部发布了卫生行业标准 WS/T 263—2006《医用磁共振成像(MRI)设备影像质量检测与评价规范》，该标准规定了医用磁共振成像设备成像质量相关的质量检测项目、要求、检测方法和评价方法等。2010 年，国家食品药品监督管理局发布了医药行业标准 YY/T 0482—2010《医用成像磁共振设备主要图像质量参数的测定》，规定了主要的医用磁共振设备图像质量参数的测量程序，推荐了几种测试模块及其相应测试方法。

国际与国内标准体系的建立为磁共振成像 QA/QC 提供了重要参考依据。临床工程师可以依据一套完整的容易操作的质量控制标准，根据不同厂家型号的机器，在长期监测记录的基础上，建立个性化的指标，对设备进行质量控制检测并进行质量调整。

二、磁共振成像设备图像质量控制检测方法

临床工程师对磁共振进行周期性检测和预防性维护的根本在于服务临床，解决实际工作中出现的各种问题，其最终目的是获得充分满足诊断要求的优质图像。

而磁共振成像系统构成复杂，影响其影像质量的因素也很多，对整个系统进行全面测试较为困难，通常选择能为磁共振图像准确诊断提供足够信息的信噪比、图像均匀性、线性度、空间分辨率、层厚、密度分辨率等参数进行检测，确保图像没有伪影、变形、不均匀和模糊现象。由于各个医院所配备的磁共振成像质量控制检测模体各有不同，很多医院尚无专用性能体模，一般选择符合 AAPM 技术标准或符合 ACR 技术标准的磁共振成像性能检测模体。检测选用的标准为卫生行业标准 WS/T 263—2006《医用磁共振成像(MRI)设备影像质量检测与评价规范》。

1. 检测环境要求

一般要求磁共振成像设备的运行环境如下：温度为 20～22℃，相对湿度为 50%～60%，电源电压为(380±10)V。

2. 标准装置

检测器材为磁共振成像性能测试模体。

3. 扫描条件设置

磁共振成像设备检测通常采用饱和恢复自旋回波成像脉冲序列(spin-echo，SE)，设置参数为：TR=500ms，TE=30ms，扫描矩阵为 256×256，层厚为 5mm，扫描野 FOV 为 25cm，接收带宽 BW=20.48kHz 或 156Hz/像素，平均采集次数为 1 次，不使用并行采集技术及失真校正、强度校正等内部校准技术。

4. 检测前准备

在贮存及运输过程中，模体内可能会出现气泡并附着在内部检测部件上，需在使用前尽量去除气泡，使得各成像检测层面不受影响，方能进行检测。

1) 模体的定位

检测时，首先进行模体的定位，将模体水平放置在扫描床上已装好的头部线圈底座上，测试模体置于线圈中间位置，采用水平仪对模体从 3 个方向上进行调整，检查模体的轴与扫描孔的轴是否平行，直至模体水平放置，在调整好体模水平后，正确安装接收线圈，采用激光定位确定体模的中心位置，定位完成后按进床键将体模送到磁体中心区域，进行扫描信息登记以及扫描参数的设定。定位好后，定位像如图 12-3 所示。检测中还要注意，每次模体摆放和定位要一致，才能保证检测结果的一致性。除非特殊需要，所有的模体

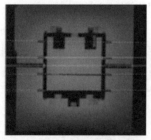

图 12-3　定位像上对模体进行横断位扫描定位图

均应放置于磁场的绝对中心。

2) 模体的扫描

模体进入磁体中心要静置 5min 后，才可进行扫描。扫描时先进行三平面定位像扫描，如果体模摆放正确，则在正方形两侧的短线条是长短一致、左右水平、对称分布的。如果不能对齐，则需二次定位像扫描，可以调整扫描角度进行扫描，否则需重新摆位。接下来在符合标准的定位像上对模体进行各个测试层面的横断位扫描，所得横断位图像如图 12-4 所示。

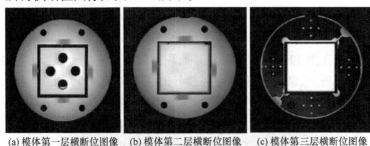

(a) 模体第一层横断位图像　(b) 模体第二层横断位图像　(c) 模体第三层横断位图像

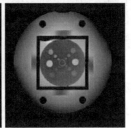

(d) 模体第四层横断位图像　(e) 模体第五层横断位图像

图 12-4　扫描得到的模体横断位图像

5. 检测项目和检测方法

1) 信噪比

图像信噪比(signal to noise ratio, SNR)是医用磁共振成像系统性能的重要指标，是各种认证机构对磁共振成像设备准入认证进行技术评判的量化指标，图像的信噪比指图像的信号强度与噪声的比值。磁共振成像设备的噪声包括随机噪声和结构性噪声，结构性噪声包括各种非均匀性以及伪影等，随机噪声通常是各种热噪声。SNR 不同的测量方法在反映设备性能上的侧重点有差异：AAPM 提出单幅图像法所定义的噪声包含随机噪声以及结构性噪声的双重影响，因此会对图像噪声产生过估计导致 SNR 值偏小；ACR 提出单幅图像法中要求利用多个背景区域标准偏差的均值作为噪声，在一定程度上降低了结构性噪声的影响，但是忽略了扫描物体自身产生的随机噪声的影响，从而对噪声产生一定的低估，导致 SNR 值偏大；采用两幅图像测量信噪比的方法消除了结构性噪声的影响。3 种方法对噪声的估计存在差异，使得 SNR 值不同。在对磁共振成像系统进行 SNR 测量和性能评价时，使用其中一种方法往往不能较好地反映设备质量状况，如果将 3 种方法的测量结果结合起来，比较不同方法的 SNR 值及其变化，可更好地对系统性能进行评价。

实际检测中，信噪比的检测可以采用单幅图像法或两幅图像法。单幅图像法是用选定好大小的 ROI，ROI 可以在图像中央避开伪影，选取一个大圆形即可，S' 为图像中央区域测量的信号强度；S'' 为周围环境区域测量的信号强度；SD 为中央区域的信号标准偏差，则信噪比的计算公式为

$$\text{SNR} = (S' - S'')/\text{SD} \tag{12-2}$$

检测时，可在图 12-4(b)中选取 ROI 面积占正方形区域面积的比例>2/3，测其信号强度($S_{中}$)与噪声(SD$_{中}$)；在整个体模外的 4 个角画 4 个小圆形 ROI，其面积约为 200mm²，测得其背景平均信号强度($S_{外}$)，则信噪比计算公式为

$$\text{SNR} = (S_{中} - S_{外})/\text{SD}_{中} \tag{12-3}$$

两幅图像法利用两次扫描序列，第一次扫描结束到第二次扫描开始时间延迟小于 5min，确定图像中央区域 ROI，其平均强度为 S，同样 ROI 内两幅图像的标准偏差记为 N，则信噪比计算公式为

$$\text{SNR} = \sqrt{2}\,(S/N) \tag{12-4}$$

信噪比的检测要求使用均匀体模，头线圈体模直径一般不小于 10cm，体线圈体模直径一般不小于标称值的 80%，其他线圈体模直径一般按照厂家的要求选取。卫生部行业标准采用 AAPM 单幅图像法，并制定了参考标准：主磁场 $B_0 \leqslant 0.5\text{T}$ 时，SNR ≥ 50；$0.5\text{T} < B_0 \leqslant 1.0\text{T}$ 时，SNR ≥ 80；$B_0 \geqslant 1.0\text{T}$ 时，SNR ≥ 100。

2) 图像均匀度

图像均匀度是指设备所得到图像的均匀度，它描述了磁共振成像系统对体模内同一物质区域的再现能力。导致图像不均匀的因素有：①静磁场的不均匀性，静磁场本身均匀性不好而算法又没有进行试点修正，会造成不同位置原子核的共振频率改变，造成图像不均匀；②射频场不均匀性，磁共振成像设备对射频线圈的要求是能产生强度合适、时间准确的射频脉冲，射频场不均匀即射频场的幅值发生变化，使得不同时刻的磁共振信号有差异，最终导致图像不均匀；③涡流，涡流产生的瞬时磁场方向与梯度磁场方向相反，影响梯度磁场的相位编码，涡流补偿效应不足时会产生各种伪影，影响图像均匀度；④梯度脉冲校准，梯度脉冲校准不好会影响层面的选择和频率方向编码与相位方向编码，使图像出现伪影，影响图像均匀度；⑤穿透效应，当射频脉冲能力很高时，会发生穿透效应，使图像不同区域接收的信号有差异，造成图像不均匀。临床工程师一旦发现图像不均匀，可从以上原因先行考虑。

检测时，对均匀体模成像后，在图像上不同区域测量信号强度，测量区域要能较全面反映图像的均匀程度，但不要太靠近边缘。如果知道设备的图像数据结构，可利用软件对图像均匀度进行整体分析。一般情况下，图像数据结构是未知的，只能从磁共振成像设备上得到某些区域的信号强度测量值，再由测量值计算得到均匀度。可对不同区域信号强度测量值进行统计分析得到它们的标准差和均值，但这很难直观地反映图像均匀度。AAPM 给出了图像均匀度计算公式：

$$U_\Sigma = \left(1 - \frac{S_{\max} - S_{\min}}{S_{\max} - S_{\min}}\right) \times 100\% \tag{12-5}$$

式中，U_Σ 为均匀度；$S_{\max}$ 为所测区域中信号最大值；$S_{\min}$ 为所测区域中信号最小值，即可在检测中对体模均匀区域进行选区，通常在正方形图像内均匀选取 9 个区域(面积约 200mm^2)，记录每个区域的信号强度 S，再由式(12-5)计算得到图像均匀度。计算得到的均匀度最大值为 1，表示图像均匀度最好；最小值为 0，表示图像均匀度最差。

图像均匀度是衡量磁共振图像的重要指标，它直接影响图像质量以及图像的诊断价值。图像均匀度的国家标准为：均匀度 $U \geqslant 75\%$，AAPM 要求 $U \geqslant 80\%$，如果设备做验收检测则依据厂家的说明值。实际检测中发现图像均匀度与磁场强度有很大关系，因此很难用一个标准来评价。近年来随着磁共振技术发展，尤其是磁体技术和射频技术的发展，各磁共振成像设备主要生产商的图像均匀度指标也在不断提升。注意，图像均匀度检测使用的体模与检测信噪比的体模应一致，均匀体模的大小要合适。

3) 层厚

层厚(slice thickness)是指成像面在成像空间第三维方向上的尺寸，用来描述层面方向选择性激发过程的有效性，一定厚度的扫描层面对应一定范围的频率带宽。层厚受多种因素影响，如梯度场、射频场、静磁场、选层脉冲等，这些因素都会导致机器层厚的选择出现误差。因此，选取科学有效的测试方法，对准确地检测层厚误差是十分必要的。

检测中主要利用体模内某些特殊结构所成图像得到层厚，既可以利用层面的剖面线(slice profile)的 FWHM 得到层厚，也可以在窗宽、窗位调节好的情况下直接测量层厚。对于不同的结构，使用的方法有所不同。NEMA 推荐了斜板法和斜楔法两种磁共振层厚的测试方法，斜板法简单易行，但是斜板法对体模位置摆放的精确度要求很高，如果体模的横切面与层面没有完全平行，则会由于角度误差给层厚测量带来一定误差。斜楔法对体模摆放精确度不敏感。

实际操作时，首先在图 12-4 (a)的 4 个斜置带图像附近各选择一个 ROI，每个 ROI 面积为 200 mm^2，记录每个 ROI 的信号强度，记为 S_1、S_2、S_3、S_4。然后窗宽调至 1HU，调节窗位至每个斜面成像刚好消失处，此时的窗位即斜置带图像的最大值 L_1、L_2、L_3、L_4。调节 4 个窗位值分别为 $(S_1+L_1)/2$，$(S_2+L_2)/2$，$(S_3+L_3)/2$，$(S_4+L_4)/2$，测量每个斜置带图像的宽度并求均值，得到 FWHM，层厚=FWHM×0.25。层厚的国家标准为：设置标称层厚值在 5～10mm，层厚的测量值与设置的标称值误差应在 ±1 mm 内。AAPM 要求层厚误差<20%。当选层很小时，误差要求可适当放宽。同时，层厚测量方法本身具有的误差相对较大，再加上系统误差，因此层厚的误差可允许稍大一些。

4) 空间分辨率

空间分辨率指两个物体之间的最小可分辨距离或同一物体上的最小可分辨特性。空间分辨率高，则容易检测出微小的物体，在诊断时不易漏掉微小病灶，可以避免漏诊、误诊。空间分辨率的检测有四种方法：①可视分辨检测法。利用此方法检测空间分辨率所利用的体模，其内容物为一系列由大到小的柱阵、洞阵或线对卡，观察体模成像图像上可分辨的列。为确定各个方向的空间分辨率，体模上要有几组阵列用于确定相位编码方向和频率编码方向。这种方法只能确定分辨程度，不能分辨最小间距。②计算可分辨开的最小间距确定空间分辨率。这种方法与可视分辨检测法不同之处在于这种方法可以计算可分辨开的最小间距。一般使用扇形(或星形)体模，在体模成像图像上找到模糊处到模型中心的距离，再由可分辨间距公式计算得到可分辨开的最小间距即空间分辨率。但是这种方法可分辨清楚的位置确定较难，会带来测量误差。③用调制深度计算空间分辨率。如果所用体模为一系列间距不等的平行条形物，可利用调制深度进行分辨率评价，调制深度大于 50%认为可分辨，小于 50%认为不可分辨。调制深度 PM 的计算公式为

$$PM\% = A/(2B) \qquad (12\text{-}6)$$

式中，A 为 2 倍信号波峰值；B 为信号平均值。④MTF 法，它是对线性影像系统或其环节的空间频率传输特性的描述，但是 MTF 法由于原理复杂，在一般检测中较少用，多为研究时使用。

通过直观的测量方法，观察图像中可分辨目标物的线对数(1LP/cm)是实际工作中常用的方法，可以在图 12-4(d)中将窗宽调到最小，调节窗位使图像细节显示最清晰，用视觉确定图像中能分辨清楚的最大线对数即空间分辨率。

利用线对卡得到的结果存在较大的跳跃性，如设置扫描条件使得空间分辨率的理论值不同，利用线对卡测量的结果只能是相同的整数，显示不出空间分辨率差异。空间分辨率的国家标准为 :空间分辨率满足在 FOV 为 250mm×250mm 时，采集矩阵 128mm×128mm 的空间分辨力达到 2mm；采集矩阵 256mm×256mm 的空间分辨力达到 1mm；采集矩阵 512mm×512mm 的空间分辨力达到 0.5mm。

5) 低对比度分辨率

低对比度分辨率反映磁共振成像设备分辨信号大小相近物体的能力，即磁共振成像设备的灵敏程度。由于早期病变组织与正常组织的弛豫时间比较接近，灵敏度高的容易分辨出差异，因此低对比度分辨率对于一些中早期病变的诊断具有重要意义。磁共振成像选择具有多样性，不同物质得到不同参数图像的灰度不一样，因此，难以找出一个通用体模对几种参数成像进行低对比度分辨率的检测，国际上还未有此参数的测量方法及标准说明。实际检测中一般采用目视的方法观测，即在图 12-4(e)中同时调节窗宽、窗位使图像细节最清晰，视觉确定能分辨清楚的深度最小和直径最小的圆孔的像即低对比度分辨率。

6) 线性度

图像的线性度又称几何畸变，指物体图像的几何形状或位置的改变程度，它体现了磁共振成像重现物体几何尺寸的能力。临床图像的空间关系应该和所研究人体的实际空间关系相关联，这是磁共振成像设备的一个基本特性。线性度是评价这一特性的基本参数，是由在像素位置上的实际磁场偏离理论值造成的。局部磁场由静磁场和梯度磁场叠加而成。因此，造成几何畸变的主要原因是静磁场和梯度磁场的不均匀性。

对于磁共振图像，线性度检测需要体模里有已知距离的点，一般要从两个方向(即水平频率编码方向和竖直相位编码方向)测量，测量多组数据平均后得到图像线性度的测量结果。磁共振图像线性度一般用几何畸变率公式计算：

$$\left| \frac{LR - LM}{LR} \right| \times 100\% \tag{12-7}$$

式中，LR 为实际距离；LM 为测量距离。实际检测中，在图 12-4(d)中分别测量频率编码方向(X)与相位编码方向(Y)的小孔间距，并与真实距离(分别为 80mm、40mm、20mm)比较，代入式(12-7)，求出几何畸变，线性度用几何畸变率表示即可。国家标准、AAPM 要求几何畸变率不应超过 5%。

6. 测量过程质量控制

磁共振成像装置原理和构造非常复杂，涉及强磁场、强射频场、高速切换的强梯度场、低温超导环境、制冷系统等。简单来说，磁共振成像就是人体内原子核在主磁场和选层梯度场中，受到射频场激发而引起氢原子核共振，并在射频脉冲停止后，在编码梯度场作用下，由射频线圈检测接收氢原子核释放的信号，最终接收的信号经计算机处理后形成磁共振图像。这一过程中不仅存在许多不安全因素，而且容易产生各种图像质量问题，直接影响临床诊断的准确性，严重的甚至导致漏诊和误诊。磁共振成像设备的运行状态不仅取决于设备本身质量，而且取决于设备运行过程中各个环节的质量控制和管理。所有参与磁共振工作的人员，包括影像科医师、临床工程师、技师、护士等都负有各自的责任，任何一个环节的疏忽都可能产生不良结果，例如，图像伪影、序列参数不正确设置或者序列漏扫等将导致诊断困难，甚至误诊、漏诊。

磁共振成像系统质量控制检测项目主要包括 SNR、图像均匀性、层厚、空间分辨率、低对比度分辨率、线性度等，在测量时也要对测量过程进行质量控制，包括：①设备所处环境，所测结果必须在固定环境下进行。②在扫描前准备，扫描前对模体进行准备，模体贮存及搬运过程中会出现气泡并附着在内部检测部件上，扫描前应尽量去除气泡，使其不影响各成像检测层面才能进行检测。③扫描过程，扫描时应根据标准要求对扫描参数进行设置，包括所用扫描序列、TR、TE、FOV、层厚、矩阵及接收带宽等，在性能检测中均采用自旋回波成像脉冲序列。参数确定后对模体定位扫描，第一次扫描出的模体定位像不一定左右对称，必要时根据此定位像进行二次定位，以确保图像左右对称。④测试计算环节，扫描结束后要将得到的图像调入预览界面，调节图像大小及窗宽、窗位，根据测试方法进行参数的测试计算。

第三节　磁共振成像设备的预防性维护和保养

磁共振成像设备对环境要求非常高，对电源地线、温度、湿度、信号干扰屏蔽等都有很高的要求。温湿度低于或高于所设定的范围，机器均无法扫描。任何信号对电源地线或者扫描间的干扰，均会对扫描图像产生干扰。电气化环境同样会给设备带来巨大的影响。静电会烧坏集成电路板，使得设备不能正常使用。磁共振成像设备运行的安全稳定和质量保证是磁共振成像设备得以广泛应用的前提，磁共振成像设备要安全、稳定运行，减少故障发生率，延长使用寿命，降低维修成本，控制图像质量，必须严格执行磁共振成像的日常预防性的维护保养，严格规范执行操作规程，做好预防性维护保养。磁共振成像设备的预防性维护可以从三方面开展：①工作环境的维护；②设备保养；③从业人员素质提升。

一、工作环境的维护

环境因素会直接或间接地影响图像质量，甚至有可能引起机器故障，所以日常工作中应注意经常检查机房的工作环境，保证机器在最佳温湿度范围内工作，以保证图像质量的稳定性。

1. 温度

磁共振成像设备机房应配备足够功率的空调，让温度维持在 18～22℃，机房温度过低或过高时都会影响探测器的灵敏度，从而影响图像质量。非正常工作时间要安排人员值班或巡视，若发现机房温度超出规定范围，要及时调整并记录报告。

2. 相对湿度

磁共振成像设备机房的相对湿度应保持在 40%～60%，湿度变化率≤5%／h。若机房内太干燥，则机房内灰尘增多，仪器表面易产生静电而损坏机器。因此机房内一般要求配置除湿机和加湿器。

3. 设备与机房清洁

现今磁共振检查过程中造影剂的使用越来越多，高压注射器连接管脱落或者拔插针头时，造影剂容易滴落在床板或者线圈表面，有时甚至会有造影剂大量残留在磁体中间。由于造影剂是顺磁性物质，会严重影响磁场的均匀性，造成脂肪抑制序列的图像压脂不佳，磁共振波谱的检查结果不可靠甚至失败，如血氧水平依赖脑功能磁共振成像，对磁场的均匀性要求非常高，磁场的不均匀将导致检查结果的不可靠甚至失败。因此，使用磁共振成像设备对患者进行检查时，应当先对设备进行积尘和造影剂清理，特别是一些细小缝隙的地方。以免影响设备的正常运行，造成检查结果不准确。同时，积尘和造影剂不利于设备的散热，可能造成一些零件损伤或导致短路，影响设备使用。此外，设备机房的洁净度也会影响设备的运行，要定期清洁门窗上的灰尘和空气过滤网，在使用设备前，还要检查排风扇是否完好，从而保证磁共振成像设备的正常使用。

二、设备保养

1. 电气监测

磁共振成像设备在使用的过程中，不同的阶段对电压波动的频率有不同的要求，从而对设备的电源系统提出了更高的要求。由于电网电压时有不稳，在磁共振成像设备工作过程中停电或跳电后，常常会导致设备故障。因此，最好是专线专用，条件好的可以加装不间断电源(UPS)等保护设备。磁共振成像设备往往会设置不间断供电电源，以此保证供电系统的稳定工作，在日常维护及维修中应该检验不间断供电电源的电路是否正常工作、线路连接是否有效，也就是要完成设备的电气监测，如接地装置是否是为了保证磁共振成像设备的电流及电磁场稳定性而设置的，进行日常维护及维修时应查看接地装置的电阻变化，当阻值异于正常时予以及时处理。另外，在保证电源的基础上，设备出厂时厂家所提供的接地电阻等相关参数的安全使用范围在运行中应严格按照标准，以 Siemens 3.0T 磁共振成像设备为例：电压为(380±38)V，频率为(50.0±0.5)Hz。电气监测应做到三相相间电压的差值最大波动不得超过最小相电压的 2%；地线线径>25mm 的多股铜芯线，接地阻抗<2Ω；医院配电盘／PDB 内接线及空气开关等电器的状态良好。

在保证以上相关电路的安全、稳定的同时，还需要对设备的敏感部位的接线情况进行定期的检测，避免由于日常的检查、维护不到位而出现接线松动的情况，保证设备的正常运行。

2. 主磁体系统的日常维护与保养

在磁共振成像设备使用过程中，当患者需要运用医用磁共振成像设备诊断疾病时，患者本身产生非常强的主磁体磁场，因此要在患者疾病的诊断之前进行严格的检查，并向患者家属说明检查的内容以及情况。如果患者携带一些具有铁磁性的物质进行检查，不仅仅会导致检查结果不准确，更会给患者带来极大的身体伤害。在对医用磁共振成像设备的主磁体系统进行日常维护与保养时，相对于对其他部分的日常维护与保养比较简单，只要保证空气中灰尘的数量在合格范围，减少铁粉杂质对医用磁共振成像设备的影响，并且及时发现可能存在于主磁体周围的小型铁制品，就可以保证医用磁共振成像设备的运行效率，保证得到的影像图像的质量。

3. 控制台维护保养

控制台的维护保养主要包括：为控制台内部和过滤网除尘；在通电后，检查风扇工作是否正常；检查显示器、键盘、SCIM、鼠标工作是否正常；检查 DVD、MOD 工作是否正常；检查控制台能否正常启动等。

4. 水冷机维护保养

制冷系统是磁共振成像设备内部的重要组成部分，一般采用三级联冷系统，即采用将水冷、氦冷以及冷头三者相互结合的冷却方式。对磁共振成像设备中的制冷系统进行维护，一是应注意水量的控制，水冷机中的水量供给主要采用循环系统，在水循环过程中必然出现水量下降的情况，维护人员应在水量下降时及时补充蒸馏水；二是保证制冷系统中整洁的环境，避免异物进入，定期清理；三是提高传感器工作环境的稳定性，传感器设备容易受到环境腐蚀，而磁共振成像设备中的制冷系统需要传感器设备的支持，因此必须提高传感器工作环境的稳定性。当制冷系统出现故障时，首先应该观察循环系统中的水量是否处于合理位置，及时补充水量；其次及时清洁制冷系统中的异物，并检查传感器是否失灵，采取针对性的维修措施。

5. 液氦水平检查

磁共振成像设备尤其要注意定期检查液氦水平,重视磁共振成像系统的安全,维持低温环境非常重要。通常液氦水平要求不低于 60%,10K 的冷头的超导系统要每 3~4 个月补充 1 次液氦;4K 冷头的超导系统在确保水冷机、氦压机正常工作,且不停电的情况下,几乎不消耗液氦;水冷机的良好维护是确保制冷系统良好工作的基础。

当在磁共振成像设备的制冷系统中加入一定的液氦后,短时间内会出现成像的质量较差、画面模糊不清晰等现象,但经过 2 天左右,设备会恢复正常的成像效果,导致这一现象的主要原因为液氦加入系统中时,影响了被动屏蔽的磁体等部件的导电能力,所以设备成像的效果与正常的效果质量存在偏差。因此,在对设备进行液氦添加时,要在时间上做好合理的选择,即在设备负荷较低、工作量较少的时间添加,从而缩短这种现象存在的时间。在添加液氦的过程中,还要注重挥发管的状态。

6. 扫描床维护

在磁共振成像设备日常使用中,要注意扫描床的运行状态,包括扫描床移动、升降或与磁体连接时是否有东西阻碍,运行是否流畅,定位是否准确。对活动部位定期进行清理,查看有无异物存留,及时给扫描床升降装置加油。

7. 配套计算机系统维护保养

随着计算机技术的不断发展,很多影像设备都附带了计算机用以处理和保存图像及诊断数据。因此,相关的计算机设备要禁止使用外来软件,平时做好操作软件的备份,装配杀毒软件,严格指定专人操作。使用前要检查网络连通性,确保网络通信以及与 PACS 系统的连接,方便图像的传输。

三、从业人员素质提升

1. 设备使用科室人员职责

1) 具备上岗证

磁共振成像设备是高科技产物,其内部结构复杂,技术含量高,对操作人员的专业技术也提出了一定要求,在使用磁共振成像设备之前,一定要确保操作人员具有专业性,是经受过相关操作人员的培训的,具有磁共振成像设备上岗证。

2) 掌握设备基本维护及参数相关知识

操作人员应熟练掌握设备操作规程及零件构造,这样才能保证在使用时减少失误,或者在出现失误时能够及时地对其进行简单的维护处理,能定期检查操作间、设备间及扫描间的环境、温湿度的变化，检查设备地线、冷却水、液氦水平、磁体温度、磁体内压力和梯度冷却机温度等，还要定期检查机器通风孔的空气过滤网是否堵塞，保证机器散热良好。

同时，操作人员还应熟练掌握设备原理、各种参数的意义及调整各种参数所带来的各种可能的改变，避免盲目操作，对不同患者需要经常改动的参数要做到合理使用，提高工作效率及检查结果的准确性。

3) 做好检查前应做的工作

磁共振成像设备操作人员应在检查前认真审核医生申请单，了解患者情况及检查目的，询问患者有无心脑血管手术病史，有无金属物质的夹带，有无手机、手表、信用卡等，以免造成患者的健康及财产的不必要损失。应注意：①执行正确的开关机操作，严格按照操作规程，确保设备顺序启动和关闭；②发现异常的响声和气味应迅速停机检查，绝不能使设备带病工作，以免故障扩大；③建立工作档案、设备履历、故障登记，做好周、月、季、年维护计划和记录。

4) 做好磁场防护

磁共振成像设备操作人员必须时刻注意可磁化物体进入设备 5 高斯线范围可能带来的危害。例如，佩戴心脏起搏器、神经刺激器和使用胰岛素泵者进入 5 高斯线以内仪器失灵，体内有可磁化金属植入者进入强磁场会使其金属受到磁力作用而引发事故，机械手表接近强磁场会被磁化而不准确甚至损坏，磁卡接近强磁场会被消磁而不能用，钢铁材质的担架或轮椅过于接近磁共振的磁体会被吸附到磁体上而造成损失，抢救设备误入扫描孔内可能会导致机毁人亡，大型铁磁性物体接近磁体会被磁化成磁体，而其磁场反过来影响磁共振磁场的正常分布。

因此，要在明显地方悬挂醒目的注意磁场安全标识，进入扫描间的受检者和陪检者要认真地检查随身携带物品。在患者进行检查之前就要遵循相关的要求，保证患者身上不能带有任何手表、项链、戒指等，戴有心脏起搏器或者身体内有金属植入的患者不宜检查。幼儿或者幽闭恐惧症者可以注射适量的镇静剂，确保患者能够配合检查。

2. 维护人员职责

磁共振成像设备维护人员必须更专业地做好设备的维护保养工作，检查设备各项功能是否完好，机械装置是否灵活，电缆连接电路是否完好，直流输出电压是否符合要求；定期检查记录液氦面、冷头和冷水机运行状况，液氦面低于 55%～60%时加氦，定期补充循环水；定期检查校准射频管工作特性曲线，确保射频管工作在最佳状态；定期按照设备说明书测试调整或更换冷头、吸附器等耗损部件；执行 QA 和 QC 程序并记录结果。

第十三章　放射性核素成像设备

放射性核素成像也称核医学成像或称发射型计算机断层成像(emission computed tomography，ECT)，通过计算机图形重建来显示受检体内放射性核素在断层上的分布。ECT 装置分为单光子发射型计算机断层成像(single photon emission computed tomography，SPECT)装置和正电子发射型计算机断层成像(positron emission computed tomography，PET)装置。

第一节　放射性核素成像的原理

放射性核素成像是现代医学影像的重要组成内容之一，其成像原理是通过探测接收并记录引入体内靶组织或器官的放射性示踪物发射的 γ 射线，并以影像的方式显示出来，这不仅可以显示脏器或病变的位置、形态、大小等解剖学结构，更重要的是可以提供有关脏器和病变的血流、功能、代谢甚至分子水平的化学信息，有助于疾病的早期诊断。

一、SPECT 成像的原理

1. SPECT 的探头成像原理

γ 相机型 SPECT 的核心部件是探头，其成像原理如下：①当患者注射放射性同位素标记药物(简称放射性药物)后，放射性核素有选择地浓聚在被检脏器内，该脏器就成了一个立体射线源。②采集开始前，采集计算机为探头提供与所用核素相适应的校正和设置信息。③患者体内放射性药物发出的 γ 射线穿过安装在探头前面的准直器到达探测器，准直器尽可能地确保打到光电倍增管(photo multiplier tube，PMT)上的 γ 光子能直接与患者体内的原始位置保持一致。④γ 光子通过准直器后，与碘化钠(铊)(NaI(Tl))晶体相互作用，此相互作用在晶体内产生可见光(闪烁光)，在晶体中产生的光的数量与 γ 光子的能量成正比。⑤可见光被安装在晶体后面的 PMT 阵列所探测。⑥PMT 把晶体内的闪烁光放大到足够大，以便传输给后续电路。模拟式 γ 相机探头通过位置电路和能量电路获得 γ 光子的位置，并记录为一次有效的闪烁事件。数字式 γ 相机探头则直接把 PMT 信号转换为数字信号，并滤波与预定义的阈值相比较，进而被处理成一个闪烁事件。⑦闪烁事件传送给采集计算机，每个事件包括 X、Y 位置坐标和能量 Z 信号，采集计算机应有必要的校正，获得的图像反映患者体内的放射性药物的分布。⑧探测器旋转一个角度可得到一组数据，旋转一周可得到若干组数据，根据这些数据可以建立一系列断层平面图像，计算机则以许多二维断层图像重建而形成三维图像，实现真正的三维立体图像。γ 相机型 SPECT 探头成像原理示意图如图 13-1 所示。

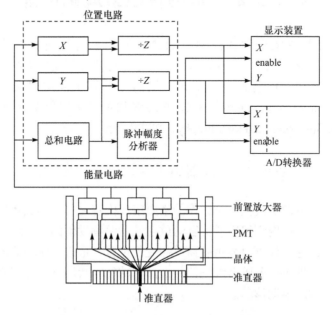

图 13-1　γ相机型 SPECT 探头成像原理示意图

2. SPECT 数据采集

SPECT 数据采集时探头的旋转方式一般分为步进式和连续式两种。步进式采集数据时，探头在计算机控制下每旋转 2°～9°停下来采集一次数据，再旋转采集下一组数据。旋转的步数由像素和系统的分辨率决定。探头每次旋转需要时间 3～5s，有时长达 8s，这段时间内不采集数据，因此称为死时间。死时间导致数据采集时间延长，影响受检者的舒适性，对图像的质量并无益处。连续式则不存在死时间的问题，探头在旋转过程中不间断地采集数据。这样采集的图像不再是某个方向的投影，而是一段圆弧的投影，圆弧越短，则图像越清晰。这就要求探头在旋转过程中尽量缓慢、平滑。在近期新发展的采集模式是步进式与连续式联合使用，即探头在旋转过程中采集数据，同时会停留在一些角度上采集投影图像，从而尽可能避免由连续旋转产生的图像模糊现象。

3. SPECT 的图像重建

由投影数据经过计算、处理得到断层图像，该过程称为重建(reconstruction)。

重建图像有很多种方法，SPECT 常用的有两种：滤波反投影法(filtered back projection，FBP)和迭代法(iterative reconstruction，IR)。

1) FBP 重建

FBP 是 SPECT 图像重建方法中最常使用的一种。反投影就是将采集获得的原投影值均匀分配给投影线所经过的矩阵中每个像素单元中，然后将每个矩阵单元中的值相加，叠合后生成断层图像。滤波则是对投影值做高频提升预处理，使反投影生成的图像清晰化。

FBP 技术主要分成以下步骤。

(1) 傅里叶变换：将原始投影数据通过傅里叶变换转换成频域函数。

(2) 滤波：用斜波函数(ramp，A=f)和合适的窗函数的乘积进行组合滤波，消除星状伪影和高频噪声。

(3) 傅里叶逆变换：将经过滤波后的投影数据进行傅里叶逆变换，将频域数据转换回空间域。

(4) 反投影运算：用反向投影技术重建横断层图像。

经过以上过程的处理，消除了周围的本底，恢复重建出真正的点源影像。

2) IR 重建

IR 重建过程如下：首先假设一组初始图像估计值，然后重复以下四个步骤，直到图像数值收敛到某个条件。①投影：以当前的假设估计值为准，对各种角度作投影，可将衰减因素考虑在内，构成一个估计投影。②比较：将估计投影和扫描时相同方向获得的投影数值相比较，两组数据互相比较的结果形成一组误差投影。若两组数据以倍率方式比较(估计投影/扫描投影)，则误差投影采用乘法修正；若两组数据以差额方式比较(估计投影–扫描投影)，则误差投影采用加法修正。③反投影：计算出误差投影后，反投影形成一组误差图像估计。④更新：利用反投影步骤形成的误差图像估计来修正当前的图像假设估计。当初以倍率方式比较则以误差图像估计和当前图像估计相乘；当初以差额方式比较则以误差图像估计和当前图像估计相加。

二、PET 成像的原理

PET 从分子水平出发，把组织病理学检查延伸为组织局部生物化学的显示，确定病变的性质及恶性的程度，预测病程并直接指导治疗。

1. 数据采集探测环

由许多晶体组成的 PET 探测环可分为部分环、全环、多排多环形等，如图 13-2 所示。Discovery LS(GE 公司生产)就有 12096 个单独的环形晶体，排列在 18 个环形位点上，每个环有 672 个 BGO 晶体，每个晶体在 15.3cm 的视野轴上提供 35 个分割区，横断面为 4mm，轴向面为 8mm，半径为 30mm；包含 672 个矩形的双向阴极 PMT。两个 PMT 附属一副环状晶体(6mm×6mm)，偶联到一个探测块上，居于中心位置，横断面方向为 26mm，轴向为 51mm。在各个方向都有相同的分辨率，并且具有高速计数能力。

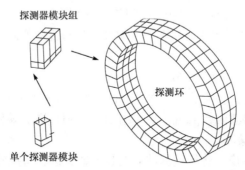

图 13-2　PET 的探测器模块组装成探测环示意图

2. 数据采集

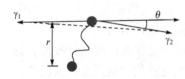

图 13-3　正负电子湮灭示意图

r—正电子的射程，θ—湮灭产生的两个 γ 光子出射方向夹角

正电子显像剂注射到人体后，在体内衰变过程中放出正电子 β⁺。正电子在人体组织中运行 1～3mm 的距离，即会与带负电荷的电子撞击而相互抵消毁灭，在此过程中质量消失，以能量的形式释放出 2 个方向相反(互成 180°)的 γ 光子(511keV)。PET 可同时侦测到这些成对的 γ 射线，并利用计算机技术重组其在组织或器官内的分布。图 13-3 给出了正负电子湮灭后发出 γ 光子的示意图。受正电子平均射程和湮灭后两个 γ 光子出射方向夹角并不是严格 180°的影响，PET 的空间分辨不可能好于 2mm，考虑到系统本身的空间分辨，目前最先进的 PET 的空间分辨约为 4mm。

如果在规定的时间窗内(0～15ns)，探测器测到一对互成 180°±0.25°的 γ 光子时，系统记录为一次符合事件。探测器对 γ 光子湮灭光子事件的响应为线性响应(line of response，LOR)。

数据获取受到符合探测、死时间、扫描方式、数据存储模式等因素的影响。

(1) 符合探测。在规定的时间窗内一对互为 180°的晶体探测到两个光子时，系统记录为一次符合事件。符合事件分三种。

① 真符合：晶体捕获的是一对真正的湮灭光子。

② 随机符合：记录到的两个光子在时间窗内，但不同时发生或不来自同一个位置。

③ 散射符合：γ 光子因发生康普顿散射而改变运动方向，没有进入本该探测的探测器对中，而在另一对探测器中被记录。

采用新的晶体可以提高真符合，在探测环间内置环形隔离片可减少散射符合。

(2) 死时间。一次符合事件的能量与空间位置信息被记录并处理所需的时间为死时间。在这期间内，探测系统不能探测新的 γ 光子计数，会丢失部分数据。采用闪烁时间更短的晶体，更快地处理电路，使用小型高效 PMT，减少每一次符合事件的 PMTs 数目，都可以缩短死时间，提高探测效率。

(3) 扫描方式。扫描方式有 2D 与 3D 模式。2D 采集时，探测环环之间有铅挡块伸出，符合发生在相对的探测器空间中；其散射符合比较低，但丢失部分符合事件，灵敏度低。3D 采集时，探测环之间无阻挡，灵敏度高，但散射也高。由于 3D 是无间隔的采集方式，其灵敏度是 2D 采集的 6 倍左右，噪声相当计数率是 2D 采集的 4 倍。

(4) 数据存储模式。在以 2D 与 3D 模式采集了位置与能量的信号后，存储到数据矩阵中，矩阵有两种模式。在 2D 模式，一个矩阵图由 336 个角度、238 个发射组成，符合结构可被采集的最大发射数为 289，支持 55cm 的视野所要求的，使用分区模式内存传输；在 3D 模式，数据被组为发射平面，因机型不同数目有所不同。

3. 数据处理

将采集到的数据进行数据处理，重建成显像剂在体内的分布图。存储的数据传输到工作站，按层保存，每层又包含特定角度的信息，特定角度的信息是每个角度的 LOR 值的线性积分。数据存储于矩阵中，矩阵的行和列代表角度值和放射性采样。

(1) 二维重建。FBP 对角度数据进行傅里叶变换，在频域内用滤波器对重建数据进行滤波处理，最后进行逆变换。

IR 对特定算法获取的目标函数进行最大或最小化处理，能综合各种信息，如噪声成分、衰减、不同探测器的成分，从而获得更精确的图像。目前使用的主要有最大似然期望最大值法(maximum likelihood expectation maximization，MLEM)、期望最大值法(ordered-subsets expectation maximization，OSEM)。

(2) 三维重建。三维重建数据量巨大，运算复杂，需要二维重建图像估算未采集到的部分，以及投影数据一起通过 FBP 进行重建。目前使用的是三维数据重组法(3D data rebinding)以及 3D-RAMIA 算法。

第二节　放射性核素成像设备的质量控制

放射性核素成像设备的性能直接关系到核医学影像诊断的质量，因此放射性核素成像设备的质量控制一贯备受重视。设备的质量控制实际上是质量保证的一部分，1982 年 WHO 对核医学的质量保证规定了三方面的内容：改进诊断信息的质量、使用最小放射性核素活度取得预期诊断信息和有效地使用可利用的资源。这三方面内容引申到核医学影像设备，它的内容理解为：仪器的正确使用、设备的质量控制和设备的性能维护。作为质量保证内容的一部分，质量控制定义为对设备性能按特定标准进行专门测试及校正，包括由相关资质的机构进行的验收检测、状态检测及由医疗机构使用者进行的日常质量控制(包括稳定性检测及日常保养)。NEMA 对 γ 相机和 SPECT 的性能测试标准相继有 3 个版本，分别为 1994 年、2001 年及 2007 年版，目前采用最新的 2007 年版对 γ 相机和 SPECT 进行质量控制检测。同时 1994 年版针对当时的 PET 二维采集及小视野的技术特点，采用较小的脑模体测试；2001 年版则是针对目前 PET 主要用于全身肿瘤显像的实际情况而制定的性能测试标准。

一、SPECT 主要参数的检测方法

SPECT 是通过 γ 相机的探头旋转进行工作的，因此 SPECT 质量控制包括 γ 相机性能参数检测、断层性能参数检测及全身扫描性能参数检测。

1. γ 相机性能参数检测

γ 相机的性能分为固有(intrinsic)性能和系统(systemic)性能两大类。固有性能为卸下准直器时 γ 相机探头的性能；系统性能为安装准直器后 γ 相机探头的性能，故系统性能与准直器的性能有关。同一类性能参数又有有效视野(useful field of view，UFOV)和中心视野(central field of view，CFOV)之分。UFOV 由厂家设定，通常为探头尺寸的 95%；CFOV 为 UFOV 的 75%。γ 相机性能反映平面图像的质量。

1) 空间分辨率

空间分辨率是影响图像质量的一项重要指标，反映能分辨两点间的最小距离，通常用线源扩展函数(line spread function，LSP)的 FWHM 及十分之一高宽 (full width at tenth maximum，FWTM)来表示。FWHM 及 FWTM 越小，空间分辨率越高。

空间分辨率分为固有空间分辨率和系统空间分辨率。固有空间分辨率是不包括准直器时探头的空间分辨率，可以使用不同宽度和间隔的四象限铅栅模型和线源进行测量。系统空间分辨率则由固有空间分辨率 R_i 和准直器空间分辨率 R_c 综合构成：$R_s = (R_i^2 + R_c^2)^{1/2}$。

提高空间分辨率的途径有：PMT 的数量增加(晶体大小保持不变)、入射 γ 射线能量增大、晶体变薄、能量窗宽减小等。此外，在采集图像时，应尽可能使准

直器贴近患者体表。空间分辨率与探头和体表的距离呈线性关系。距离越远，空间分辨率越差。

固有空间分辨率测试方法如下。

(1) 铅栅模型：将探测器面向上方并保持水平，卸去准直器。将一个面积大于晶体的四象限铅栅模型置于晶体表面，并使铅栅的 *X-Y* 轴与晶体的 *X-Y* 轴重合。将活度为 18.5～37MBq(1mCi=37MBq)的 ^{99m}Tc 垂直悬挂在探测器中心上方，距离探测器表面 5 倍于 UFOV 的最大几何长度，如图 13-4 所示。将 γ 相机窗宽置 20%，预置计数为 1000K，用 256 像素×256 像素矩阵静态采集铅栅图像。采集完成后将铅栅旋转 90°放置，重复以上静态采集。铅栅旋转 360°回复到初始位置后，将它翻面重复上面 4 次采集，最终获得 8 帧在不同象限上、不同宽度和横竖的铅栅图像。

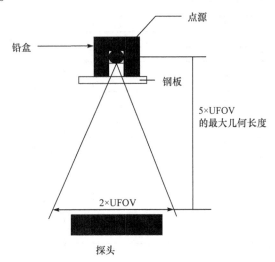

图 13-4　探头放置示意图

(2) 线源扩展函数：由于固有特性测试时探测器不带准直器，线源必须附带测试分辨率的准直铅模，如图 13-5 所示。铅模中间有两条 1mm 宽度的平行窄缝，两条窄缝的间距为 30mm，铅模厚为 3mm。

准备两根内径为 1mm、长度为 300mm 的线源，线源内灌 37MBq 的 ^{99m}Tc 溶液。灌入线源的 ^{99m}Tc 溶液必须达到合适的放射性比活度，它可以根据下面方法计算。

已知线源的长度 *L*=300mm，内径 *D*=1mm，要求线源的放射性活度 *A*=37MBq，用式(13-1)可计算出配置的放射性比活度 *B*：

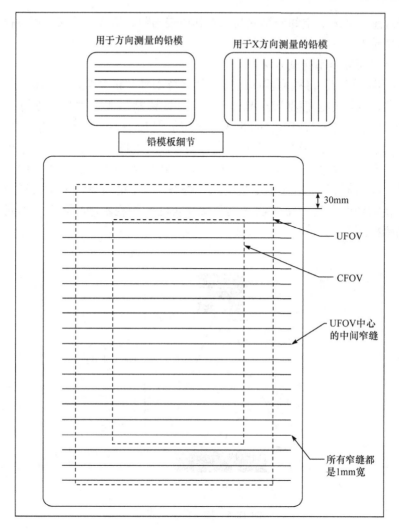

图 13-5　铅模示意图

$$B = \frac{1000A}{\pi \left(\dfrac{D}{Z}\right)^2 L} \tag{13-1}$$

　　将探测器面向上，卸去准直器，在晶体表面覆盖一块足够大的 8mm 厚的有机玻璃板，确保晶体在测试过程中的安全，将线源准直模型小心地放置在探测器中心，使其两条准直缝的中心线与探测器 Y 轴重合。在准直缝上放上两根线源，将窗宽置 20%，预置计数为 1000K，用 256 像素×256 像素矩阵采集线源图像。把线源准直模型和线源旋转90°放置,使其两条准直缝的中心线与探测器 X 轴重合,重复以上静态采集。

系统空间分辨率测试方法如下。

准备两根内径为 1mm、长度为 300mm 的线源，线源内灌 37MBq 的 ^{99m}Tc 溶液。装上准直器，两线源平行且相距 100mm，置于探头表面与 X 轴方向平行，距离准直器表面 100mm，20%窗宽，放大倍数 2.0，以 512 像素×512 像素矩阵采集线源图像(总计数约为 5000K)。先计算像素的平均尺寸，再作线源图像 30mm 剖面段，连续截取出多条剖面线并计算 FWHM。再将线源转动 90°，沿 Y 轴放置，重复上述测试和计算。取所有 FWHM 的平均值，得到系统空间分辨率。

质控要求：固有空间分辨率<3.8mm；系统空间分辨率为 8～12mm。

2) 固有泛源均匀性

固有泛源均匀性是在探头全视野内，对一个均匀分布的放射源响应的差异，即计数密度(单位面积的计数)的差异。均匀性包括积分均匀性(integral uniformity，U_i)和微分均匀性(differential uniformity，U_d)。

积分均匀性 U_i 由均匀入射的 γ 射线在探头视野中产生的最大像素计数(C_{max})与最小像素计数(C_{min})按式(13-2)计算：

$$U_i = \frac{C_{max} - C_{min}}{C_{max} + C_{min}} \times 100\% \tag{13-2}$$

微分均匀性 U_d 由视野中 X 方向及 Y 方向相邻 5 个像素中最高像素计数(C_{Hi})与最低像素计数(C_{Low})按式(13-3)计算：

$$U_d = \frac{C_{Hi} - C_{Low}}{C_{Hi} + C_{Low}} \times 100\% \tag{13-3}$$

U_d 为每 5 个连续像素的行/列中相差最大的一组。

固有泛源均匀性的影响因素包括 PMT 性能不一致、空间线性变坏、晶体性能变差和损坏、能量窗的漂移等。

以上均匀性的测试需分别用临床使用的全部准直器来进行，这项测试有助于发现某个准直器存在的问题。

测试方法如下：用体积尽可能小的 7.4～14.8MBq 放射性核素制作成点源。点源的活度以测试条件下采集计数率接近但不超过 20kcps(cps 指 counts per second)为依据。点源可以选用不同的核素，最常用的核素为 ^{99m}Tc。将 SPECT 探测器晶体面向上，卸去准直器，在晶体表面覆盖一块足够大的 8mm 厚有机玻璃板，确保晶体在测试过程中的安全。将点源悬挂在探测器视野正中心上方，距晶体表面 5 倍于探测器 UFOV 的最大几何长度。仔细按照临床使用条件，调节 γ 相机的采集条件，特别注意能量窗的大小和对准能峰位置。如果系统带有均匀性测试软件，按照软件采集要求设置采集参数，否则可预置采集计数为 5000K，采集矩阵 256 像素×256 像素，确信在此条件下不会造成采集计数溢出。

质控要求：固有泛源均匀性，微分<2.6%，积分<4.2%。

3) 固有能量分辨率

固有能量分辨率是衡量 SPECT 分辨光电峰能力的一个参数，反映其鉴别原 γ 闪烁事件和散射事件的能力，定义为光电峰 FWHM 与峰值之比的百分数。

影响固有能量分辨率的因素有各个 PMT 的分辨率是否一致、晶体的性能和 PMT 与晶体间耦合是否良好等。

测量方法如下：将 γ 相机探测器晶体面向上，卸去准直器，在晶体表面覆盖一块足够大的 8mm 厚有机玻璃板，确保晶体在测试过程中的安全。将 37MBq 的放射性核素点源悬挂在探测器 UFOV 中心轴上方适当高处，以采集计数率不超过 20kcps 来调节点源的初始高度。将窗宽调至 2%，并对准所选核素的主光电峰。将单道窗在所选放射性核素主光电峰能量的±10%范围内调节，每次调节间隔为 2%。以 ^{99m}Tc 为例，单道窗宽为 2%，窗在能谱上调节范围为 125～155keV，每次调节步长为 3keV，在每个步长间隔进行全视野计数采集，采集时间为 30s，共计采集 11 个点，记录每次采集的计数值和能窗位置。

质控要求：固有能量分辨率<10%。

4) 固有空间线性

固有空间线性是反映 γ 光子位置产生几何畸变(失真)程度的参数，包括绝对线性和微分线性。

(1) 绝对线性：线扩展函数峰位的最大位移(mm)。

(2) 微分线性：线扩展函数峰值间隔的标准差(mm)。

绝对线性和微分线性值越小，其线性越好。

测试方法如下：用体积尽可能小的 19～37MBq 放射性核素制作成点源。点源活度以测试条件下采集计数率不超过 20kcps 为依据，选用核素 ^{99m}Tc。将 SPECT 或 γ 相机探测器晶体面向上，卸去准直器，在晶体表面轻放线性铅栅模型，并使铅栅窄缝与探测器 Y 轴平行。将点源悬挂在探测器视野正中心上方，距离晶体表面 5 倍于探测器 UFOV 的最大几何长度。设 20%窗宽，对准光电峰，预置 1000K，采用 256 像素×256 像素矩阵静态采集。

固有空间线性的影响因素包括位置加权电路矩阵的直线性和混合器、比率电路的线性工作范围。

质控要求：固有空间线性 ≤ 0.30mm。

5) 系统灵敏度

系统灵敏度表征系统的探测效率，描述探头对源的响应能力，定义为单位活度的计数率，与准直器的类型、窗宽、源的种类及形状有关，主要决定于闪烁体和准直器的效率。

测试方法如下：将 37MBq 的 ^{99m}Tc 溶液灌入平面灵敏度测试模型内，该模型内径约为 100mm,高度为 10mm。灌源之前务必精确测量灌入模型的 ^{99m}Tc 活度,并准确记录测量的时刻。把装有准直器的探测器面向上,在准直器表面铺一层透明塑料膜,将平面源模型置于探测器正中心,距离探测器表面 100mm 处。设 20% 窗宽,对准光电峰,预置 1000K 计数,进行静态采集。准确记录 500K 计数点对应的时刻,以便数据分析时进行活动衰变校正。准确记录采集 1000K 计数所用的时间 t。取走放射源,预置时间 t,进行一帧本底采集,记录时间 t 的本底计数。

质控要求:系统灵敏度 $\geqslant 60s^{-1}\cdot MBq^{-1}$。

6) 计数率特性

当视野中的活度较低时,γ 相机计数率随活度的增加而增加;当活度增加到一定值时,计数率开始随活度的增加而减少。计数率特征(count rate performance)描述计数率随活度的变化的特征。由最大计数率、20%丢失时观察计数率,以及观察计数率随活度的变化曲线表示。计数率特征分固有(无准直器、源在空气中)计数率特征和散射系统(有准直器、源在水中)计数率特征两种情况。

(1) 最大计数率:20%计数损失时的计数率。

(2) 用下列双源法求死时间 τ:两个点源计数率分别为 R_1、R_2,将两个放射点源放在一起置于探头正前方共同产生的计数率记为 R_{12},则

$$\tau \frac{2R_{12}}{(R_1 + R_2)^2} \ln\left(\frac{R_1 + R_2}{R_{12}}\right) \tag{13-4}$$

质控要求:最大计数率 $\geqslant 75\times 10^3 S^{-1}$。

7) 多窗空间配准度

多窗空间配准度是表征在不同能量情况下,SPECT 图像位置偏离的一个参数。

测试方法如下:该项测试的放射源模型为置于准直铅罐内的 ^{67}Ga。该铅罐底部有一个直径 5mm 的准直孔,铅罐底厚(即孔长)25mm。罐中 ^{67}Ga 的活度以测量时各能窗计数率不大于 10kcps 为原则。将能窗分别置于93keV、184keV 和 300keV,采集矩阵为 256 像素×256 像素。将 γ 相机探测器晶体面向上,卸去准直器。在探测器表面放一块能完全覆盖探测器的有机玻璃。将模型分别置放在探测器中心和 X、Y 轴上中心点到 UFOV 边缘的 40%、80%的位置,共 9 个测试点。各点对三个能窗的图像同时采集,每个能窗至少采集 1000 计数。

2. 断层性能参数检测

1) 旋转中心校正

SPECT 的旋转中心(center of rotation,COR)是虚设的机械点,它位于旋转轴上,是机械坐标系统、探头电子坐标和计算机图像重建坐标共同的重合点。任何不重合都表现为旋转轴倾斜和旋转中心漂移(center of rotation offset)。旋转轴倾斜及旋转中心漂移会在 SPECT 图像上产生伪影。

测试矩阵中心对应探测器平面某一点的垂线与旋转轴之间的距离。在 X 轴方向的距离为旋转轴心偏移，在 Y 轴方向的距离为 Y 轴倾斜。此项测试显示计算机电子矩阵与 SPECT 系统机械旋转中心的偏差。旋转中心偏移可以用软件进行校正，但是 Y 轴倾斜只能通过对机械旋转轴的调校得以纠正，无法用软件校正。

测试方法如下：将活度为 500μCi 的点源固定在一根长为 500mm 的直棒上。将装有低能高分辨准直器的探测器面向上，准直器平面保持水平，并距离旋转中心 12cm。置点源距离探测器平面 10cm，并在 X 轴方向距离旋转轴 2cm，在 Y 轴方向距离 X 轴 2cm。置 20%窗宽，调准能峰位置。探测器回置 0°位，用 512 像素×512 像素矩阵静态采集，采集总计数为 10K。探测器置于 180°，重复上述静态采集。将探测器置更多角度进行采集。

质控要求：旋转中心漂移<0.5mm。

2) 断层均匀性

断层均匀性是指对均匀体源所成的断层图像中放射性分布的均匀性。断层均匀性比 γ 相机平面图像的均匀性差，因为探头旋转可造成断层均匀性降低，另外，重建过程对断层非均匀性有放大作用。保证断层图像均匀性首先要使 γ 相机的均匀性处于最佳状态。断层均匀性实际上是 SPECT 对核素在体内三维分布能否真实再现的指标。断层均匀性与重建算法及总计数有关。

质控要求：断层均匀性控制在±1%以内。

3) 断层空间分辨率

断层空间分辨率是指 SPECT 的空间分辨率，包括三个方向的分辨率：X 方向、Y 方向、Z 方向，或者径向、切向、轴向，用点源或线源的扩展函数在不同断层中的 FWHM 来表示。断层空间分辨率分有散射和无散射两种情况，FWHM 越小，断层空间分辨率越高。断层厚度也是 SPECT 的一项性能指标，其实质上为轴向分辨率。SPECT 空间分辨率在 10～20mm。SPECT 的空间分辨率与多种因素有关，准直器的类型、衰减校正、散射、晶体厚度、重建算法等都会影响空间分辨率。

质控要求：断层空间分辨率≤17mm。

3. 全身扫描性能参数检测

全身扫描系统分辨率是测试在全身扫描条件下，γ 相机对发生在不同位置的闪烁事件的分辨能力。

测试方法如下：采用两条内径小于或等于 1mm、长度为全身扫描视野宽度的硅胶管制成的线源模型。将两条线源模型平行相间固定在有机玻璃上，用卡尺精确测量线源间距离保持为 100mm。硅胶管中注入 ^{99m}Tc 溶液，其活度以 γ 相机测试的计数率保持在 10～20K 为依据。γ 相机装上临床全身扫描使用的准直器。探测器面朝下放置，将线源模型放在检查床上，其中一根线源置于扫描野中间，并与扫描方向垂直。探测器表面与扫描床平行,距离线源平面100mm。设20%窗宽,对准光电峰,按照临床使用的扫描速度进行模拟式全身扫描。继而将探测器转到扫描床下,使探测器面朝上,并保持与床面平行,按照上面相同设置条件进行扫描。将线源模型平转90°,使其中一根线源置于扫描野中间,并与扫描方向平行。重复上面进行的两次扫描。这样分别在无床面衰减和有床面衰减条件下,获得与扫描方向一致的和与扫描方向正交的四种分辨率。

二、PET 主要参数的检测方法

PET 质控没有统一的标准,都是根据各自生产商自带测试软件要求来进行的。PET 的质量控制分为两部分：系统性能校正和系统参数测试。

1. 系统性能校正

PET 必须通过各种校正,达到提高影像质量和消除图像伪影的目的。同时,为了提供靶器官摄取示踪剂绝对量的功能,在定量计算之前须严格完成必要的数据校正。这些校正包括探头归一化、放射性核素衰变校正、组织衰减校正、散射校正、随机符合校正和死时间校正。

1) 探头归一化

探头归一化也称为探测器灵敏度校正。对 PET 数据进行图像重建时,遵循的基本假设是符合投影灵敏度一致。但因为探测器参数存在差异,探测器的实际灵敏度并不一致。符合投影线与探测器表面夹角不同,也会造成灵敏度的差异。这说明探测器的灵敏度与探头几何尺寸、几何形状有关。对这些造成探测灵敏度差异的因素进行校正的过程称为探测器归一化。每一条符合投影线都应有一个归一化因子。获得全部投影线归一化因子的方法,是对一个符合源进行长时间采集,每条存在的投影线的计数值的倒数与归一化因子成正比。该方法采集时间过长,实际应用受很大限制。更主要的是这种方法把真符合灵敏度和散射符合灵敏度使用相同的归一化处理,实际上这两种符合存在不同的校正因子。校正因子随时间的变化会有改变,这样就必须定期进行近10h的校正采集。把校正因子分解成两种影响因素的乘积：探测器效率和几何影响因素的乘积。前者会随时间的变化而变化,但它的变化只受探测器的影响,而探测器与投影线相比数量少得多,校正测量和计算工作量也小得多。后者在几何条件和探头结构确定的情况下,不再随时间改变,经过一次校正采集和计算后就可确定。这种校正模式对 2D 或 3D 采集都很有效。目前 3D 校正仍在不断研究改进之中。

2) 放射性核素衰变校正

用于正电子采集的放射性核素都是短半衰期药物。随着采集的进行,注入体内的放射性核素会自然衰变。为了使采集开始和结束所得数据不受衰变影响,必须进

行放射性核素衰变校正。这些校正只要根据衰变公式计算就可以，衰变校正系数为

$$I = \exp(t \times \ln 2 / T_{1/2}) \tag{13-5}$$

式中，t 为采集开始后的某一时刻；$T_{1/2}$ 为所用放射性核素的半衰期。

3) 组织衰减校正

γ 光子经过人体组织时会被人体组织吸收，这种吸收称为射线的组织衰减。组织衰减会使采集到的图像失真，为了防止图像的畸变和伪影的发生，需要对组织衰减进行校正。最简单的组织衰减校正是假设人体组织密度是均匀的，校正只要通过公式 $I_0 / I = \exp(\mu, x)$ 计算(其中 I_0 为衰减前的放射性活度；I 为衰减后的放射性活度；μ 为组织衰减系数；x 为射线衰减的距离)。但是人体各组织的密度存在较大的差异，以上校正方法与实际情况有很大差距。为了更准确地对组织衰减进行校正，采用人体组织密度图谱对射线的衰减作精确校正。这种组织衰减校正方法可以用 PET/CT 的 X 射线作为穿透源，也可以用放射性核素作为穿透源。X 射线穿透力强，成像精确，而且 PET/CT 本身就具有 CT 的优势，因此现在大多数 PET/CT 都采用 X 射线作为组织衰减校正的穿透源。少部分 PET/CT 依然配备放射性核素穿透源。

为了用 CT 影像对 PET 进行组织衰减校正，每次 CT 后要根据所得 CT 值计算生成投影线的衰减校正因子集合，衰减校正因子集合根据 CT 值分组归类为高密度(骨骼等)、中密度(软组织等)和低密度(肺组织和空腔等)组合，这种数据组合可以使 PET 的组织衰减校正既能有足够快的运算速度，又能有足够高的校正精度。而放射性核素穿透源有环状穿透源或旋转的棒状穿透源等多种样式，用配备的穿透源照射视野内的被测对象，获得各方向的穿透投影线数据，并计算出视野内各位置的组织衰减系数。这两种穿透源各有其优缺点，环状穿透源采集效率较高、节省时间，但是它不能使用高活度源，因此统计特性较差；棒状穿透源必须经过旋转才能完成采集，因此采集时间较长，但是它随机符合和散射符合均较小，并且可以用高活度源进行穿透采集，既弥补了时间长的缺点又获得较好的统计特性，目前使用棒状穿透源较为普遍。只要穿透源的活度足够大，穿透采集的时间可适当缩短。散射带来的采集误差用"穿透源窗"技术使其减至最小。"穿透源窗"确认经过穿透源的符合投影线才有效，这就有效地抑制了大量非真符合事件。对 3D 模式，这种方法不是很有效。接近穿透源的探测器因死时间带来大量计数丢失。加上散射符合大量发生，都影响组织衰减系数测量的准确性。PET/CT 采用 X 射线扫描进行穿透采集，可以提高 3D 模式下组织衰减校正的准确性。

4) 随机符合校正

两个不相关的光子在符合时间内被检测，称为随机符合。PET 定量分析时必须把这部分非真符合计数去除。一种去除的方法是从每条符合投影线的数据中计算出随机符合计数，并把它减去。每条投影线的随机符合率 R 为

$$R = 2tR_1R_2 \tag{13-6}$$

式中，t 为符合分辨时间；R_1 和 R_2 分别为投影线所对应探测器的单个计数率。

式(13-6)中 t 是已知的，R_1 和 R_2 是可测量的，因此随机符合率可以计算获得。单探测器计数率通常都比符合计数率高很多，所以这种方法测得的随机符合率的统计误差较小。

另一种更常用的方法是延迟窗测量法。这种方法的原理很简单，因为真符合事件只在时间窗内完成，而随机符合则随机分布在任何时间段上。只要把单探测器的符合时间延长至符合时间窗之外，在延迟窗内获得的符合计数可认为是随机符合计数。延迟窗与符合时间窗的死时间特性相同，避免了死时间不同带来的测量误差。但是延迟窗内符合计数率较低，存在一定统计误差。

5) 散射校正

2D 模式下因为存在环间隔片，屏蔽了绝大部分散射线，此时散射符合率可忽略不计。但 3D 模式下不存在环间隔片，散射符合灵敏度增高，散射符合计数率变得非常大，必须进行散射校正。

对闪烁探测器而言，γ 光子的探测是通过高能光子在闪烁体中能量转换产生可见光实现的。射入闪烁体中的 γ 光子，通过光电吸收和康普顿散射两种主要方式完成能量转换，产生能量电子。能量电子在闪烁体内行进过程中交出自身能量，激发周围电子。这些处于激发态的电子回到稳定基态时，释放能量并产生可见光。光电吸收和康普顿散射产生不同能量分布的光电子。光电吸收时 γ 光子的能量完全交给电子，因此光电子能量集中在较高、较窄的能谱段上，呈现一个狭窄的能峰。康普顿散射产生的光电子能量随散射角的变化而在较低能谱段上分布。根据这一原理，只要探测器有很好的能量分辨率，就有可能采用双能窗或多能窗的方式，把散射符合与真符合区分开，除去大部分散射符合计数。双能窗校正法分别设置主能窗和康普顿能窗。这种方法简单实用，但无法区分康普顿符合与真符合交叉部分。采用多能窗校正法，可以获得不同能谱段多点康普顿符合和真符合计数率值。通过拟合可以很好地区分两种符合计数的分布函数，从而有效地进行对散射符合的校正。还有其他一些有效的散射校正方法，如蒙特卡罗(Monte Carlo)校正法、卷积相消校正法、模型计算校正法等。

6) 死时间校正

系统死时间造成了符合计数的丢失，这种丢失随计数率的增高变得非常严重。这些计数的损失显然影响了定量分析的准确性，必须对采集数据进行死时间校正。有效的方法之一是，把不同计数率条件下的死时间计数损失进行模型化测试。通过反复试验测算，获得校正模型的参数。死时间校正不仅弥补了死时间造成的计数损失，还能有效地减少因高计数率脉冲堆积带来的定位误差，特别是 3D 模式下的定位误差。

2. 系统参数测试

1) 质量控制测试模型

PET 的质量控制测试需要依靠测试模型和测试源。按照 PET 性能测试 NEMA 标准的规定，测试模型为纯聚甲基丙烯酸甲酯(polymethyl methacrylate，PMMA) 构成的正圆柱体，外部直径为 203mm，壁厚为 3mm，圆柱长度为 190mm。两端盖板用 PMMA 材料，可注入溶液和放置内插件。测试模型柱体插件为三个正圆柱体模型，一个为直径 50mm 的实心体，由相对密度在 2.13～2.19 的聚四氟乙烯组成，另外两个为外部直径 50mm 的可灌注的空心体，壁厚为 3mm，它们的长度与圆柱体相同。在测试模型内，这三个直径 50mm 的插件放置在一起，它们位于距测试模型中心轴 60mm 的半径处，相互间隔 120°，并与测试模型中心轴平行，如图 13-6 所示。

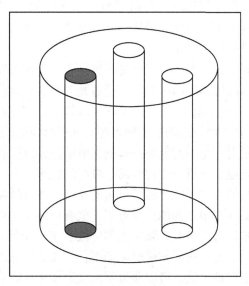

图 13-6　PET 质控测试模型

灌注型测试源有点源和线源两种，点源的内径和高度应小于 2mm；线源的内径不大于 1mm，长度为 250mm。当用比活度为 185MBq/mL 放射源灌注时，点源的活度约为 925kBq，线源的活度约为 37MBq。

2) 定义

(1) x、y、z 坐标的规定：与探测器断层旋转平面平行，并过旋转中心的水平线定位 x 轴；与探测器断层旋转平面平行，并过旋转中心的垂线定位 y 轴；与探测器断层旋转平面垂直的中心轴定为 z 轴。

(2) 探测器的 FOV 和 UFOV：探测器可对闪烁事件进行计数的区域称为探测器的 FOV。由 FOV 的矩形四边的 95%构成的探测器区域称为 UFOV。

(3) 轴向视野(axial field of view, AFOV)：PET 探头与断层窗保持相对静止时，平行 z 轴方向可对闪烁事件进行计数的最大长度称为 AFOV，通常与探测环的厚度相等。

(4) 测试的放射源和测试参数：除非特殊需要，所有测试放射源均用 ^{18}F。设备的参数设置(能量窗、符合时间窗、重建滤波函数、像素、切面厚度等)应始终保持一致。

3) 空间分辨率的检测

空间分辨率是表示 PET 分辨两个经过正电子符合采集和图像重建的空气中 ^{18}F 点源的能力。重建时的滤波函数规定使用 Ramp 滤波函数。除非系统只能进行一种采集方式，否则应分别测量 2D 和 3D 采集的空间分辨率。

(1) 测试内容：该测试项目通过测定一个放射源重建图像的点扩展函数(point spread function, PSF)的 FWHM，来确定设备各方向的空间分辨率。通过横断面(垂直于探头轴的断面)可以测量 x 和 y 方向的空间分辨率，在横断切面的径向和切向(即通常说的 x 和 y 方向)进行测试。探头 FOV 和图像矩阵尺寸决定了像素尺寸，为了精确地测试扩展函数的宽度，它的 FWHM 应该至少跨越 10 个像素。在两个轴向位置测试 PET 的轴向空间分辨率，一个位置是点源置于轴向中心，另一个位置是轴向偏离中心 1/4 轴向视野处。对于 3D 成像系统，横断和轴向体积元尺寸应接近 1/10 的 FWHM 的期望值，并作为空间分辨率测试的一个条件。

(2) 测试方法：测试点源使用的放射性核素为 ^{18}F，核素的活性度控制在所产生的死时间丢失率或随机符合率均不超过总事件率的 5%。用于测试空间分辨率的点源悬在空气中(减少散射)，全部测试点源分别置于 6 个位置，轴向位置有轴向中心和距中心 1/4 轴向视野处两个位置；在横断平面内有 x=0、y=1cm(0,1)，x=0、y=10cm(0,10)，x=10、y=0cm(10,0)，如图 13-7 所示。每个位置得到两个 FWHM，分别为径向和切向。对上述所有源和位置进行采集，每个响应函数至少采集 500k 计数。

(3) 结果分析：数据进行除了衰减校正外所有能实现的校正。断层重建采用 Ramp 滤波函数。在横断图像上，通过计数分布的峰值位置在两个正交方向作剖面图，得到两个一维的横断响应函数曲线。分别在两个方向的线源响应函数曲线上计算横断空间分辨率(FWHM)。在最靠近点源的冠状切面上，通过计数分布的峰值位置沿轴向作剖面图，得到一个一维的轴向响应函数曲线。在响应函数曲线上计算轴向空间分辨率(FWHM)，其结果用距离(mm)表示，距离可由像素尺寸乘以像素数目得到。还需计算各位置点源的等效宽度 EW，如图 13-8 所示。

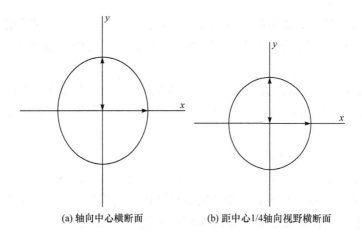

(a) 轴向中心横断面   (b) 距中心1/4轴向视野横断面

图 13-7   点源在测试分辨率时放置的位置

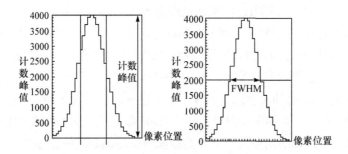

图 13-8   由线性插值所确定的 EW 和 FWHM 的响应函数

等效宽度按式(13-7)计算:

$$EW = \frac{\sum_i C(i) \times PW}{C_m} \tag{13-7}$$

式中,$C(i)$ 为点源剖面曲线峰值两侧,高度为 1/20 峰值范围内各像素点的计数值; C_m 为剖面曲线的峰值计数;PW 为像素绝对大小。

各项 FWHM 测试值按表 13-1 求平均,PET 空间分辨率以各项测试值的均值形式表示。

表 13-1   **PET 空间分辨率报告值的计算公式**

像素位置		报告内容	公式
径向 1cm	横断面	在 z 轴两个位置取 x 和 y 向的平均	$RES = (RESx_{x=0,y=1,z=center} + RESy_{x=0,y=1,z=center} + RESx_{x=0,y=1,z=1/4FOV} + RESy_{x=0,y=1,z=1/4FOV})/4$
	轴向	z 轴两个位置 z 向的分辨率	$RES = (RESz_{x=0,y=1,z=center} + RESz_{x=0,y=1,z=1/4FOV})/2$

像素位置		报告内容	公式
径向 1cm	横断面 径向	在 z 轴两个位置的不同径向点的平均	$RES = (RESx_{x=10,y=0,z=center} + RESy_{x=0,y=10,z=center} + RESx_{x=0,y=10,z=1/4FOV} + RESy_{x=0,y=10,z=1/4FOV})/4$
径向 10cm	横断面 切向	在 z 轴两个位置的不同径向点的平均	$RES = (RESy_{x=0,y=0,z=center} + RESx_{x=0,y=10,z=center} + RESx_{x=0,y=10,z=1/4FOV} + RESy_{x=10,y=0,z=1/4FOV})/4$
	轴向	在 z 轴两个位置的不同径向点的平均	$RES = (RESz_{x=10,y=0,z=center} + RESz_{x=0,y=10,z=center} + RESz_{x=0,y=10,z=1/4FOV} + RESz_{x=10,y=0,z=1/4FOV})/4$

4) 散射分数、计数丢失和随机计数测试

正电子湮灭发射的 γ 射线与周围物质相互作用时会产生散射线,散射导致错误的符合事件定位。散射符合会使采集的信噪比下降,使图像质量变坏。不同 PET 在设计和结构配置等方面各有特点,它们对散射符合有不同的敏感度。而计数丢失(count losses)和随机符合率则表示 PET 采集高放射性活度的能力和采集符合计数的精度及重复性。

(1) 测试内容:散射符合会随辐射剂量的增加而增多,因此用设备对于散射符合的相对系统灵敏度来表示,它就是散射分数(scatter fraction,SF)。如果系统有 2D 和 3D 采集方式,应该分别进行随机计数测试(random measurement)。此外,还需测量系统受死时间影响的大小和对不同水平的放射源活性进行采集时随机符合发生的多少。

(2) 测试方法:测试通过单线源成像进行,线源放置在直径为 203mm、高度为 700mm 左右(以能包容线源长度为准)的实心有机玻璃圆柱体模型内(为了携带方便,圆柱体可分成若干段,段与段之间应可紧密衔接),圆柱体模型在距中心 45mm、平行于长轴处开有可放进外径为 4.8mm(内径为 3.2mm)、长度为 800mm 线源的柱形孔。假设无散射的事件落在线源正弦图图像中心的 40mm 宽度内(选择这一宽度的理由是在这个确切的区域宽度内散射值是相对不敏感的,以及线源图像中很少有非散射事件会落入距中心±20mm 以外的区域),如图 13-9 所示。

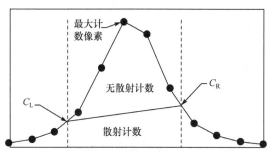

图 13-9 线源散射模型正弦图计数投影示意图

从线源散射模型正弦图的投影曲线和以曲线峰值为中心的 40mm 宽带的两交点的连线，用以估计散射符合在该宽带内的计数，该线段下的区域加上宽带两侧曲线下的分布等于散射符合和随机符合的估计计数。

测试使用的放射性核素是 ^{18}F，核素的活度选取应足够大，确保其产生死时间丢失率能达到 50%，并能达到真计数率和噪声等效计数率峰值。初始活度必须仔细测量，记录测量的准确时间，根据线源的体积算出线源的初始浓度。在模型内插入线源插件，线源平行于柱体模型的轴线。模型置于探头的轴向中心，使线源 z 轴平行，旋转模型使线源最接近放置模型的床面。反复对模型采集，两次采集间隔不要大于 1/2 半衰期时间，每次采集的时间总长不要超过 1/4 半衰期时间，直到放射源衰变到计数丢失小于 1%总计数，同时随机符合小于 1%真符合计数。不进行散射、随机、死时间和衰减校正。

(3) 结果分析。

① 散射分数：当最后采集时要求计数率丢失和随机符合率均小于 1%真符合计数率，因此可以用来确定散射分数 SF。若最后一次采集是第 J_f 次采集，假设采集的散射符合和随机符合计数为 $C_{r+s,Jf}$，则此时随机符合计数可忽略。设 $C_{TOT,Jf}$ 为最后一次采集的总计数，此时同样可忽略随机符合计数，则此时计数只包括真符合和散射符合计数。按式(13-8)计算散射分数 SF：

$$SF = \frac{C_{r+s,Jf}}{C_{TOT,Jf}} \tag{13-8}$$

若重建后有多个断层面，对全部断层面的 SF 求均值。

② 各次采集总计数率：为了描记对应不同剂量条件下采集计数率的变化，要测算各次采集的总计数率。对第 i 层面，设第 j 次采集的总计数率为 $R_{TOT,ij}$，总采集时间为 $T_{acq,j}$，总采集计数为 $C_{TOT,ij}$，则

$$R_{TOT,ij} = \frac{C_{TOT,ij}}{T_{acq,j}} \tag{13-9}$$

若重建后有多个断层面，对全部断层面的 $R_{TOT,ij}$ 求和。

③ 真符合计数率：真符合计数率越大，有用信息量就越大。设第 i 断层面第 j 次采集的真符合计数率为 $R_{t,ij}$，则

$$R_{t,ij} \frac{(C_{TOT,ij} - C_{r+s,ij})}{T_{acq,j}} \tag{13-10}$$

若重建后有多个断层面，对全部断层面的 $R_{t,ij}$ 求和。

④ 随机符合计数率：设第 i 断层面的第 j 次采集的随机符合计数率为 $R_{r,ij}$，则

$$R_{\mathrm{r},ij} = R_{\mathrm{TOT},ij} - \left[\frac{R_{\mathrm{t},ij}}{1-\mathrm{SF}_i}\right] \tag{13-11}$$

若重建后有多个断层面，选用各断层面的 SF_i 进行计算，对全部断层面的 $R_{\mathrm{r},ij}$ 求和。

⑤ 散射符合计数率：设第 i 断层面的第 j 次采集的随机符合计数率为 $R_{\mathrm{s},ij}$，则

$$R_{\mathrm{s},ij} = \left[\frac{\mathrm{SF}_i}{1-\mathrm{SF}_i}\right] R_{\mathrm{t},ij} \tag{13-12}$$

若重建后有多个断层面，选用各断层面的 SF_i 进行计算，对全部断层面的 $R_{\mathrm{s},ij}$ 求和。

⑥ 噪声等效计数率：设第 i 断层面的第 j 次采集的噪声等效计数率为 $R_{\mathrm{NEC},ij}$，则

$$R_{\mathrm{NEC},ij} = \frac{R_{\mathrm{t},ij}^2}{R_{\mathrm{TOT},ij}} \tag{13-13}$$

式(13-13)只适用于未直接将随机符合计数减除的系统，若测试的系统已经将随机符合计数先行减去，可以采用以下公式计算：

$$R_{\mathrm{NEC},ij} = \frac{R_{\mathrm{t},ij}^2}{R_{\mathrm{TOT},ij} + R_{\mathrm{r},ij}} \tag{13-14}$$

若重建后有多个断层面，对全部断层面的 $R_{\mathrm{NEC},ij}$ 求和。

通过计算可以对以下五个参数做出对应放射性浓度的相关曲线，它们是系统真符合计数率 $R_{\mathrm{t,J}}$、系统随机符合计数率 $R_{\mathrm{r,J}}$、系统散射符合计数率 $R_{\mathrm{s,J}}$、系统噪声等效计数率 $R_{\mathrm{NEC,J}}$、系统总符合计数率 $R_{\mathrm{TOT,J}}$。从上述曲线还可以获得以下参数：真符合计数率峰值 $R_{\mathrm{t,peak}}$、噪声等效计数率峰值 $R_{\mathrm{NEC,peak}}$、达到真符合计数率峰值时的放射性浓度 $a_{\mathrm{t,peak}}$，以及达到噪声等效计数率峰值时的放射性浓度 $a_{\mathrm{NEC,peak}}$。把总符合计数率-放射性浓度曲线在低放射性浓度的线性部分作线性外推，可画出线性的理想响应线。将理想直线与实测曲线比较，可以获得 50%死时间计数丢失所对应的放射性浓度 $a_{50\%\mathrm{dead}}$。

5) 灵敏度的检测

PET 的灵敏度(sensitivity)是一项非常重要的性能指标，它表示设备使用的放射性活度所产生的计数率丢失处在可以忽略的水平时，设备对符合事件的探测率。2001 年版 NEMA 标准与 1994 年版 NEMA 标准对灵敏度测试的修改较大，它们在模型、测试方法和单位等方面都不相同。由于两种版本所得的测试结果无法互换，本节把两个版本的测试方法都列出，读者可根据自己的条件选择，有条件时首选新版本的测试方法。

(1) 2001 年版 NEMA 标准的灵敏度测试。

① 测试内容:正电子符合探测的灵敏度以从已知强度的放射探测到的真符合事件的每秒计数率表示,单位为 $S^{-1} \cdot MBq^{-1}$。正电子发生湮灭作用并产生 γ 光子对,必须在其周围存在足够量的作用物质。这些作用物质必然会造成对射线的衰减,就会带来灵敏度测量误差。为了排除测试源周围物质对射线衰减的影响,2001年版 NEMA 标准采用已知吸收系数的物质包围一个均匀测试源的方法,以便对测得的灵敏度进行衰减补偿。

② 测试方法:测试源为 ^{18}F,以已知活度的均匀 ^{18}F 溶液灌入塑料线源管内。测试源活性度应以产生的死时间计数丢失和随机符合计数均可忽略不计为限。测试源的活性度必须用经过校正的活度计准确测量,记录测试时间 T_{cal},以备进行衰变校正用。线源顺次套 5 层已知厚度的铝管,分别进行采集(图 13-10)。线源长度为 700mm。测试源置于断层旋转中心与旋转轴重合,采集总计数大于 500k。认真记录采集开始时间和采集所用的总时间。要求线源的支持部件均在探头有效视野之外。若系统可进行 2D 和 3D 采集,此项测试应分别对这两种采集进行。

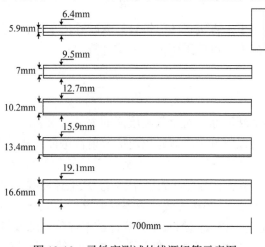

图 13-10 灵敏度测试的线源铝管示意图

③ 结果分析:设线源套上第 J 个铝管进行第 J 次采集,则进行 ^{18}F 衰变校正后的第 J 次测试计数率 $R_{CORR,J}$ 为

$$R_{CORR,J} = R_J \times 2^{(T_J - T_{cal})/T_{1/2}} \tag{13-15}$$

式中,R_J 为第 J 次测试的计数率;T_J 为第 J 次测试中间时刻;T_{cal} 为测试线源活度的时刻。

把 5 次测试的校正结果用式(13-16)进行拟合,可获得去除线源外物质衰减的计数率 $R_{CORR,J}$

$$R_{CORR,J} = R_{CORR,0} \times \exp(-\mu_{Al} \cdot 2 \cdot X_J) \tag{13-16}$$

式中,$R_{CORR,0}$ 和 μ_{Al} 为未知参数;X_J 为第 J 次测试时铝管累计厚度,通过拟合可

求得 $R_{\text{CORR},J}$。

系统灵敏度 S_{TOT} 可由式(13-17)算出：

$$S_{\text{TOT}} = \frac{R_{\text{CORR},0}}{A_{\text{cal}}} \tag{13-17}$$

式中，A_{cal} 为活度计测得的线源活度。

对采集数据按 1cm 厚度重建线源横断面。求出各横断面的灵敏度，以轴向距离为 x 轴，以灵敏度为 y 轴，作轴向灵敏度剖面曲线。轴向灵敏度剖面曲线将显示符合探测灵敏度沿探头长轴的变化，这种变化在 3D 采集中更为明显。

(2) 1994 年版 NEMA 标准的灵敏度测试。

① 测试内容：灵敏度是测试系统在探头中心位置，对已知放射性浓度的柱体模型采集的真符合计数率。测试需作散射分数校正。此项测试依赖活度计的测量精度，测试前应确认活度计已经进行精度校正。

② 测试方法：用直径为 203mm、高为 190mm 的正圆柱模型，灌满蒸馏水后注入经过活度计准确测量的 ${}^{18}\text{F}$，记录测量的准确时间。使用 ${}^{18}\text{F}$ 的活度量控制在发生的死时间丢失率或随机符合率均低于总计数率的 2%，此时两者均可忽略不计。仔细将模型内放射性核素混匀，并将气泡驱除。把模型置于探测器旋转轴和横断面中心位置，采集总计数大于 3M。

③ 结果分析：测试数据收集为正弦图，不进行衰减和散射校正，不进行图像重建。对模型的放射性活度进行衰变校正，确定数据采集时间段内的平均活度 $\bar{A}$。用采集起始时间 T_0 的起始活度 A_0、核素半衰期 $T_{1/2}$ 和采集时长 T，按式(13-18)计算一次采集期间的平均活度：

$$\bar{A} = (A_0 / \ln 2)(T_{1/2} / T)\left[1 - \exp(-T / T_{1/2}) \ln 2\right] \tag{13-18}$$

A_0 需由注入模型的准确活性度、注入前测量时间至采集开始时间之间的时间间隔，进行衰减校正获得。在每一切面 120mm 半径内，通过对正弦图内所有像素值求和，得到切面的总计数 C_i。用式(13-19)得到无散射事件的切面灵敏度 S_i 为

$$S_i = (C_i / T)\left[(1 - \text{SF}_i) / \bar{A}\right] \tag{13-19}$$

轴向 FOV 内断层所有切面的 S_i 总和为总体系统灵敏度 S。灵敏度的单位是 (cps · mL)/Bq 或按习惯采用(kcps · mL)/μCi。

6) 图像质量、衰减和散射校正精度、线性和均匀性测试

(1) PET 性能体模的检测方法：使用前体模必须是无放射性污染，体模需提前用蒸馏水注满，排去大气泡，放置 1h 以上后，聚集气泡待用。在放射防护间，用注射器从注满蒸馏水的体模中抽出比核素用量容积(15mCi 的容积)多 2～3mL 的水，然后用另一个注射器抽取 12～15mCi 的 ${}^{18}\text{F}$，小心地注入体模内(不得外溢 ${}^{18}\text{F}$

显像剂),留有 2~3mL 的气泡,对体模内放射性核素尽量摇匀。而后,使气泡集中并位于密封螺口处,取抽注过核素的注射器抽取适量的蒸馏水,慢慢注入体模内,排尽气泡,再静放 0.5h 使之自然对流,完全混合均匀待用。将混合均匀的体模平放于 PET 扫描床上,调整床的高度,使体模横断面中心与扫描孔中心同高度,并调整体模中心长轴与扫描孔中心长轴重合。设置 PET 采集参数。如采集 FOV、采集床位数(一般为 2 个床位数),对每个床位的计数、计数时间、总计数和总计数时间进行扫描采集。用常用的 128×128 矩阵和最佳滤波重建 2D 或 3D 图像。

① 热灶成像分辨力:从重建的圆孔热灶块的多幅平面图像中,和线条热灶块的多幅平面图像中,选取一幅最佳图像,调整目标物和背景的影像达到最好的清晰度和对比度,用肉眼判断能较完整识别的热灶孔径有 8 种,这 8 种热源的孔径是按 25%依次递减的,它们是 22.3mm、17.9mm、14.3mm、11.4mm、9.2mm、7.3mm、5.9mm 和 4.7mm。线条热灶测试块用于判断 PET 设备对条形物的分辨能力。这种线条热灶块的热源线条有 6 种宽度,分别是 8mm、6mm、5mm、4mm、3mm 和 2mm。

② 冷灶成像分辨力:从重建的圆形冷灶块的多幅平面图像中,选取一幅最佳图像,调整冷源目标物和热场背景的最好清晰度和对比度,用肉眼判断能较完整识别的最小目标的直径。冷灶测试块的冷源靶物的直径有 7 种,它们是 22.3mm、17.9mm、14.3mm、11.4mm、9.2mm、7.3mm 和 5.9mm。

③ 图像几何线性:调出重建的方格线性块图像,选取一幅最佳图像,调整方格边缘清晰度达到最好,然后测量两种几何线性(即几何畸变率)。

a. 对角线对称线性度 L_s(linearity for diagonal symmetry)。

以中央 4×4=16 块小方格组成的实体方块组,测量两对角线的长度(L_1 和 L_2),两者的长者为 L_{max},短者为 L_{min},L_d 为 4×4 方格组实体对角线的实际长度,则对角线对称线性度为

$$L_s = \left[(L_{max} - L_{min}) / L_d \right] \tag{13-20}$$

b. 边长线性度(linearity of sideline)。

以中央 4×4=16 块小方格组成的实体方块组,测量上下左右 4 个边长(L_1,L_2,L_3,L_4),设 LL0 为实体方块组的实际边长,按式(13-21)计算出边长线性度 LS,其最小者为被测试机器的边长线性度:

$$LS = \left[(L_{1\cdots4} - LL0)/LL0 \right] \tag{13-21}$$

④ 均匀性:图像均匀性=$(C_{max} - C_{min}) / (C_{max} + C_{min})$。其中,$C_{max}$ 表示最大像素计数;C_{min} 表示最小像素计数。

(2) PET 图像质量体模的 NEMA 检测方法:检测灌注前质量体模应无放射性污染,一般来说,在上次注有 [18]F 使用后,必须经过 6 个以上半衰期的放置。该

体模内可灌注的背景(本底)容积(除去模拟肺和球体组的体积外)是 9830mL。

① 图像质量体模内的背景空间灌注的核素为 ^{18}F，其活度浓度应符合每 70000mL 为 370MBq，这相当全身注入量，在本底空间只有 9830mL 容积中只需注入约 54MBq 的 ^{18}F，这时要考虑到开始采集扫描时的间隔时间中的衰减量，以达到在起始扫描成像时的本底活度浓度为 (5.3 ± 0.265)kBq/mL，封闭注入口后，要充分进行混合均匀。

② 在 28mm 和 37mm 直径的两个球体中注入无放射性污染的蒸馏水。

③ 直径为 22mm、17mm、13mm 和 10mm 的 4 个热灶球体注入的核素活度浓度是本底活度浓度的 4 倍或 8 倍。

④ 线源注入的 ^{18}F 的活度要达到它相对本底的有效活度为 116MBq。如果使用较低活度的本底，其线源的放射性活度也相应降低，但测试报告中要注明本底和线源的放射性活度。

将注有放射性核素的质量体模置于 PET 扫描床上，放置的位置应满足：在轴向，6 个球体的中心要对应 PET 扫描的中心层；在横向，体模的中心要与 PET 扫描仪的中心重合。调整体模位置，使经过所有球体的中心的平面与扫描仪中心层共面，其误差在 ±3mm 以内。

将 700mm±5mm 长的试验体模(散射体模)的线源插入内径为 6.4mm 的散射体模的中心孔中，再将这 700mm 长的散射体模的一头与质量体模连接，水平放置于扫描床上，使超出 PET 扫描仪 FOV 外具有放射性活度，这样可以接近临床显像情况。

采集时间要考虑到全身显像各床位与被模拟的全部轴向显像距离，以全身扫描来设置，轴向扫描显像总长为 100cm，并应在 60min 内完成。如果每个床位均作衰减校正，则这一采集时间应包括发射和透射扫描的总时间。发射和透射扫描的总时间 $T_{T,E}$ 由式(13-22)计算：

$$T_{T,E} = \frac{60\,\mathrm{min}}{\mathrm{dist}} \times \mathrm{axialstep} \tag{13-22}$$

式中，dist=100cm；axialstep 为全身显像过程中扫描床在各采集床位之间移动的距离。

数据处理和结果分析如下。

① 重建图像：采集完成后进行全 FOV 的图像重建，并使用所有校正处理。应用生产商推荐的标准参数，如图像矩阵、像素尺寸、层厚、重建算法、滤波方式、平滑方法等进行重建图像。

② 热区成像分辨力的初步判断：从重建图像中调出冷区和热区的横断面图像，调整对比度和清晰度，观察 4 个热区球体(10mm、13mm、17mm、22mm)图像，都能完整可见，则说明该被测热灶成像分辨力达到 10mm 是无问题的(因为此 PET

图像质量检测体模的最精细的热灶靶球体只设置为 10mm，它主要是用来检测图像热灶对比度的）。

③ 热区、冷区球体对比度的分析计算：用冷区和热区球体的中心横断面图像进行分析，6 个球体取同一层面图像，在每个冷区和热区上勾画 ROI，ROI 的直径应尽可能接近被测球体的内径（边缘）。

在球体中心层的体模本底区勾画与上述冷区和热区 ROI 相同直径的 ROI。在距离体模边沿 15mm 以内的整个背景区勾画 12 个直径为 37mm 的 ROI，各 ROI 与球体之间的距离不得小于 15mm。然后，在这些 ROI 内勾画直径较小的同心圆（10mm、13mm、17mm、22mm 和 28mm）。同样，在尽可能靠近中心层两边±1cm 和±2cm 处勾画 ROI，这样每层 12 个 ROI，共 5 层，每种直径尺寸的 ROI 在本底区上共要勾画 60 个，如图 13-11 所示。在连续作图测量中，所有 ROI 的位置都应该是固定的。记录每一个背景 ROI 内的平均计数。

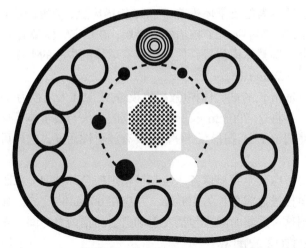

图 13-11　PET 质量体模本底区作 ROI 及 6 个球体的位置图

每一个热区球体 j 的对比度百分数 $Q_{H,j}$ 由式(13-23)计算：

$$Q_{H,j} = \frac{C_{H,j} / C_{B,j} - 1}{\alpha_H / \alpha_B - 1} \times 100\% \tag{13-23}$$

式中，$C_{H,j}$ 为球体 j 的 ROI 的平均计数；$C_{B,j}$ 为球体 j 本底 ROI 计数的平均数；α_H 为热区球体的放射性活度；α_B 为本底的放射性活度。

每一个冷区球体 j 的对比度百分数 $Q_{C,j}$ 由式(13-24)计算：

$$Q_{C,j} = \left(1 - \frac{C_{C,j}}{C_{B,j}}\right) \times 100\% \tag{13-24}$$

式中，$C_{C,j}$ 是球体 j 的 ROI 的平均计数；$C_{B,j}$ 是球体 j 本底 ROI 的平均计数。

球体 j 本底 ROI 计数的标准偏差 SD_j 由式(13-25)计算：

$$\mathrm{SD}_j = \sqrt{\sum_{k=1}^{K}(C_{\mathrm{B},J,k} - C_{\mathrm{B}j})^2 / (K-1)} \tag{13-25}$$

式中，常数 $K=50$。

④ 衰减和散射校正的精确性：在模拟肺插件中心作直径 30mm±2mm 的 ROI，记录每一层 i 的 ROI 内的平均像素值 C_{lung}。根据上述的本底 ROI 值，在每一层勾画 12 个直径 30mm±2mm 的圆形 ROI。记录每一层 i 的 ROI 的平均像素值 $C_{\mathrm{B},i}$。

为测量散射和衰减校正的残留误差，应计算每一层 i 相对误差的百分数 $\Delta C_{\mathrm{lung},i}$，其计算公式为

$$\Delta C_{\mathrm{lung},i} = \frac{C_{\mathrm{lung},i}}{C_{\mathrm{B},i}} \times 100\% \tag{13-26}$$

式中，$C_{\mathrm{lung},i}$ 为模拟肺插件 ROI 内的平均计数；$C_{\mathrm{B},i}$ 为用于图像质量分析的 60 个直径为 37mm 的本底 ROI 的平均计数。

第三节 放射性核素成像设备的维护与保养

放射性核素成像设备的维护和保养是核医学和医学工程科常规工作中的重要组成部分，它是保证检查能够顺利进行和准确可靠的基本方法。做好维护和保养对确保仪器设备安全、稳定运行，提高完好率，降低设备的故障率，延长使用寿命，获得良好的同机融合图像，取得临床满意的诊断结果至关重要。本节总结分析 SPECT 及 PET 成像设备的维护保养项目和方法。

一、SPECT 的维护与保养

SPECT 的维护与保养主要包括主机系统的维护、不间断电源的维护和计算机软件的维护三个方面。

1. 主机系统的维护

(1) 确保机房温度稳定，空调系统运行正常，温度变化率小于 3℃/h，以保证探头内 NaI 晶体安全和系统放大器增益及高压电源温度。主机房设置的理想温度为 18~22℃。这样才能保证各部分电子线路板能够有效冷却散热。

(2) 机房环境清洁度、湿度合适，电子机柜右电扇进行通风散热，气流带来大量的灰尘，可间隔一年清除电路板和接插件上的灰尘，尤其是探头内高压电路部分被静电吸附的灰尘，应关闭总电源用吸尘器清除。DIACON 系统控制柜下面

有 8 个小电扇，半年要检查运转情况。机房湿度控制在 40%～60%，每日检查除湿机排水管是否通畅，控湿可避免 NaI 晶体潮解和防止电子器件氧化造成接触不良，同时过于干燥将产生静电效应，易造成静电击坏微电子器件。

(3) 支架和扫描断层床之间由驱动电机的电源和运动控制信号两部分连线相连接，这之间紧密相靠，连线故障较少。计算机和探头之间由电源传输、运动控制和数据传输三条多芯电缆相连接，而且距离较长，出现连线及接插件故障较多，尤其是探头到计算机的多芯电缆多年后接插件接触不良、电阻变大会影响图像质量。定期处理接插件连接部位使得稳固可靠，调顺缠绕的电缆，必要时更换老化的电缆。

(4) 每隔半年对扫描断层床和探头旋转的机械摩擦部位进行清洁和注入干性优质润滑油，检查各运动部位限位开关的可靠性，根据情况清洗和更换空气过滤网。

2. 不间断电源的维护

(1) 对电池组进行定期维护，每三个月对电池进行一次完全放电，然后将其充满，这样可以保证电池的性能稳定，延长其使用寿命。采集患者数据的过程中遇到停电情况，要根据不间断电源的维持时间确定能否完成采集，电池电量完全耗尽可能损坏电池。

(2) 在电池放电末期检测各个电池电压，对性能不良的电池应及时更换或处理以保证不间断电源的后备工作能力，一般质量较好的电池可使用四年，性能下降后通常发热，随后渗出散发酸性异味的电解液，这样要立即更换，以免腐蚀机内元器件。

(3) 控制不间断电源工作房间的温度、湿度和环境清洁，每年要检查一次其配电柜输入输出等大电流电缆的接线端螺栓的紧固情况，对松脱的及时上紧，以防接点发热烧毁接线排引起事故。

3. 计算机软件的维护

(1) 保管好系统软件和探头参数的备份。由于多数 SPECT 的计算机采用专用的系统软件，一旦出现硬件或系统软件故障，重新安装比较复杂。对早期的产品，生产商也不能提供相应的软件，安装系统软件后，调试探头中参数需厂商原始的测试数据，这些软件和系统启动盘多数采用软磁盘存储介质，年久后很难读出，所以最好做多套备份，并定期进行读写检验。

(2) 准备必要的硬件做备件。由于计算机技术的快速发展，数据接口也不断更换，可能五年前 SPECT 计算机配用的计算机主板、硬盘(多数为 SCSI 接口)、软驱等同型号的外围设备几乎都买不到，如果有条件，存放备件可减少停机的时间。

二、PET 的维护与保养

PET 成像设备的维护与保养主要包括工作环境的维护、机器的保养和仪器的检测校正三个方面。

1. 工作环境的维护

(1) 温度。机房应配备足够功率的空调，温度维持在 20～22℃。PET 水冷机 24h 工作，温度设定在(19.0±1)℃，压力为 31psi。节假日或晚上要安排人员值班或巡视，发现机房温度超出规定范围，要及时调整或报告。

(2) 湿度。机房的湿度保持在 40%～60%为宜。若机房湿度过大，易导致 LSO(硅酸镥)晶体潮解或电路短路；若机房内太干燥，则机房内灰尘增多，仪器表面易产生静电而损坏机器。因此，机房内要配置去湿机和加湿器。

2. 机器的保养

预防性的机器保养可将故障的发生率降低，保证系统性能稳定。结合类似设备的日常维修经验以及 PET 特有的注意事项，主要的工作包括：及时给机架或检查床的运动部件和轴承添加合格的润滑油；定期检测、更换或清洁 CT 滑环上的碳刷；清洁或更换设备上的空气过滤器；检测水冷机水压是否在正常范围内；检查各部位的螺丝是否拧紧、限位开关是否有效、各接插件连接是否牢靠等。

3. 仪器的检测校正

目前国家对 PET 机尚无严格的检测规程和标准，可参照现有验证方法(符合 IEC60601—4、ISO9001，并经过 TUV 和 CSA 认证)，对 PET 探头或探测组件进行检测，确定无晶体损坏或电子设备故障后再作 PET 的三维校正、归一化和 FOV 偏移校正。PET 探头及探测组件的检测和机架偏移校正用棒源来执行，发现坏的晶体或探测组件要及时更换，PET 与 CT 扫描中心的 X、Y、Z 轴偏差一般小于 2mm。归一化(normalization)用于对 PET 探头响应情况的各种变化进行归一化，包括计算 ECF(校准因子)，其中需要执行 PET-CT 检查包括衰减校正，获得标准质量控制扫描，以便与平时质量控制扫描比较。归一化和日常质量控制都使用 ^{68}Ge 均匀性模体，实施校正时应输入该模体体积、启用时间和放射性活度(如 1.35mCi)，否则会影响 SUV(标准摄取值)的准确性。

设备的工作状态是否良好与设备的维护保养是分不开的。首先应该清楚设备对环境的要求，在日常维护的过程中就要十分用心，保持设备环境符合要求，这就要求工程技术人员熟悉每一个环节，平时勤于保养，不放过任何一个隐患，才能更好地保证设备的运转。

第十四章　医用电子直线加速器

医用直线加速器是一种用来对肿瘤进行杀伤的粒子加速装置，在肿瘤放射治疗中起主导作用，已迅速普及各大中型医院。掌握直线加速器的基本原理与维护知识对工程技术人员使用和维修直线加速器具有重要意义。

医用直线加速器主要包括(电子枪、辐射系统、真空系统、束流传输系统、微波系统、稳频系统、恒温水系统、充气系统、机械系统、控制系统、剂量监测系统、脉冲调制器等)，如图 14-1 所示。

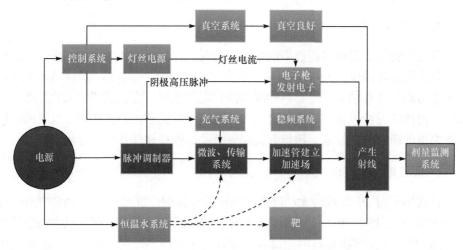

图 14-1　医用电子直线加速器的主要结构

第一节　直线加速器的组成

1. 电子枪

电子在加速管中得到加速，而加速管中电子束是由电子枪的电子注产生的，电子枪的电子注则是由阴极发射产生的。

电子枪由发射电子的阴极、聚焦极、阳极三部分组成。在工作中通常聚焦极的电位接近阴极电位，用以限制电子注的形状，而在阴极和阳极之间加上高压(阳极电压)。电子从阴极发射出来，将与由上述阳极电压和电子注本身的空间电荷建立的静电场发生作用，形成具有一定形状的电子注，并从阳极孔发射出来。

2. 辐射系统(靶和引出窗)

电子束在医用电子直线加速器的加速管中完成加速后用于产生治疗用的 X 辐射或电子辐射。如果使用的是电子辐射，则在加速器的终端用引出窗将电子束引出加速管；如果使用的是 X 辐射，则在加速器的终端设置靶，将电子束转换为 X 辐射。

引出窗通常选用强度高、熔点高、真空性能好的低原子序数材料。

3. 真空系统

国内各医院装备的医用电子直线加速器的运行都离不开真空技术，都需要在高真空，甚至超高真空的条件下运行。用来获得真空的器械称为真空泵，其原理可分为两类：压缩型真空泵和吸附型真空泵。压缩型真空泵的工作原理是将气体由泵的入口端压缩到出口端，排到泵外。吸附型真空泵的工作原理是利用各种吸气作用将气体吸附排出。

4. 束流传输系统

束流传输系统由聚焦系统、导向系统及偏转系统组成。聚焦系统主要是为了使加速束流在加速过程中，不致因受射频电磁场作用以及束流内部电子之间的空间电荷作用力而散开，或因外部杂散磁场作用而偏离轨道，使其能最终顺利地打靶或引出。导向系统用于校正因安装原因或外部磁场引起的轨道偏斜。偏转系统用于改变束流运动的方向。

5. 微波系统

微波系统包括高功率微波源及微波的传输系统。微波源提供加速管，建立加速场所需的射频功率。微波的传输系统是将微波源输出的功率馈送进加速管中，用以激励加速电子所需的电磁场；在传输过程中消除或隔离加速管作为负载对微波源的影响，以保证系统的稳定运行；提供系统运行的频率及功率的监控信号。

6. 稳频、恒温水及充气系统

1) 稳频系统

电子直线加速器微波功率源的振荡频率必须与加速管的工作频率相一致，才能保证加速器稳定工作

2) 自动温控系统

通过自动温控系统提供的循环恒温水流将工作部件的发热量带走，使其内部

保持恒定的工作温度。

温控机组是整个加速器自动温控系统的核心部件,它主要由三部分组成:恒温水循环系统、制冷循环系统和电控系统。

3) 波导充气系统

充气的目的是增加波导内气体分子的密度,以缩短气体分子运动的平均自由程,从而提高波导击穿强度阈值。

7. 机械系统

医用电子加速器的机械系统设计了有足够辐射屏蔽的限束系统(辐射头)、携带辐射头旋转的旋转机架和具有至少四个自由度的患者支撑系统(治疗床)。同时,为实现辐射束可以从任何方向射向靶区中心,设计中采用了等中心原理,使辐射头、机架和治疗床的旋转轴线相交于一点。

8. 控制系统

医用电子直线加速器的安全和精确的操作是由其控制系统实现的,控制系统的作用是确保加速器给出预选的辐射类型、辐射能量、吸收剂量;按治疗计划对患者进行辐照;产生的辐射对患者、操作者、其他人员或周围环境不会造成伤害。

9. 剂量监测系统

剂量监测系统是医用加速器上测量和显示与吸收剂量直接有关的辐射量的装置,该装置可以具有当到达预选值时终止辐照的功能。剂量监测系统的基本功能是测量和显示加速器的辐射,测量和显示的量是辐射量,不是吸收剂量,只是与吸收剂量有直接联系。

10. 脉冲调制器

在使用微波电场加速电子时,为了尽可能提高加速电场,需要很大的瞬时微波功率,数量级达到兆瓦,因此微波源都是脉冲工作的。脉冲调制器是向这种微波源提供脉冲功率的电源。

第二节　直线加速器的检测

近些年来,随着放射物理与计算机技术的快速发展,肿瘤放射治疗技术也有了快速的发展。肿瘤放射治疗技术虽然是一门新兴学科,但是包含医学、物理学、生物学、计算机等多学科的内容。一位肿瘤患者从准备接受放射治疗到结束放射治疗有一段很长的疗程,其间需要放疗医生、物理师、放疗技术员和护理人员共同参与。整个疗程需要一套有效的质量保证和质量控制程序确保医用直线加速器的正常运行，从而能对患者实施精准有效的放射治疗。

放射治疗的质量保证和质量控制包括针对放疗设备和针对患者两部分。本章主要介绍放疗设备临床前检验以及日常的质量控制等内容。

1. 机械性能检测

1) 前指针一致性

检测用的前指针必须精确表示靶源到特定表面的距离，指示的误差应当小于±0.5 mm。

检测方法如下：首先在直线加速器机头上安装好指针基座，拿一根有 100 标记的前置指针安放到基座上，并让前指针的 100 标记线与基座上的标记线对齐，表明前指针的尖端到靶源的距离是 100cm。安装好前指针之后，把治疗床转到 0°位置，将治疗床表面上升到基座指针尖端所在位置。转动机架到 90°位置，转动过程中要保证指针尖端没有发生位移。然后在治疗床上放置另一根指针，移动床使机架上的指针尖端位于床上的前指针的中心。旋转大机架到 270°位置，转动过程中机架上指针的末端没有偏移出床上指针的尖端圆形，则符合要求。

2) 小机头机械等中心

在对加速器质控的过程中要求小机头机械等中心的误差≤2mm(直径)。

检测方法如下：先在治疗床上铺好坐标纸，坐标纸要求平整，并且位置处于水平状态。将机架转至 0°位置，安装好前指针底座，然后放好前指针，使指针前端刚处于等中心处，升床使前指针的最尖端与坐标纸之间只剩一张纸厚的距离。左右、前后移动治疗床，使指针的尖端对准参考点，然后将小机头从 90°位置旋转到 270°位置，前指针尖端偏离参考点的最大偏差值即误差半径。如图 14-2 所示，当旋转小机头时，前指针中心会偏离原参考中心，记录最大偏差值。

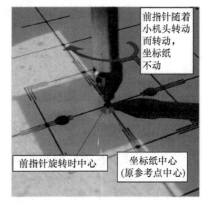

图 14-2　指针和参考点的误差示意图

3) 治疗床机械中心

直线加速器治疗床机械等中心误差要求≤2mm(直径)。

检测方法如下：将机架置于 0°位置，小机头置于 0°位置，在治疗床上铺好平整的坐标纸，坐标纸要求处于水平位。安装好前指针底座，放好前指针，使前指针的顶端刚好在等中心处，升床使前指针的顶端与坐标纸贴近，左右、前后移动治疗床，使指针的尖端对准坐标纸的指定参考点。旋转治疗床自 0°位置至 360°

位置，前指针顶端与参考点的最大偏差值即误差半径。当治疗床转动时，前指针会偏离原坐标点，记录最大的偏差值。

4) 机架机械等中心

对直线加速器质控时，其机架机械等中心要求误差≤2 mm(直径)。

检测方法如下：小机头角度置于0°位置，同时治疗床角度置于0°位置，装好指针底座和指针，使前指针的尖端刚好在等中心处，旋转机架到180°位置。在床的最前端放好前指针，调整床的高度和前指针的位置，使得两根前指针互相垂直，并且使治疗床上的前指针最前点与小机头上的前指针最前点接触(重合)，如图14-3所示。

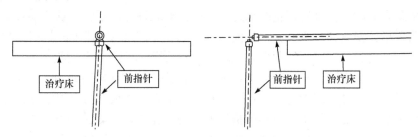

图 14-3　机架机械等中心验证前指针摆放示意图

缓慢旋转机架360°(自180°至–180°)，两根前指针尖端间最大的偏离值即误差半径。当机架缓慢旋转时，会偏离治疗床上的前指针中心，记录最大偏离量。若指针尖端在另一根指针的圆柱范围内，则检测合格。

5) 灯光野性能

在源轴距(source-axis distance, SAD)为100cm位置处，要求灯光野偏离误差≤1mm。

检测方法如下：机架置于0°位置，小机头置于90°位置，将床上升到光距尺度数为100cm处，在治疗床的前缘伸出钢板尺至等中心处，使其在等中心处投射一个影子到地面的转盘上，如图14-4所示。

放置一张坐标纸在地面的转盘上，在钢板尺两个垂直边缘的投影上做好标记。

旋转小机头从90°位置到270°位置。如图14-5所示，当小机头旋180°后，钢板尺的投影会发生偏移，记下偏移误差，图中CAX是坐标纸上指定的坐标轴。

6) 十字线对准及光栏平行验收

直线加速器小机头在SAD=100cm处光野中的十字线交叉点偏轴误差应当≤1.0mm。十字线必须与上下光栏平行，平行度误差需在SAD=100cm、野长为35cm时，偏离度在±2.5 mm之内。

检测方法如下：将机架置于0°位置，小机头在90°位置，光野开到(35×35)cm²，治疗床上表面在SAD=100cm位置，将十字线投影与坐标纸上的线对齐。旋转小

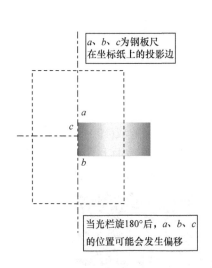

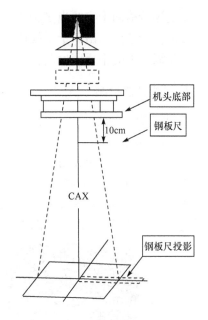

图 14-4 钢板尺放置示意图   图 14-5 灯光野偏轴误差示意图

机头从 90°位置到 270°位置，验证十字线交叉点误差是否符合要求，如图 14-6 所示，当旋转小机头时，十字线交叉点投影会偏离原参考坐标点，记录最大偏离值。

按如下方式验证光野十字线分别平行于 X、Y 光栏：

(1) 把小机头转到 90°位置，验证十字线仍然与坐标纸上的十字线重合。

(2) 分别驱动 X 轴的 X_1/X_2 到十字线在等中心投影线的一侧 1cm 处、而 Y 轴光栏大小保持在 35cm。

(3) 测量径向十字线和各自 X 光栏在末端的距离，记录最差的测量数据，如图 14-7 所示，把 $L_1\backslash L_2\backslash L_3\backslash L_4$ 偏离最大的一个数据记录下来。

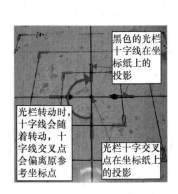

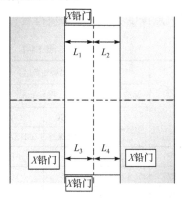

图 14-6 小机头十字中心点偏离误差示意图   图 14-7 测量十字线与 X 光栏末端距离示意图

重复测量横向十字线当 Y 轴铝门在 1cm 处而 X 轴铅门在 35cm 时的距离，记录最差的测量数据。由于十字线存在轻微的非正交，横向的十字线通常展现出比径向十字线更大的平行度偏差。

2. 射线性能检测

1) 光射野一致性

在源皮距(source-skin distance，SSD)为 100cm 位置，射野剂量线与光野的各条边线一致，误差要求在±1.5 mm 之内。

检测方法如下：将小机头置于 0°位置，射野大小设置成(10 × 10)cm²，治疗床也处于 0°位置。在治疗床表面放 X 射线胶片，然后将床表面上升到等中心处。用记号笔标出灯光野的边缘，如图 14-8 所示，盖上一块 1cm 厚度的聚乙烯平板。

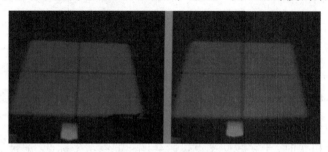

图 14-8 用记号笔标出光野示意图

用一定剂量的 X 射线曝光，同时重新标记胶片边缘。测量 X 射线形成的剂量线与灯光野边缘距离，并记录下来。

2) 光子电离深度

在水模体中，SAD=100cm，野大小为(10× 10)cm² 情况下，所测的最大剂量点深度和水下中心轴 10cm 处(D_{10})的射野强度必须符合表 14-1 中的要求(6 MV 能量的最大点深度和 D_{10} 值必须符合标准 6 MV 能源每规格数据表中的对应值)。

表 14-1 光子电离深度实验记录表

能量	最大电离点深度(D_{max})			测量值 D_{max}/cm	10cm 处百分深度量(D_{10})			测量误差 10cm/%
	标准/cm	误差/cm			标准/%	误差/%		
	D_{max}	NTx/iX	C/CD		D_{10}	NTx/iX	C/CD	
		EX/CX	DHX/DMX			EX/CX	DHX/DMX	
4MV	1.2	±0.2	±0.2		63.0	±1	±2	
6MV	1.6	±0.15	±0.2		67.0	±1	±2	
SRS6	1.6	±0.15	NA		67.0	±1	NA	
8MV	2.0	±0.15	±0.2		71.0	±1	±2	

续表

能量	最大电离点深度(D_{max})			测量值 D_{max}/cm	10cm处百分深度量(D_{10})			测量误差 10cm/%
	标准/cm	误差/cm			标准/%	误差/%		
	D_{max}	NTx/iX	C/CD		D_{10}	NTx/iX	C/CD	
		EX/CX	DHX/DMX			EX/CX	DHX/DMX	
10MV	2.4	±0.15	±0.2		74.0	±1	±1	
15/16MV	2.9	±0.15	±0.2		77.0	±1	±2	
18/23MV	3.3	±0.15	±0.2		80.0	±1	±1	
20/25MV	3.5	±0.15	±0.2		81.5	±1	±1	

测量要求如下：剂量率对百分深度剂量(percentage depth dose，PDD)曲线的平滑性会有少许影响，建议使用较高剂量率≥400MU/min。

将铅门大小设置在(10×10)cm²。设置好水箱扫描软件的扫描范围，按照要求将应用能量逐个执行电离深度的扫描，完成扫描后，逐个分析扫描结果，保存所有扫描信息，包括能量、扫描类型、野大小等。扫描曲线以及 D_{10}、D_{max} 如图 14-9 所示。

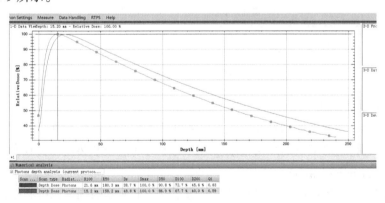

图 14-9　PDD 示意图

3) 射野平坦度和对称性

射野的平坦度和对称性是描述剂量分布特性的一个重要指标。射野平坦度通常定义为在等中心处(位于水模体表面 10cm 深度处)或标称源皮距下 10cm 模体深度处，指定射野 80%宽度内剂量 m_{max}、最小剂量 m_{min} 偏离中心轴剂量的相对百分数。按国际电工委员会(IEC)标准，射野平坦度应不超过±3%。在 80%射野宽度范围内，取离中心对称的两个点的剂量的差值与同深度处中心轴上剂量的比值的百分数称为射野的对称性，其大小不应超过±3%。

　　测量方法如下：按照百分深度电离曲线相同的要求设置初始参数，同时把测量探测器放置到水下10cm。将扫描方式设置为径向(横向)扫描，在进行横向扫描之前，进行所有的径向扫描，以便对不必要的一些方向进行校准。校准完成后，执行所有能量的中心轴扫描，包括径向、横向两条线的扫描，不同野、不同能量间的扫描。分析各个扫描后的曲线，保存所有扫描信息，包括能量、扫描平面、射野大小等。图14-10分别是射野的平坦度和对称性示意图。

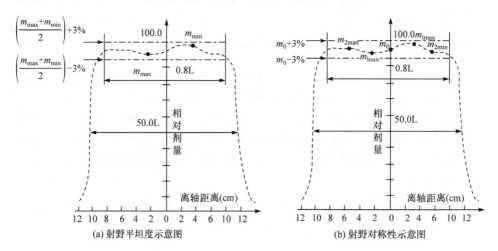

图 14-10　射野平坦度和对称性示意图

4) 剂量稳定性

医用直线加速器的剂量在工厂内可能已给予校准。医院在进行验收过程中，没有必要进行绝对剂量的严格校准。最终的绝对剂量校准必须在验收合格后投入临床使用前由用户重新校准定标。

当在射野过程中校准绝对剂量时，医用直线加速器的剂量系统必须校正成在水模体中，SSD=100cm，野大小(10×10)cm^2 时最大剂量点处的剂量达到 1cGy=1MU(Gy 是 Gray 的缩写，是辐射剂量学单位，1Gy=100cGy)。任何其他方式的校准可能都有较大不确定性。

测量要求如下：所有测量射野大小为(15×15)cm^2。所有需要的表格内容测试都符合表格中的要求。不同的要求可能会因医用直线加速器的型号类型不同而有所不同，在表 14-2 中已分别列出。

表 14-2　剂量验收记录表

测试要求	规格要求	Pass/Fail
小剂量稳定性出束 10MU	±1.0% or 1MU	
剂量稳定性/MU	±1.0% or 1MU	
剂量率稳定性/(MU/min)	±1.0% or 1MU(EX/CX/iX/NTx)； ±2.0% or 1MU(C/CD/DHX/DMX)	
不同机架角度下剂量稳定性/MU	±1.5% or 1MU(EX/CX/iX/NTx)； ±2.0% or 1MU(C/CD/DHX/DMX)	
低剂量率时剂量率稳定性(5MU/min， 10MU/min，15MU/min，20MU/min，40MU/min， 60MU/min，80MU/min)	＜10MU/min：±10%； 15～20MU/min：±5%； ≥40MU/min：±2%	
低剂量率时剂量稳定性/MU	＜10MU：±3%； 15～20MU：±2%； ≥20MU：±1%	

3. 多叶准直器检测

多叶准直器(multi-leaf collimator，MLC)是目前医用直线加速器放射治疗中一项非常重要的剂量传递工具，起初 MLC 只用来作为铅块形状形成的替代品，随着使用 MLC 方式调强的普及，MLC 是目前医用直线加速器的标配。医用直线加速器 MLC 设计方案不同，各个厂家的 MLC 形状、大小、位置差别很大，其物理机械参数也会相差很大。因为 MLC 涉及精准放射治疗的各个方面，其在医用直线加速器安装完毕后，检测内容也非常多。本节只对 MLC 的几个基本参数验收进行阐述，包括叶片物理要求、叶片到位精度、叶片到位重复精度、叶片透射率和叶片漏射率、叶片光野重合性。

1) 叶片物理要求

在条件 SSD=100cm，水下 10cm 处进行 profile 扫描时，单侧 MLC 偏离中心轴 10cm 处的半影与单侧 MLC 偏离中心轴 15cm 的半影的差值应≤1.5mm。

测量方法如下：在标准 SSD= 100cm 情况下，水下 10cm 处，测量不同射野大小下射线 profile，记录相对剂量 20%～80%的半影区宽度(只对 MLC 方向进行验收)，如图 14-11 所示。

2) 叶片到位精度

在等中心位置处，MLC 前端到位精度需小于 1mm。原则上要求 MLC 所形成的射野 50%等剂量线必须与计划的射野大小一致，鉴于 MLC 所形成的射野、灯光野一致性要求小于 1 mm，故通常用 MLC 所形成的灯光野到位精度来判断叶片到位精度。

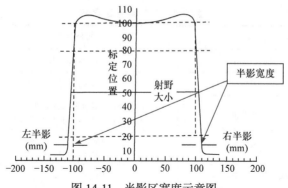

图 14-11　半影区宽度示意图

测量方法如下：将机架角度转到 0°位置，小机头角度也转到 0°位置，同时将铅门 X/Y 设置为(40×40)cm^2。将治疗床升到 SAD=100cm，在治疗床上平铺坐标纸并对好参考点，要求光野十字线和坐标纸上的垂直线重合。测量各个 MLC 在坐标纸上所形成的灯光野，判断其是否符合规范。图 14-12 为 MLC 所形成的不同形状射野的灯光野在坐标纸上的投影，可根据其在坐标纸上的投影，判断各叶片是否满足位置精度要求。

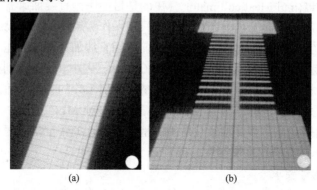

图 14-12　MLC 位置到位精度测试示意图

3) 叶片到位重复精度

在等中心位置处，MLC 叶片前端到位重复精度需达到±0.5mm。

测量方法如下：将机架角度转到 0°位置，小机头角度转到 0°位置，铅门 X/Y 设置(40×40)cm^2。射野开到最大后，将治疗床升到 SAD=100cm，在治疗床上平铺坐标纸，并对好选好的参考点，要求光野十字线和坐标纸上的垂直线重合。用设计好的 MLC 射野形状，重复关闭打开，判断其位置重复性是否符合规范。

4) 叶片透射率和叶片漏射率

对基于 MLC 调强系统来说，叶片透射和叶片间的漏射是影响照射剂量的重要因素。MLC 系统的透射和漏射主要指单个叶片内的透射和相邻叶片间及相对叶片末端之间的漏射。不同的 MLC 系统因 MLC 的设计模式，在小机头中的位置、叶片末端是否双聚焦，以及叶片运动轨迹方式等众多因素面具有不同的透射和漏射剂量。这里涉及的检测项目主要是指单个叶片内的透射和相邻叶片间的漏射。

测量方法如下：将机架角度转到 0°位置，小机头角度转到 0°位置，铅门 X/Y 设置为(10×10)cm²。在治疗床上放置胶片并覆盖上固体水(材料为聚苯乙烯)使 SPD=100cm，出束曝光后获取胶片校准曲线图。在上述步骤的同等条件下，在铅门(10×10)cm² 里伸出 MLC，出束曝光，根据 MLC 的位置曝光图，用胶片分析仪获取 MLC 的穿透剂量和叶片间的漏射剂量，穿透剂量和漏射剂量与没有 MLC 放置的剂量的比值即叶片透射率和叶片漏射率。考虑到重力对 MLC 的影响可能会导致其叶片的漏射率有变化，应测量机架在 0°、90°及 270°三个方向的漏射率。

5) 叶片光野重合性

测量要求如下：在条件 SSD=100cm，射野 50%等剂量区间应该与光野重合，允许边缘有±1mm 误差。

测量方法如下：将机架角度转到 0°位置，小机头角度转到 0°位置，治疗床也处于 0°位置。在治疗床表面放 X 射线胶片，然后将床表面上升到等中心处。用记号笔标出灯光野的边缘，其中小野为(10×10)cm²；大野为(20×20)cm²，然后盖上一块 1cm 厚度的聚乙烯平板。将胶片分别在不同能量 X 射线下曝光，同时用胶片分析仪分析光野重合性的误差。

4. 电子射野影像装置检测

在电子射野影像装置(electronic portal imaging device，EPID)检测前，通常会对 EPID 机械臂做一个垂直方向上的位置点预设置，设备默认为 P_1、P_2、P_3、P_4、P_5，其具体位置说明如表 14-3 所示，表中三位数字分别代表 EPID 图像探测单元在垂直、径向和横向的位置坐标，这里主要相关的数据是垂直方向的数据，EPID 外观示意图及空间默认预设位置关系如图 14-13 所示。图中 IDU 为图像探测单元。

表 14-3　机械臂默认位置说明

P_1	P_2	P_3	P_4	P_5
0/0/0	−30/0/0	−40/0/0	−50/0/0	−60/0/0

1) EPID 在中心层面到位精度检测

EPID 到位数据显示与实际到位精度误差要求在±1mm 以内。

测试方法如下：将机架转到 0°位置，EPID 机械臂伸出到 P_1(0/0/0)位置，如图 14-13 所示。在机架上安装好前指针，当前指针的前端刚好触到 EPID 的外表面时，看前指针是否指示为(98.8±0.1)cm。通常 EPID 安装好后，会人为地标记一

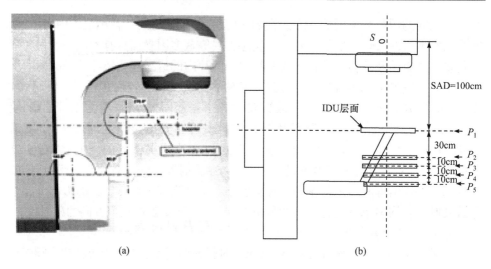

图 14-13　EPID 外观示意图及机械臂默认位置预设空间示意图

个十字中心，用射野的十字投影中心与 EPID 上的标记的十字中心比较来判断 EPID 的径向和横向位移是否在±1 mm 内。图 14-14 为机械臂在 P_1 位置处，其垂直、径向和横向到位精度验收示意图。

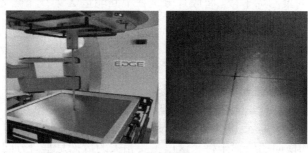

图 14-14　EPID 机械臂到位精度验收示意图

2) Dark Field 图像验收

Dark Field 图像是在无束流无校准下获得的图像采集系统的漂移值。典型的 Dark Field 图像如图 14-15 所示。

检测方法如下：模式标签中，选择高性能图像模式，按 Dark Field 按钮获 Dark Field 图像。图像获取之后，按 Discard Calibration Set 按钮，开启直方图工具，把整个图像选择为 ROI，记录像素统计平均值。

3) 噪声图像测试验收

噪声图像测试主要用来检查系统在其他嘈杂环境中重复获取一致和稳定图像的能力，通常用两个连续的 Dark Field 图像相减而得。典型的图像探测单元(IDU) 所形成的噪声图像如图 14-16 所示。

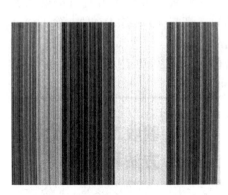

图 14-15 典型的 Dark Field 图像

图 14-16 IDU 噪声图像

该噪声图像应是均匀的灰色图像且具有以下标准：像素平均值误差允许在±5计算单元；像素的标准偏差值 aS 500-II：<6，aS 1000 ：< 10。

测试方法如下：选择高性能图像模式，并进行噪声图像拍摄。用直方图工具选择全部图像作为 ROI，读出像素统计平均值和标准偏差值。

4) 对比细节分辨率检测

对比细节分辨率是指在给定的能量和剂量下，图像能显示物体的最低对比分辨能力。它通过采集 Portalvision ATP 模体图像而得，Portalvision ATP 模体由不同深度的孔组成，不同孔的深度取决于光束能量的不同对象的对比度。典型低能射线获得的模体图如图 14-17 所示。

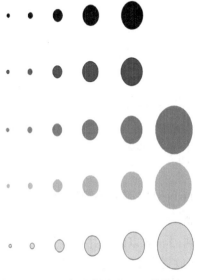

图 14-17 低能射线获得的模体图

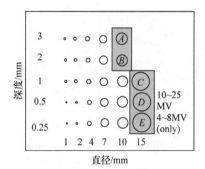

图 14-18　检测要求详细图

低能(4~8 MV)时模体内所有深度的孔都是可见的，高能(10~25MV)时，除了深度为 0.25mm 的孔外，其他都可见。如图 14-18 所示，低能时，$A/B/C/D/E$ 都可见，高能时 $A/B/C/D$ 可见。

5. 锥形束 CT 检测

同 EPID 一样，锥形束 CT(cone beam CT，CBCT)检测前，通常会对 CBCT 的 kV 级放射源(kVS)与接收图像信息的 kV 探测器(kVD)进行一个位置上的预设置，kVS 一般只有一个 P_1 位置，即 kVS 到医用直线加速器等中心位置为 100cm，而 kVD 通常会有 P_1、P_2、P_3、P_4、P_5 共 5 个位置的设置，简易图示如图 14-19 所示。CBCT 的外观示意图如图 14-20 所示。另在检测 CBCT 时，为了确保在安装机载影像系统(on board imager，OBI)后，整个医用直线加速器的小机头和大机架的等中心没有发生变化，或者还是在其允许的范围之内，需对小机头和大机架的旋转中心进行再次测试，其精度都必须在 ≤ 1mm(半径)之内。

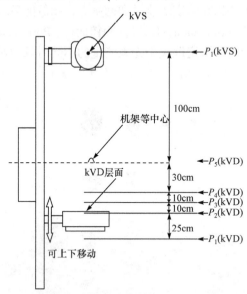

图 14-19　kVS 和 kVD 预设置位置点示意图

1) kVS 机械位置测试

要求 kVS 位置精确到±2 mm 以内，并且重复性测试依然能保持该标准。

检测方法如下：机架放置在 270°位置，用手控盒将 kVS 机械臂伸出置 P_1 位置。kVS 运动到 100cm 位置，记录垂直方向的测量数值(该垂直距离是 kVS 准直

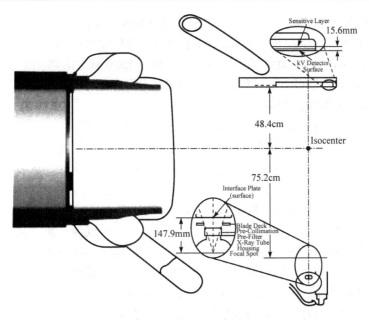

图 14-20　CBCT 外观示意图

器的参考面到机架等中心的距离 R_2，标准的 kVS 到准直器参考平面距离为 14.8cm，标记为 R_1，因此，最终的距离应是 $R=R_1+R_2$)，如图 14-21 所示。

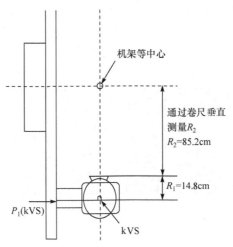

图 14-21　kVS 机械位置测试示意图

2) kVD 位置准确性检测

kVD 图像板位置有三个直角坐标方向上的运动，分别定义为垂直升降运动、前后纵向运动和左右运动。其运动范围要求如下：①垂直升降方向运动≥

80.5cm(iso 点上 0.5mm 到 iso 点下 80cm)；②纵向运动 ≥ (−20.5～+24cm)@垂直方向−30(P_4 位置)，≥ (−22.5～+24cm)@垂直方向−50(P_2 位置)，≥ (−19～+24cm)@垂直方向−75(P_1 位置)；③左右运动 ≥ (−18～+16cm)@垂直方向−50(P_2 位置)，位置读数要精确到±2 mm 以内，并且重复测试依然保持该标准。

3) 软件距离测量功能检测

成像软件的测量工具应具有不大于±2 mm 的测量误差。

检测方法如下：把专用 Blade 校准金属板放置于治疗床面板上，并要求把校准金属板的中心对齐医用直线加速器的 iso 等中心，其中专用 Blade 校准金属板上有固定的 10cm×10cm 野的金属线。将机架转到 90°位置，使 kVS 在上，kVD 在下。将 kVD 运动到−50/0/0(P_2 位置)，kVS 运动到 100/0/0(P_1 位置)。进入 OBI 的维修模式，用单增益全分辨率条件(45kV、25mA、15ms)成像，调节灰度、亮度等参数使图像清晰可识别。打开距离测量工具，测量 10cm×10cm 野的金属线长度。

4) CBCT 旋转中心与加速器机架旋转中心的重合一致性

在机架旋转 360°内，kVD 和 kVS 旋转中心(轴)与机架旋转中心应一致，其旋转中心必须在机架旋转中心的球半径为 1.5mm 之内。

检测方法如下：在治疗床床面上放置 Isocenter Cube 工具，用激光灯和光野十字线粗对准模体上的十字线。图 14-22(a)为 Isocenter Cube 模体。分别在机架 0°和 90°处进行曝光，用 OBI 的十字线作为参考，再次移动治疗床或该模体精准地对准等中心。在机架 180°、0°、90°和 270°下分别获取脉冲透视图像，如图 14-22(b)～(e)所示，其中图中白点为模体上钢球图像。用软件上的量线工具量出钢球中心到 OBI 的十字线距离。其中 Cube 里的球直径为 2mm(半径为 1 mm)，如果 OBI 的十字线在球内，则表明 kVD 和 kVS 旋转中心误差在半径 1mm 的球之内。

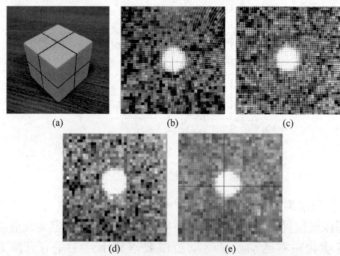

图 14-22　Cube 模体在 180°、0°、90°和 270°所获取的钢球图像

5) 密度分辨率检测

用 Catphan phantom 标定 CT 值，Catphan phantom 模体如图 14-23 所示，并标定空气(HU-1000)、丙烯酸树脂 Acrylic(HU120)、低密度聚乙烯 LDPE(HU-100)，误差值应不大于±40 HU。

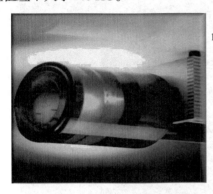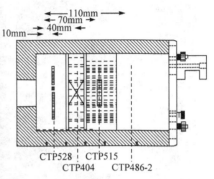

图 14-23　Catphan phantom 模体示意图

检测方法如下：选择合适的能显示密度分辨率模体 CTP404 的图像切片面。CTP404 模体位置结构如图 14-23 所示。用工具框选并测量面积为 6mm×6mm 的框内密度棒的平均密度。分别用头颅和盆腔模式扫描并测量对应区域的 CT 值。

6) 空间线性度检测

在头颅和盆腔模式扫描模体获得 CT 图中有 4 个 Hole(三个空气和一个特氟龙)，其空间距离应该在 50 mm，允许误差不大于±1%。

7) 图像均匀性检测

检测方法如下：扫描获取图像后，选择合适的能显示图像均匀性模体 CTP486 的图像切片面。用菜单 TOOLS → MEASURE → HISTOGRAM 下的功能模块在所选择的 ROI 域勾画 5 个 ROI，如图 14-24 所示。记录每个 ROI 的平均 HU 值。比较中心 5 号 ROI 的平均 HU 值与周边 1～4 号 ROI 的平均 HU 值之间的差异。确定最大的偏差值，并记录。检测要求最大偏差值应不大于±40HU。上述测量分别在头颅和盆腔两种扫描模式下进行。

8) 空间分辨率检测

该步骤用 CTP528 模体，用高分辨率模式下采集的图像来确认空间分辨率。模体图像如图 14-25 所示，在标准头部扫描能够读出 6LP/cm(0.083cm gap)，盆腔扫描要求能够读出 4LP/cm(0.125cm gap)。

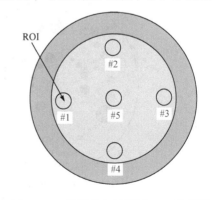

图 14-24　图像均匀性测试 ROI 示意图

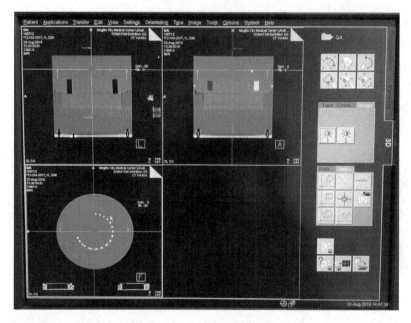

图 14-25 模体 CTP528 的图像切片层面示意图

9) 低对比度分辨率测试

由于本测试用的是低剂量扫描，不考虑头部扫描方式。该步骤用 CTP515 模体，此模体装在 Catphan phantom 模体里，其位置具体见图 14-23。CTP515 模体采集到的图像如图 14-26 所示，模体外圈有 0.3%、0.5%和 1% 三组 Supra-Slice 图像，每组图像各 9 个大小不一致的圆。本测试要求确定在低对比敏感性模式下用模体 CTP515 采集图像后，在用盆腔扫描时，图像能分辨出 15 mm 直径的 1% Supra-Slice 图像。

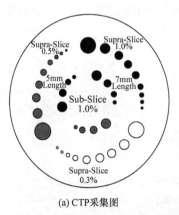

Supra-Slice Target Diameters
2.0mm
3.0mm
4.0mm
5.0mm
6.0mm
7.0mm
8.0mm
9.0mm
15.0mm

(a) CTP采集图　　　　(b) Supra-Slice物直径列表

图 14-26 CTP515 模体采集图与 Supra-Slice 物直径

第三节　医用直线加速器的维护

直线加速器是一种大型精密且复杂的医疗设备，其平时发生故障也会比较频繁，因此需要加强对其日常的维护和保养，维修工程师还需要对设备进行定期检修。本节介绍医用电子加速器维护的一般原则，详细的维护与维修规程必须按照制造商提供的维护与维修手册进行。

1. 维护检查的一般原则

1）制定定期维护计划

在每个厂家的维修手册上，都规定了要对加速器进行定期维护。维修手册上一般都按照日、周、月、三个月、半年、一年制定了要检查的项目、指标和方法。这些都是厂家根据多年的使用经验教训总结出来的。严格地执行这些规定，定会有助于保证加速器的正常运转。

2）定期维护检查的主要项目

定期维护检查的项目是根据保证医疗质量、保证安全和保证机器工作正常来制定的。机种不同项目也不同，下面列出一些主要的项目，供大家参考。

(1) 光野的十字线。光野的十字线是给患者摆位的一个重要依据，因此要检查十字线是否会随着机架的转动、辐射头的转动、治疗床面的转动和治疗床面的升降而发生过量的偏移。

(2) 光距尺。目前很多医院做等中心治疗时，用光距尺来确定等中心，因此要检查光距尺的准确性，从而保证等中心治疗的准确性。

(3) 激光定位灯。检查激光定位灯也是为了保证等中心治疗的准确性。

(4) 光野的校准。检查光野的实际尺寸与显示尺寸的差值是否在允许范围内。

(5) 光野与辐射野的一致性。光野用于给患者摆位，辐射野是实际治疗的区域，光野与辐射野一致才能保证治疗准确。

(6) 机械显示的读数和电子显示的读数的一致性。加速器机架的转角、辐射头的转角和治疗床的各项参数通常都有机械显示和电子显示。机械显示一般是比较准确的，但在给患者摆位时却往往使用电子显示。因此要检查这两种显示的读数的一致性。

(7) 辐射能量的测定。辐射能量是一个重要的治疗参数，需要检查。此项检查建议由物理人员测试、维修人员调整。

(8) 吸收剂量的校准。吸收剂量也是一个重要的治疗参数，建议由物理人员测试、维修人员调整。

(9) 辐射野的均整度和对称性。常规照射要求辐射野均整且对称，此项目也建议由物理人员测试、维修人员调整。

(10) 紧急开关。紧急开关用来在紧急情况下保证患者和设备的安全,必须定期检查,以保证在紧急情况下能切断射线、停止机械的运动。

(11) 安全联锁。加速器有很多为保证患者和设备的安全而设置的联锁装置,这些联锁完成才能开机出束,要定期检查这些装置的工作是否可靠。

(12) 超剂量率保护。在治疗中如果出现了超剂量率,会给患者造成无法预料的伤害,故对此项应做认真检查。

(13) 运动系统的各限位开关。运动系统的各限位开关必须工作可靠,否则会损坏运动系统。

(14) 自动频率控制(Automatic Frequency Control,AFC)系统。要检查当系统失谐后能否自动拉回正常工作状态。

(15) 高压系统。要检查高压系统的电气参数是否在规定范围内,各种保护电路是否工作可靠。

(16) 水冷系统。要检查内外循环水的数量和质量,有无水泄漏及散热器的工作是否正常。要定期清洗或更换水过滤器。

(17) 医用电子加速器各部分的清洁卫生。高压电路的灰尘会造成打火,一般电路的灰尘会造成接触不良,散热部分的灰尘会影响散热,机器表面的灰尘会影响观瞻,故机器的清洁卫生也是不容忽视的。

(18) 机械运动部分的润清和机械运动部分磨损的检查。另外,MLC 在加速器维护当中相当常见。维护方法主要是拆下叶片,用专用油擦拭,同时更换使用效果下降的 T 形螺母(T-nut)和电机。

2. 医用直线加速器的日检

每天治疗患者之前按照质控标准对直线加速器进行日检,内容主要分为以下五部分:设备状态检查、机械检查、激光灯检查、安全检查和剂量检查。设备状态检查主要是对一些主要机器参数的检查和确认,这些参数很少发生较大范围的变化,所以一旦检查出某项参数有较大的变化时,工程师、物理师需要进行调整以确保机器的工作和治疗安全性、准确性。设备状态检查主要有加速器晨检程序、水冷系统、sF6(气压)空气压缩机的状态检查。

计算机控制的机型自检内容主要包括通信测试、联锁信号测试、中断测试、A/D 转换器测试、D/A/D 循环自测、位置参考电压精度测试、计数器计数测试、停束中断测试。在有序性的测试过程中,对测试结果采取即错即停的工作方式,同时显示器显示相关出错信息并置主联锁。

设备状态所涉及的每个项目都要仔细认真检查,发现问题请工程师及时解决。机械检查主要涉及医用直线加速器的机架、小机头、CBCT 机械臂、治疗床等到位情况。激光灯是保证精准放疗的重要配件，在患者的摆位过程中有着举足轻重的地位，因此每天的激光灯检查必不可少。主要检查内容是 A、B 激光灯是否指向等中心，并且是否平行。安全检查的内容是观察医用直线加速器的碰撞联锁、关门联锁等有无正常工作。以上检测通过后需要用晨检仪对直线加速器的剂量特性进行简单的测量，如果没有通过质控要求，则无法进行后续对患者的治疗。

加速器中有多种产热部件，如各种大功率电气元件，虽然有些元件加上散热器，但在封闭的箱中散热效果不是很好，所以基本上各种电气箱中都装有散热风扇。平时维护时要特别注意这些风扇的运转情况，并及时清理这些风扇的防尘罩，保持空气流通顺畅。

一般而言，医用直线加速器的机头的故障率占到八成以上，尤其是光学系统和 MLC 电机驱动系统两部分，分析原因大部分由灰尘引起，日常使用中应严格保持机房的清洁，定期做好光学组件的除尘、驱动丝杠的润滑保养，要保证每日清洁设备外表，除尘去污，每季度清洗直线加速器、电子柜、调制器的过滤网，这样可大大减少故障率。

当治疗工作结束后，机架、机头、治疗床等都应调至原始状态，保证电缆、软管等随动部件恢复初始状态，保持其弹性，减少其故障率。这样做一方面可以延长机架、机头、治疗床等的使用寿命，另一方面使医用直线加速器的测量数据更加准确。

3. 加速器部分配件的维护

1) 电子枪的维护

前面介绍了医用电子加速器电子枪的概况。下面介绍钡钨阴极电子枪在应用过程中应关注的问题。它包括电子枪的存放、除气、阴极的分解、激活以及使用注意事项。

由浸渍钡钨阴极的工作原理可知，如果将这种阴极长时间暴露于大气中，它将大量吸附空气中的 CO_2、O_2、H_2O 等气体，从而损失阴极中的自由钡。因此对浸渍好的阴极，在存放、运输时最好置于真空或氮气以及干燥的环境中进行。电子枪装架时，必须在干燥、洁净的环境内尽快完成。特别是对加速管可拆卸电子枪，这样除气后阴极的再激活会较容易。在电子枪装架完成后，就必须对其进行除气、阴极分解、激活等工序，以便得到阴极发射正常的电子枪。

(1) 阴极除气。阴极除气一般是由生产厂家来完成的。加速管是一种工作在超高真空条件下的电子器件，整个加速管都必须经过彻底除气。一般情况下，阴极除气是与加速管除气同时进行的，其除气方法为热除气。在烘烤整管的同时，缓慢增加灯丝加热功率，这个过程也可称为阴极的分解。由阴极的特性可以知道，阴极加热必须要在一定的真空度下进行，防止阴极中毒，特别是接近工作温度

1100~1150℃时，一般真空度不要低于 $5×10^{-4}$Pa。在较低的阴极温度时，也希望系统真空度不低于 $5×10^{-3}$Pa。为了保证这个真空度并缩短这个过程的持续时间，要求阴极在大气中暴露时间尽可能短，而且阴极周围电子枪零件除气应彻底。

(2) 激活。激活过程一般分为电流激活与热激活两种方式。

① 电流激活。电流激活是在阴极加热的同时，加上阳极电压，支取发射电流。在工作中对阴极的电流激活一般要在阴极温度接近工作温度(或略低于工作温度)时才开始，这时铝酸钡被钨不断还原生成钡。逐步提高阳极电压，在一个阳极电压下发射电流不再增加后，再提高至下一个阳极电压。利用二分之三次方定律可初步判断阴极的发射特性是否正常。

② 热激活。经过电流激活后，如果发现发射不足，可对阴极进行热激活，即"闪烁"，它可将阴极温度适当提高，闪烁 3~5min，但这个闪烁温度最好不要超过 1200℃，否则将造成过多的钡损失，反而对激活不利。特别是对栅控枪，激活温度过高，阴极蒸散加大，将会影响枪的极间绝缘，使栅网的发射增加。这对电子枪的正常工作是十分不利的。在实际工作中，一般将灯丝功率的增加量控制在正常工作时加热功率的 20%以下。

在实际生产中，一般都需要同时进行电流激活和热激活。为了得到最好的激活，需要在一定温度下经过一定时间。激活好的阴极一般还需要经过一段时间的老练，即将阴极在工作温度或略高的温度下保持一定的时间，同时支取电流，轰击其他电极使之出气，所出之气被排除后，其发射将更加稳定。

(3) 连接。根据电子枪的工作特性及在加速管中的作用，在枪管连接中，总是电子枪的阳极与加速腔列连接在一起。电子枪的阳极与加速腔列是等电势的，在加速器整机上加速管是接地的。由于电子带负电，为了实现电子从阳极孔引出，必须在阴极上加负高压，热子则通过一端与阴极相连而悬浮在阴极的负高压上。阴极负高压一般在几万伏，目前的低压电子枪也在 10000 伏左右，所以在对系统进行检修时，一定要注意：高压危险。另外，在此需要强调的一点是：在对电子枪供电接线时，其阴极与热子的两个端子一定要严格区分开，因为如果出现错误，在高压回路打火时，就很容易烧坏热子，使电子枪无法工作。

(4) 供电。简要介绍栅控枪的供电要求。根据栅控枪的工作原理，供电时必须首先在栅极上加上一个负偏压，它的值应该比阴极负高压还要低。前面已经讲过，在一定的阴极负高压下，栅极偏压存在一个截止偏压。为了栅极工作的稳定性，一般栅极工作偏压要低于其截止偏压。由于存在栅极负偏压，阴极表面的热电子在阴极负高压的作用下不可能从阳极口引出，要引出电子，必须在栅极上再加上一个正脉冲，通过调节栅极脉冲幅值，实现调节电子枪发射的目的。在栅控枪的工作中，应该特别注意的一点是：对于目前常用的网栅式栅控枪，栅网必将截获部分电子，栅网的结构特点决定了它不能承受过大的电流轰击，过大的电流将烧坏栅网网丝。这就要求我们在对栅控枪供电时，必须按一定的顺序进行，不可随意更改。其正确的顺序为：接通栅极负偏压，开启灯丝预热，预热结束后，再接通阴极负高压，最后接通栅极脉冲。只有这样，才能确保栅网受损最少，延长栅控枪的使用寿命。

2) 温控系统和电控系统的维护

对温控系统进行正确的定期保养维护和检修是温控系统能够长期安全可靠工作的前提。温控系统和电控系统的维护保养主要包括以下几个方面。

(1) 对温控机组恒温水循环系统的定期维护保养。

① 要定期更换储水箱内部的循环水，以免水质变坏有味，影响换热效果。一般情况下，2～3 个月应更换一次水，循环水应使用蒸馏水或去离子水。

② 水过滤器的内部过滤网要定期拿出来清洗，以免杂质堵塞过滤网，影响水泵的出水量及压力。一般一个月左右应清洗一次过滤网。

③ 要经常检查恒温水循环系统各接头部位是否有漏水现象，要经常检查水泵的出水压力是否正常、水泵的工作情况是否正常(水泵检查包括水泵电机的温升及水泵转的声音)。

(2) 对温控机组制冷系统的定期维护保养。

① 要定期清洗风冷式冷凝器上面的灰尘，以免影响冷凝器的散热效果和制冷量。一般半年左右应清洗一次，清洗时可用气泵吹，可用自来水冲，也可用毛刷清扫。

② 要经常检查制冷系统氟压的高压和低压指示是否正常。如果低压越来越低，可能是制冷系统泄漏，应先查漏，后加氟。如果高压指示偏高，对于风冷式温控机组来说，可能是环境温度太高、冷凝器太脏或者风机故障；对于水冷式温控机组来说，可能是冷却水温度太高或者缺水。此时应立即停机，查找故障原因，待故障排除后机组才可重新运行。

(3) 电控系统的维护保养。

① 要保持各电气元件的清洁，以免影响一些元器件散热并防止短路现象发生。

② 要经常检查电控系统中各电气接点是否牢固，以免因接点虚接或松动导致导线发热引起火灾的现象发生。

③ 对于出现故障的元器件要及时更换，不能使其"带病"工作，以免造成更大的事故。

4. 机房要求

医用直线加速器在不治疗的情况下，不会产生射线，只有开机状态才会产生 X 射线，并且直线加速器在运行时无其他废水、废物产生。治疗室内主要污染物是兆瓦级 X 射线致空气电离、机头部件作用产生的感生放射性物质、高能电子与空气中的氧分子作用产生的臭氧以及少量中子(半衰期很短)。GB/T 18883—2002《室内空气质量标准》规定,不允许室内臭氧的浓度超过限值 0.16 mg/m³(1h 平均值),根据《电子加速器放射治疗放射防护要求》(GBZ 126—2011)的相关要求,加速器治疗室内换气次数需要达到 4 次/h,加速器机房应在治疗室内入口处设计机械进风口(治疗室进口上方),排风管设置在迷道入口对角位置(加速器基座侧方向地板上 30cm 高处),经管道排放,即斜对角上进下出,并选用大功率风机。以上设计是因为臭氧密度大于普通空气,臭氧集中于机房下部,故应将排风口设置在地面 30cm 高处。

机房灰尘较多且湿度较高极易引起机器高压打火,损坏部件,同时机房内的温度过高会影响加速器散热,进而导致 MLC 等部件故障联锁。因此,加速器内应该配备除湿机、空调机,从而保证机房内的温度湿度达到要求。

参 考 文 献

储呈晨, 王龙辰, 毕帆, 等, 2016. 磁共振图像质量控制中的若干评价指标探讨[J]. 中国医疗设备, 31(7): 124-127.

邓振进, 吴碧涛, 刘向荣, 2017. 神经肌肉刺激器输出特性参数的测量[J]. 中国医疗设备, 32(8): 42-46.

付丽媛, 梁永刚, 倪萍, 等, 2016. 3.0T 磁共振成像系统的质量控制检测[J]. 中国医学装备, 13(3): 25-27, 28.

付丽媛, 梁永刚, 倪萍, 等, 2016. 基于 ACR 标准的 MRI 图像均匀度及层厚的检测[J]. 中国医学装备, 13(7): 16-19.

高万河, 赵艳琼, 潘文哲, 2017. 3.0T MRI 系统图像质量控制检测[J]. 中国医学装备, 14(7): 59-62.

龚健文, 2019. 飞利浦 1.5t 磁共振成像仪的常见故障与维护保养[J]. 中国医疗器械信息, 25(2): 167-168.

金献测, 谢聪颖, 2018. 肿瘤放射治疗物理质控手册[M]. 北京: 科学出版社.

梁永刚, 付丽媛, 陈自谦, 等, 2018. 磁共振成像系统质量控制检测标准及其评价指标[J]. 中国医学装备, 15(12): 11-15.

刘光启, 2018. 西门子磁共振 CLIMAVENETA 水冷机故障维修及日常维护[J]. 中国医疗器械信息, 24(19): 134-135.

刘阳萍, 赖峰, 何思中, 等, 2015. MRI 质量控制和维护保养管理[J]. 医疗装备, 28(17): 41-42.

马超, 2017. 超声诊断仪的预防性维护与故障解决[J]. 医疗装备, 30(19): 84-85.

毛坤剑, 许新建, 汤栋生, 等, 2018. 心脏除颤器和(或)除颤监护仪的临床应用质量控制[J]. 中国医学装备, 15(7): 70-73.

任婷婷, 胡德龙, 张雯, 2016. 婴儿辐射保暖台温度校准实验研究[J]. 计量技术, (6): 50-52.

苏燕平, 姚念玲, 崔骊, 2014. 心脏除颤器质量检定方法的分析研究[J]. 中国医学装备, 3(11): 22-24.

田源, 张志红, 2016. 肿瘤放射治疗技术进展[J]. 中华结直肠疾病电子杂志, 5(4): 287-291.

王敬娴, 2017. 医用超声诊断仪在检定时常见问题及解决方法[J]. 数字化用户, 23(35): 290.

徐斐斐, 2016. 理疗设备的应用与维护[J]. 信息化建设, (4): 245.

徐智勇, 肖乐, 2017. 婴儿培养箱的质控与应用[J]. 中国医疗器械信息, (6): 118-119.

杨军, 宋锐, 乌日利嘎, 等, 2017. MV 级医用电子直线加速器机房空调及通风设计的一些标准分析与研究[J]. 中国标准化, (18): 12-13.

杨茂林, 2016. 婴儿培养箱质量控制规范的研究[J]. 标准科学, (11): 97-107.

杨攀, 2018. 高频电刀的使用规范及日常维护[J]. 医疗装备, 31 (13): 130-131.

张涵, 2017. 中医医院康复理疗设备的维护保养[J]. 医疗装备, 30(7): 63.

张军平, 2015. 医院检验科仪器的保养、维护及维修[J]. 中国医疗器械信息, (9): 66-68.

张瑜, 任淑萍, 2016. 医疗设备质量控制的开展和意义[J]. 医疗装备, 29(10): 65-66.

ABIKHZER G, KEIDAR Z, 2014. SPECT-CT and tumor imaging[J]. European Journal of Nuclear Medicine and Molecular Imaging, 41(1): 67-80.